La santé des Limousins et des Périgourdins au XIXe siècle

Malades, maladies et soignants

5-7, rue de l'Ecole polytechnique ; 75005 Paris

http://www.librairieharmattan.com
diffusion.harmattan@wanadoo.fr
harmattan1@wanadoo.fr

ISBN : 978-2-296-55150-3
EAN : 9782296551503

Pierre Pageot

La santé des Limousins et des Périgourdins au XIXe siècle

Malades, maladies et soignants

L'Harmattan

Acteurs de la Science
Collection dirigée par Richard Moreau, professeur honoraire à l'Université de Paris XII
et Claude Brezinski, professeur émérite à l'Université de Lille

La collection Acteurs de la Science est consacrée à des études sur les acteurs de l'épopée scientifique moderne ; à des inédits et à des réimpressions de mémoires scientifiques anciens ; à des textes consacrés en leur temps à de grands savants par leurs pairs ; à des évaluations sur les découvertes les plus marquantes et la pratique de la Science.

Dernières parutions

Yves Delange, *Conversation au bord de la Sorgue : Jean-Henri Fabre et Louis Pasteur*, 2011.
André Audoyneau, *D'un pays à l'autre. Chroniques d'un médecin colonial*, 2011.
Roger Teyssou, *L'Aigle et le Caducée. Médecins et chirurgiens de la Révolution et de l'Empire*, 2011.
Henri Delorna, *Les Tribulations d'Henri en Pologne occupée (1941-1945). Témoignage*, 2010.
J. Boulaine, R. Moreau, P. Zert, *Éléments d'histoire agricole et forestière*, 2010.
Jean Céa, *Une vie de mathématicien. Mes émerveillements*, 2010.
Bernard Faidutti, *Copernic, Kepler, Galilée face aux pouvoirs*, 2010.
David Hanni, *Rencontres avec des guérisseurs. Magnétiseurs, radiesthésistes et rebouteux en Champagne-Ardenne*, 2010.
Richard Moreau, *Pasteur et Besançon. Naissance d'un génie*, 2009.
Jean Dominique Bourzat, *Une dynastie de jardiniers et de botanistes : les Richard. De Louis XV à Napoléon III*, 2009.
Thomas de Vittori, *Les notions d'espace en géométrie*, 2009.
René Vallery-Radot, *La Vie de Pasteur*, 2009.
Roger Teyssou, *Une histoire de l'ulcère gastro-duodénal*, 2009.
Nausica Zaballos, *Le système de santé navajo. Savoirs rituels et scientifiques de 1950 à nos jours*, 2009.
Jérôme Janicki, *Le drame de la thalidomide. Un médicament sans frontières, 1956-2009*, 2009.
Etienne Mollier, *Mémoires d'un inventeur. De la photographie 35 mm au rétroprojecteur 1876-1962*, 2009.
Pierre de Félice, *Histoire de l'optique*, 2009.

AVANT- PROPOS

De la langue française le mot « santé » est un des plus valorisés car la santé est, avec le temps, le principal sujet de conversation. « Comment allez-vous ? » : ainsi débute le plus souvent une conversation, même brève, entre deux personnes. Si en ce début du XXIe siècle la maladie et la médecine occupent une place très importante dans la vie des individus et de la société, la santé a toujours été, en tout temps et en tout lieu, une préoccupation majeure des gens car non seulement le malade souffre, mais il est aussi dans l'incapacité de travailler, et son mal risque donc de le conduire, ainsi que les siens, à la pauvreté. Il ne peut pas non plus participer aux manifestations sociales et se trouve donc bientôt isolé, coupé du reste de la communauté. D'ailleurs, un dicton affirme que « brebis malade s'écarte du troupeau », et de nombreux autres proverbes expriment l'idée que la maladie est le malheur suprême qui peut frapper un individu, qu'elle est pire que la pauvreté car « mieux vaut corps que bien », « santé vaut mieux que richesse ».

Seulement, si les individus et les sociétés se sont toujours attachés à atténuer la douleur et à combattre la maladie, la lutte contre les maux du corps n'a pas toujours revêtu les formes qu'on connaît aujourd'hui. La manière dont une population, à une époque donnée, lutte contre les affections de l'organisme dépend en effet de différents facteurs, des connaissances scientifiques en matière médicale certes, mais aussi de la manière dont cette société perçoit et interprète la maladie, des relations qu'elle entretient avec la médecine et avec ceux dont la tâche est de soulager et de guérir, de son niveau de vie, du rapport des patients à leur corps. Ainsi, la résistance physique des paysans qui constituaient la grande majorité du corps social dans le Limousin et le Périgord du XIXe siècle, leur capacité à endurer la douleur, nous apparaissent surprenantes. Pour eux qui savaient que leur profession nécessitait solidité et robustesse, qu'elle s'accompagnait donc fatalement de maux, pas question de s'arrêter de travailler à la moindre souffrance, et si, par malheur, ils devaient s'aliter, ils ne cessaient de répondre à ceux qui leur rendaient visite « n'ai besoin de ré », puis, dès que disparaissaient les symptômes les plus violents, ils se déclaraient guéris, se levaient, se promenaient dans le village, et enfin, le plus rapidement possible, reprenaient les travaux des champs. De son côté l'entourage mettait longtemps à porter attention à une personne dont la santé s'altérait. En forçant un peu le trait l'abbé Gorse écrivait en 1896 dans son livre *Au bas-pays du Limousin : « Ce malade est à deux doigts de l'agonie qu'on ne s'en aperçoit souvent pas. Tant qu'il mange encore un peu, qu'il ne pousse pas de cris trop véhéments, et qu'il n'a point de contorsions trop nerveuses, tout est réputé aller bien. »* Bien négligente pour un adulte, une partie de la société l'était encore plus, si l'on en croit certains praticiens, lorsqu'il s'agissait de nourrissons qui n'avaient vu le jour que depuis quelques mois. Que peut faire, disait-on, un médecin à celui qui est incapable de décrire ses souffrances, qui ne sait que pousser des cris, des plaintes et des gémissements ? A la fin du Second Empire un médecin de la Haute-Vienne allait même jusqu'à affirmer que, de toute manière, la mentalité des paysans était si rude qu'en général ils ne considéraient pas comme un grand malheur la perte de ces bébés qui ne donnaient que de la peine et étaient incapables de rendre le moindre service. Certains de ses confrères ajoutaient que les vieillards étaient aussi souvent considérés comme des bouches inutiles qui mangeaient et travaillaient peu ou pas et qui, de ce fait, étaient non seulement privés de soins mais aussi maltraités.

Les malades périgourdins et limousins qui ont vécu entre la période napoléonienne et la Première Guerre mondiale ne nous ont pas laissé de témoignages directs retraçant leur expérience et exprimant leurs souffrances. Leur histoire ne peut être connue que de façon indirecte, qu'en creux, à travers le discours des autres, essentiellement des médecins qui ont produit la majorité des archives. Peu armés techniquement, mais proches de la réalité sensible et vécue de la maladie, les thérapeutes provinciaux du XIXe siècle ont en effet beaucoup observé, écouté, et écrit. Or, une distance, un profond fossé social et culturel séparaient ces hommes de savoir issus de milieux au moins relativement aisés et les gens du peuple très peu instruits. Aussi, à quelques exceptions près, les praticiens qui jugeaient en fonction de leur propre monde et de leurs propres valeurs considéraient leur clientèle populaire des villes, et encore plus des campagnes, comme des attardés qui croupissaient dans leur obscurantisme, leur ignorance, leurs préjugés, qui n'écoutaient pas les conseils qu'on leur prodiguait, se soignaient contre toute logique en recourant aux services des empiriques, des charlatans, des sorciers et même des saints, et restaient sourds aux prescriptions et aux conseils éclairés des hommes de science.

En dépit du ton assuré et même parfois tranchant de ceux qui l'exerçaient, la médecine n'obtint pas pendant une grande partie du siècle de résultats vraiment remarquables ; elle fut souvent inapte à soulager et à guérir ; les thérapies restaient largement impuissantes face aux épidémies et à la plupart des maladies. Avant 1860 les seuls progrès vraiment importants furent l'emploi du quinquina et plus encore du sulfate de quinine pour couper les « fièvres intermittentes », et surtout la vaccination antivariolique découverte par l'Anglais Jenner à l'extrême fin du XVIIIe siècle mais qui, malgré tout, n'empêcha pas une terrible épidémie de variole de causer environ 200 000 morts sur le territoire national en 1870-1871. D'autre part, pendant toute la première moitié du siècle, les « découvertes » modifièrent peu l'activité quotidienne des médecins qui pratiquaient en Limousin et en Périgord, loin de la capitale, du monde des savants et des chercheurs.

Les progrès considérables du savoir médical entre les débuts de la Troisième République et l'éclatement du premier conflit mondial ne débouchèrent certes pas toujours sur une nouvelle efficacité thérapeutique, mais ils permirent des avancées considérables dans certains secteurs. Ainsi, à partir de la bactériologie se développèrent la sérologie, l'immunologie et la sérothérapie. Toutefois, pendant longtemps, l'écart demeura important entre les nouvelles connaissances médicales et leur traduction dans la santé. Néanmoins, la médecine étant alors devenue vraiment scientifique, celle-ci et les médecins qui la mettaient en œuvre allaient, peu à peu, prendre de plus en plus d'importance parmi la population. Lentement les malades recoururent de plus en plus aux médecins, obéirent à leurs prescriptions, se soumirent à leurs règles ; la maladie relevait désormais de la médecine, elle se médicalisait, et peu à peu reculait puisque en dépit de leurs insuffisances les praticiens étaient capables, à la veille de la Première Guerre mondiale, de combattre assez efficacement les affections les plus fréquentes de l'appareil respiratoire, de l'appareil digestif, mais aussi la coqueluche, la rougeole, la scarlatine.

D'aucuns trouveront peut-être surprenant de voir traiter des accouchements ainsi que de ceux et surtout de celles qui les pratiquaient alors dans un ouvrage consacré à la lutte contre les maux du corps. Certes, mettre au monde ne constitue pas une maladie qui affecte le corps de la femme, mais enfanter s'accompagne comme celle-ci, et à cette époque encore beaucoup plus que de nos jours, de douleurs physiques et de risques, d'où ce choix.

Chapitre I

De bien médiocres conditions d'existence souvent favorables aux maladies

En 1835 le préfet de la Dordogne confiait à l'ingénieur des Mines et industriel Cyprien Brard la tâche d'organiser une enquête statistique concernant le département. Avant de mourir en novembre 1838 ce patron libéral et social eut le temps de mener à bien toute la partie relative à la vie rurale de cette région de la France. Parmi les 127 questions qui constituaient le questionnaire qu'il envoya à chacun des maires des 583 communes une était ainsi libellée : « les habitants sont-ils, en général, de bonne constitution ? » 75% des magistrats communaux répondirent que celle-ci était « excellente », « très bonne », « généralement forte », 18% l'estimèrent « assez bonne », « pas trop mauvaise » ou bien « ordinaire », et à peine 7% la jugèrent « faible » ou « médiocre ». En réalité, l'état physique des Périgourdins, comme celui de la majorité des populations des campagnes françaises de cette époque, restait assez mauvais. En témoignent par exemple les rapports des conseils de révision. En 1828 et en 1829 le département dut fournir 880 hommes : pour trouver ce nombre de soldats valides on fut chaque fois obligé d'examiner jusqu'à 1800 individus, « tant la population y est faible ou viciée dans certains cantons ». Parmi tous les jeunes gens de la classe 1832 à la classe 1841 controlés en vue du service militaire, la moitié devait être exemptée pour infirmités (hernie, goitre, myopie, claudication, épilepsie), pour faiblesse de complexion, et pour défaut de taille, l'armée refusant de les incorporer parce qu'ils mesuraient moins de 1,56 mètre, minimum alors requis. Dans certains cantons du nord du département comme ceux de Jumilhac-le-Grand, Lanouaille, Saint-Pardoux, Nontron, la taille moyenne frôlait même le nanisme. Aux yeux d'un médecin de l'armée les habitants de ces régions présentaient tous les caractères d'une *« espèce fort dégénérée...ils sont en général pâles, blafards, petits ou difformes, souvent goîtreux ; ils ont les pieds plats, le tronc court, les hanches élevées et touchant à la poitrine. A vingt ans ils présentent pour la plupart l'apparence d'enfans de douze à quinze ans.* » La situation n'était pas meilleure en Limousin où, par exemple, en 1807, le conseil de révision de Bourganeuf (23) réformait 191 conscrits sur 298 pour défaut de taille – 66 mesuraient moins de 1,50 m, 59 autres moins de 1,53 m, et 66 se situaient entre 1,53 m et 1,544 m – et où 52% des conscrits de la classe 1847 de la Corrèze et des arrondissements de Limoges, Saint-Yrieix et Rochechouart en Haute-Vienne se voyaient écartés en raison d'une quelconque faiblesse physique. Pendant une très grande partie du XIXe siècle les habitants du Bas et du Haut-Limousin, et dans une moindre mesure de la Creuse, figurèrent avec les Bretons parmi les Français les plus petits, la zone des plateaux du sud-ouest, de Rochechouart (87) à Tulle (19), constituant l'espace le plus déprimé de la région d'un point de vue anthropométrique. Les habitants de l'arrondissement de Saint-Yrieix étaient tellement petits que, lors de la prise de taille des conscrits effectuée au moment du tirage au sort, les autorités se voyaient dans l'obligation de porter à 156 cm la taille des jeunes gens qui mesuraient légèrement moins que la taille légale minimale afin de pouvoir fournir le contingent assigné à chaque canton. Près de la moitié des jeunes gens nés dans le sud de la Haute-Vienne durant les années 1820 était susceptible d'être réformée pour petitesse ! Si certains facteurs génétiques ne sont pas entièrement à exclure pour expliquer l'importance des petites tailles sur le territoire du Limousin et du Périgord de cette période, les raisons principales en étaient surtout un régime alimentaire très pauvre, le dénuement, et les mauvaises conditions de vie de la grande majorité de la population. Dans une lettre qu'il adressait le 4 mars 1830 au ministre de la Guerre le préfet de la Dordogne mettait d'ailleurs parfaitement en évidence le lien entre la petite stature de ses administrés et la dureté de leur existence : « *Sur 2556 hommes appelés au concours, la moitié à peu près a dû être exemptée du service, 304 pour défaut de taille, et 971 pour infirmités ou faiblesse de constitution...La raison de la détérioration de l'espèce humaine dans les arrondissements de Ribérac et de Nontron tient essentiellement à la pauvreté de nourriture des habitants et aux localités marécageuses.* » Dans ces groupes humains en état de faiblesse physiologique les maladies trouvaient bien évidemment un milieu propice à leur développement.

A – Les insuffisances de l'alimentation

Parmi tous les facteurs permettant de rendre compte de la morbidité parmi les populations limousines et périgourdines de cette époque, la médiocrité du régime alimentaire régional occupe incontestablement une grande place.

1 – En Périgord

Dans son roman *Jacquou le Croquant* dont l'action se situe pendant la Restauration, Eugène Le Roy présente un repas que son héros alors jeune partage avec ses deux parents, paysans métayers : *« Ayant mis la soupière sur la table, ma mère nous servit d'abord, mon père et moi, puis elle ensuite ; et nous nous mîmes à manger de bon goût, ayant faim tous trois ; surtout mon père. Lorsqu'il eut mangé ses deux grandes assiettes de soupe, et bu, mêlée à un reste de bouillon, de la mauvaise piquette gâtée, ma mère ôta les assiettes de terre brune, décrocha l'oule de la crémaillère et versa sur la nappe de grosse toile grise les châtaignes fumantes. C'est bon, les châtaignes blanchies lorsqu'elles sont vertes ; lorsqu'elles ont passé par le séchoir, ça n'est plus la même chose. Mais quoi ! il faut bien les manger sèches puisqu'on ne peut pas les garder toujours vertes. Nous les mangions donc tout de même, avec des raves un peu grillées qui étaient au fond de l'oule en triant les gâtées pour les poules. Lorsqu'il n'y eut plus de châtaignes mon père but un plein godet de piquette, s'essuya les babines avec le revers de la main et se leva. »* A partir de ce paragraphe et de plusieurs autres figurant dans l'œuvre du romancier périgourdin le docteur Philippe Biaujaud qui a aussi utilisé les réponses faites par les maires à l'enquête de Brard a tenté dans sa thèse de médecine de reconstituer « deux journées-repas type », celle du paysan « moyen », et celle du paysan pauvre de cette période. Au terme de son analyse il conclut à une nette domination des glucides dans la ration alimentaire des habitants des campagnes. Alors qu'aujourd'hui on considère qu'un régime alimentaire équilibré doit être constitué par 55% de glucides, 30% de lipides et 15% de protides, il apparaît qu'à cette époque la proportion des glucides dépassait 60%. Le pain qui accompagnait les soupes servies à tous les repas de la journée, mais que l'on mangeait aussi sec frotté d'un ail ou avec un oignon, constituait l'aliment le plus habituel. Sa composition variait selon les lieux. Le Bergeracois viticole était un pays où, à des rares exceptions près, on mangeait du pain de froment, du pain blanc, que l'on retrouvait aussi entre Dronne et Isle ainsi que dans les villes même petites comme Excideuil. Parfois, comme dans des communes riveraines de l'Isle, on mélangeait farine de froment et farine de seigle, mais on pouvait aussi pétrir ensemble froment et maïs ou seigle et maïs. Le pain de maïs pur, que l'on faisait parfois alterner avec d'autres pains, se consommait dans le sud du Sarladais, à la limite du Quercy, et aux confins du Lot-et-Garonne. Beaucoup d'autres types de pain pourraient encore être cités. A Chavagnac, dans le Terrassonnais, il se composait de 2/3 froment, 1/3 haricots rouges, orge, vesces noires et blanches alors qu'aux alentours de Payzac et des confins du Limousin, on confectionnait un pain noir fait d'un mélange de seigle, de sarrasin et d'un quart de pommes de terre râpées. Si les riches des villes avaient l'habitude de manger du pain frais, dans les familles paysannes où trois ou quatre semaines séparaient deux cuissons, on le terminait même rassis, comme chez les parents de Jacquou le Croquant : *« Un jour, mon père avait tiré de la maie une grande tourte plate de méteil avec des pommes de terre râpées et, après avoir fait une croix dessous avec la pointe de son couteau, se mit à l'entamer. Mais c'était tout un travail : cette tourte était la dernière de la fournée faite il y avait près d'un mois, de manière qu'elle était dure en diable, un peu gelée peut-être, et criait fort sous le couteau que mon père avait grand peine à faire entrer. Enfin, à force, il en vint à bout ; mais, en séparant le chanteau, il vit qu'il y avait dans la mie, par places, des moisissures toutes vertes...Mon père resta un bon moment estomaqué, regardant fixement le pain gâté ; mais qu'y faire ?...Il coupa donc trois morceaux de pain, ôtant à regret le pain moisi. »* Outre le pain, les châtaignes, les pommes de terre, le maïs à partir duquel on confectionnait des bouillies et des galettes, les oignons et les féculents (pois, fèves, haricots), produits tous riches en hydrates de carbone, constituaient l'essentiel des repas. Inversement les graisses animales (graisses de porc et d'oie, lard) ou végétales (huile de noix) qui fournissaient les lipides tenaient un faible rôle puisque, le plus souvent, les aliments étaient bouillis. Déséquilibrées au détriment des lipides les rations alimentaires l'étaient encore plus concernant les protéines animales. La consommation de viande était en effet très peu importante. Dans l'enquête de Brard, à peine dix pour cent des réponses font état de nourriture carnée, et encore, il ne s'agit presque toujours que de la viande salée du porc élevé et abattu à la maison. Manger les volailles de la basse-cour ou les lapins était chose peu fréquente car ils étaient destinés à être vendus au marché afin de procurer le numéraire nécessaire pour les dépenses indispensables, et acheter de la viande de boucherie était pour beaucoup chose presque impossible en raison du peu d'argent dont disposaient les ménages. Dans les campagnes seuls les propriétaires aisés pouvaient, de temps à autre, faire l'emplette de quelques extra comme de la morue salée, du sucre, du chocolat, du café qui venaient rompre la sobriété de l'alimentation de tous les jours. Cette malnutrition permanente fragilisait bien évidemment la population et était responsable de certaines maladies telles que troubles digestifs, rachitisme en raison de la faible consommation de lait et de fromages, pellagre par excès de maïs qui contient peu de niacine (vitamine B3), tandis que la carence en vitamine C causée par la faible consommation de légumes et de fruits frais provoquait une particulière vulnérabilité aux différents assauts microbiens.

Mal nourrie, une importante fraction de la population périgourdine souffrit également de sous-alimentation pendant une grande partie du XIXe siècle. Pour la majorité des paysans l'apport calorique quotidien peut être évalué à 11 000 kilojoules, mais pour les plus déshérités qui ne prenaient qu'un repas le soir après s'être contentés dans la journée d'un « croustat » de pain, la ration calorique chutait à moins de 10 000 Kj, c'est à dire très nettement en dessous des 16 000 Kj qu'aujourd'hui on estime nécessaires pour un homme de 1,70 m et de 70 kg se livrant à de durs travaux manuels, comme c'était le cas pour ces cultivateurs du XIXe siècle.

Certes, les paysans périgourdins qui vécurent entre le Premier Empire et le triomphe de la République connurent les privations, le manque, ne mangèrent pas toujours autant qu'ils l'auraient souhaité, mais toutefois, en particulier du fait de la généralisation du maïs, « le blé d'Espagne », et de la pomme de terre introduite à la fin de l'Ancien Régime et qui, à ses débuts, n'avait servi qu'à l'alimentation des porcs, ils n'étaient plus affamés, ne connaissaient plus les crises de subsistances des siècles précédents. Ils mangeaient encore mal, mais ne mouraient plus de faim. Il fallut toutefois attendre la fin du XIXe siècle et le début du XXe siècle pour observer des modifications profondes de leurs habitudes alimentaires. Jusqu'au Second Empire, leur alimentation monotone et pauvre leur valut de figurer parmi les plus mal nourris de France tout en étant cependant moins défavorisés que leurs voisins du Limousin dont le régime diététique s'avérait encore plus médiocre.

2 – En Limousin

En 1814, dans son *Histoire de la Marche et du pays de Combraille*, le médecin Joseph Joullietton décrivait ainsi l'alimentation des gens du peuple de la Creuse : *« La nourriture des cultivateurs et ouvriers est grossière et peu substantielle : elle consiste en gros pain de seigle, en galettes ou bouillies de farine de sarrasin, en lard et viandes salées, en miel, laitages, raves, châtaignes et pommes de terre...Ils ne mangent de la viande fraîche et des œufs et ne boivent du vin que dans le temps des gros travaux. »* Vingt ans plus tard le docteur Morely constatait lui aussi qu'en général le peuple des campagnes des environs de Tulle se nourrissait mal : *« Les pommes de terre, les châtaignes, le pain de seigle et de sarrasin, le lait caillé forment avec le lard leur principale nourriture. Ajoutons qu'au printemps et en été ils sèment des raves et font de grandes plantations de choux ; ces aliments, avec la soupe qu'ils mangent deux fois par jour, font encore partie de leur nourriture habituelle.* » Dans ces témoignages ainsi que dans beaucoup d'autres apparaît l'importance de la consommation de pain, pain de seigle parfois composé avec de la farine dont on avait à peine ôté le plus gros son, beaucoup plus que de froment, et qui servait avant tout à tremper la soupe que l'on appelait « bréjaude » lorsqu'elle comportait aussi des choux et du lard. En plus du pain la nourriture de base était constituée par le sarrasin, le « blé noir » qui servait à préparer des bouillies et des galettes. Sur les hauteurs du plateau de Millevaches, dans presque chaque foyer, se trouvait près de l'âtre un seau de bois qui contenait de la farine de sarrasin délayée, selon les possibilités, avec du sel, de l'eau, du petit lait ou du lait. Au moyen d'une louche en bois on prenait cette pâte liquide qu'on répandait sur la poêle préalablement graissée avec un morceau de lard et placée ensuite sur le feu. Les pommes de terre et les châtaignes tenaient aussi une part importante dans le régime alimentaire des paysans limousins. De septembre à Pâques ces dernières étaient servies presque quotidiennement. Après les avoir fendues pour éviter qu'elles n'éclatent, on les faisait griller sous la cendre chaude ou on les faisait rôtir dans une poêle percée de trous. On pouvait aussi les faire bouillir dans de l'eau, mais les plus appréciées étaient les « châtaignes blanchies » qui, dans un grand bol rempli de lait, constituaient une solide nourriture qui calmait les plus grandes faims. En juin 1854 le sous-préfet de Saint-Yrieix-la-Perche (87) n'hésitait même pas à écrire que les 9/10e des habitants de sa circonscription se nourrissaient avant tout de ces trois produits, le sarrasin, les pommes de terre et les châtaignes. Inversement, la viande n'apparaissait qu'assez rarement sur les tables, et encore s'agissait-il, le plus souvent, que de simple viande de porc salée. Ce trait durable de la vie paysanne explique que le jeune Martin Nadaud qui avait grandi durant la Restauration dans le hameau creusois de La Martinèche (commune de Soubrebost) en ne mangeant essentiellement que de la soupe, du pain, des « tourteaux, des pommes de terre et du bon laitage » devait, après son arrivée sur les chantiers parisiens où il servait les maçons, et en dépit des conseils de son père qui lui recommandait de manger de la viande chaque fois qu'il le pourrait, mettre plus d'un an avant d'accepter de consommer du bœuf, préférant les légumes et le fromage d'Italie qu'il se procurait chez les charcutiers.

Bien entendu toutes les populations limousines ne connaissaient pas un régime alimentaire strictement identique. Sur les hautes terres de la Montagne où la culture du châtaignier était impossible la part des châtaignes que l'on devait donc acheter était un peu moins importante que sur la zone des plateaux du sud-ouest ; dans la partie occidentale de la Basse-Marche où la culture du froment occupait une place aussi importante que celle du seigle, manger du pain blanc n'avait rien d'exceptionnel, tandis que dans le bassin de Brive le maïs figurait parfois au repas du milieu du jour.

D'autre part, il est aussi évident qu'entre le Consulat et la veille de la Première Guerre mondiale le régime alimentaire s'améliora. Mais, dans les campagnes, les transformations furent lentes, portèrent pendant longtemps plus sur le nombre de repas quotidiens et les quantités disponibles qui mirent fin aux privations exceptionnelles que sur la diversité des aliments, de telle sorte qu'en 1891 le docteur Longy pouvait écrire à propos du canton d'Eygurande (19) : *« La nourriture est presque exclusivement végétale. Le pain de seigle, quelquefois mélangé de froment...en est l'élément principal. Le surplus de l'alimentation se compose de galettes d'avoine ou de sarrazin, de soupe, de bouillie, de lait, de petit-lait, de beurre, de fromage, d'œufs, de pommes de terre, de légumes, de fruits et d'un porc tué et salé en décembre ou janvier...La viande de boucherie, la volaille et le pain de froment, quoique d'un usage moins rare que jadis, sont encore l'exception. »* Dans les villes où les travailleurs mangeaient plus que ceux des campagnes, où la consommation de viande avait toujours été plus importante que dans les villages, les changements furent plus marqués et l'usage de nouveaux produits se répandit plus rapidement. Ce meilleur niveau de nutrition surtout sensible à compter du dernier quart du siècle allait s'accompagner d'une croissance de la stature des Limousins qui, progressivement, rattrapèrent la moyenne nationale.

3 – La nourriture des bébés

En milieu rural comme dans les familles modestes des villes l'allaitement maternel était la règle habituelle. Sa durée, en particulier dans les campagnes, pouvait être très longue. Au début de la Troisième République les enquêteurs l'estimaient en moyenne à seize mois dans la Creuse et à environ deux ans dans les villages de la Haute-Vienne. Ces mères qui nourrissaient au sein très tardivement le faisaient pour des raisons pratiques, peut-être économiques, mais aussi parce qu'elles croyaient que cette alimentation les protégeait d'une nouvelle grossesse. Si la mère ne pouvait ou ne voulait pas allaiter, le nouveau-né était alors confié à une nourrice ou nourri artificiellement avec du lait de vache ou de chèvre bien que ce dernier eût la mauvaise réputation de pouvoir communiquer aux bambins certaines des maladies nerveuses dont souffre parfois ce capridé. Pour rendre le lait animal le plus approchant possible du lait maternel, on le coupait, selon l'âge du bébé, d'un tiers, de moitié ou des deux-tiers d'eau. La boisson ainsi préparée était ensuite administrée à l'aide d'un biberon de faïence, de verre ou d'étain. Mais ce régime était loin de convenir à tous les nourrissons, et beaucoup y perdaient la santé, et même la vie. D'autre part, dans les biberons qui n'étaient pas toujours nettoyés avec soin, le lait aigrissait et occasionnait fréquemment des coliques qui parfois entraînaient la mort.

Prises au sein maternel ou au biberon les tétées se faisaient sans horaires fixes, « à la demande », selon les rythmes corporels de l'enfant ; on le nourrissait quand il pleurait, et on se gardait bien de le réveiller quand il dormait.

D'autre part, très tôt, parfois dès le troisième, voire même le deuxième mois, on ajoutait au lait de la bouillie de gruau d'avoine, de blé ou de maïs, ce qui provoquait des selles fréquentes, des vomissements presque continuels, des irritations gastro-intestinales, et un dépérissement rapide. Puis, après le sevrage, on donnait la « panade », sorte de soupe de pain bien cuite à laquelle on ajoutait souvent au cours de la cuisson une gousse d'ail destinée à combattre les vers. Fréquemment mal préparée, vite altérée, cette nourriture causait maintes fois des flux de ventre, des entérites et des diarrhées intestinales qui, en quelques jours, pouvaient avoir raison du nourrisson.

B – Le manque d'hygiène

Les déplorables conditions d'hygiène ont, comme les carences de l'alimentation, aussi joué tout au long du XIXe siècle – et même au-delà – un rôle déterminant dans la médiocre condition sanitaire et le taux de morbidité en Limousin et Périgord.

1 – Une hygiène privée fréquemment très mauvaise

1 . 1 – Des habitations généralement malsaines

Tout au long du XIXe siècle les auteurs locaux ne cessèrent de dénoncer l'insalubrité et la saleté de la plupart des maisons des paysans limousins. Bourgeois pleins de mépris pour les ruraux leurs témoignages pourraient être soupçonnés de partialité s'ils n'étaient confirmés par les documents et les rapports administratifs comme celui du préfet de la Haute-Vienne qui écrivait en 1808 : *« La construction des maisons habitées par les cultivateurs ne saurait être plus vicieuse, les murs sont faits avec l'argile pure, rarement sont-ils enduits même dans l'intérieur. Presqu'aucune habitation de ce genre n'est pavée ni carrelée, une porte de 16 décimètres de haut sur un mètre de large, quelquefois une petite fenêtre de 25 à 40 centimètres au carré, sont les seules ouvertures par où l'air puisse circuler. »* En 1823 un article paru dans l'annuaire Dugenest se montrait très sévère à l'égard du paysan creusois qui, *« rarement apporte les moindres soins dans le choix du lieu qui doit recevoir son habitation. Il bâtit indifféremment sur un sol exposé au nord, au sud, à l'est et à l'ouest ; sur un lieu sec et élevé ; dans un endroit bas et humide ; au voisinage des eaux courantes et dans un lieu marécageux. Communément chaque maison se compose d'une pièce basse et mal éclairée, surmontée d'une chambre de même étendue, rarement habitée. Cet appartement a une ou deux ouvertures, situées l'une vis à vis de l'autre, qui servent tout à la fois de portes d'entrée et de passage pour l'air et la lumière.* » En 1861 le docteur Cressant faisait écho à ce jugement en déclarant devant ses collègues du Conseil départemental d'hygiène de la Creuse : *« Les habitations sont construites en pierres et en mortier de terre dans lequel on ne fait que très rarement entrer une petite proportion de chaux. Elles ne se composent généralement que d'un rez-de-chaussée formé d'une ou deux pièces dont l'élévation ne dépasse guère 2,30 ou 2,40 mètres. Une porte, une petite croisée et une vaste cheminée forment les moyens d'entrée, d'éclairage et d'aération.* » Ainsi, sous la Restauration, parmi les 35 maisons des villages de Lioreix et de Puy-Mercier situés sur le territoire de la commune de La Rochette, 22 ne possédaient qu'une seule pièce, et pour 9 de celles-ci la porte d'entrée constituait la seule ouverture. Certes, à partir de 1880 des améliorations apparurent, la maison gagna peu à peu en dimensions et en lumière intérieure, et la toiture de chaume recula devant la tuile et l'ardoise, mais, dans l'ensemble, les permanences l'emportèrent largement sur les évolutions, et à la fin du XIXe siècle l'écrivain régionaliste Forot remarquait que les habitations de la région de Tulle étaient toujours *« mal ordonnées, même malsaines. Elles manquent d'aérage, de lumière et surtout de propreté.* » En 1903, un auteur de récits de voyages allait même jusqu'à oser une comparaison avec des huttes de sauvages !

Dans le logement que parfois une simple cloison de torchis séparait de l'étable, et qui n'était presque toujours constitué que par une ou deux pièces en rez-de-chaussée, au sol de terre battue parfois recouvert de larges dalles de pierre, et plus rarement « planchéié » avec des lames de châtaignier larges de 20 à 30 centimètres, la fumée du foyer qui ne trouvait pas d'issue par une cheminée vicieusement disposée déposait sur les murs une sorte de suie, de vernis noir, qui obscurcissait le jour et attristait l'habitation. Le mobilier qui l'occupait se limitait à peu de choses : une table en bois de chêne ou de châtaignier, un grand banc, un coffre souvent reçu comme cadeau de noce, une huche (la maie) dans laquelle on pétrissait la pâte, et qui, en temps ordinaire, servait de garde-manger, parfois une vieille armoire dont les serrures gémissaient quand on l'ouvrait mais qui constituait un meuble de prestige social, et des lits. Pour le docteur Thomas-Duris qui exerçait à la fin du XIXe siècle dans le canton d'Eymoutiers (87), ceux de cette région étaient *« détestables. Ce sont de véritables alcôves ressemblant à des armoires garnies d'épais rideaux, situées à une telle hauteur du sol que, pour examiner le malade, le médecin se trouve dans une position défectueuse...Occupant le plus souvent la pièce où se tient d'ordinaire la famille, pièce dont l'air est vicié par la respiration ou par la fumée du foyer, habités le plus souvent par plusieurs personnes qui s'y calfeutrent pour ainsi dire, ces lits présentent de sérieux inconvénients au point de vue de la santé, surtout si, comme je l'ai vu, la personne valide partage la couche du sujet malade...Pas de paillasse ; pour la remplacer une simple couche de paille qu'on étend sur des planches ; les plus nécessiteux pour se procurer une paillasse d'une durée plus considérable emploient la feuille de hêtre ; pour matelas, de la balle d'avoine renfermée dans de la toile plus ou moins dure ; jamais de crins, de laine ou de plume...On devrait au moins une fois l'an refaire le matelas, remplacer complètement la balle d'avoine et nettoyer la toile à l'eau chaude ; bien loin de là, tous les ans après la récolte de l'avoine la ménagère trie par vannage la balle ancienne, en remet de nouvelle pour remplacer celle qui n'a pu résister à l'opération, et ne fait aucune autre préparation pour la débarrasser des impuretés qu'elle contient.* » Et que dire de la description que l'on a peine à croire véridique faite par le curé du Vigen, petite commune peu éloignée de Limoges : *« On a vu souvent dans le même appartement quatre lits montés pour onze personnes et quels lits ! Au dessus de l'un, un perchoir pour les poules, sous l'autre, un fouillis de toutes espèces d'objets, sous un autre un toit à lapin...Le linge sale est jeté sur une planche entre les lits. »*

Tous les observateurs de l'époque ont relevé la présence d'animaux domestiques à l'intérieur des maisons paysannes. C'est par exemple le préfet en poste à Limoges en 1808 qui note que le paysan partage son sombre réduit avec les chèvres, les porcs et les volailles ou bien Juge de Saint-Martin qui, quelques années plus tard, force un peu le trait en écrivant : *« les maisons où logent les cultivateurs ne sont guère mieux construites que les bergeries...il n'est pas rare d'y trouver les poules juchées sur le grabat du métayer ; les enfans, le chien, la chèvre, les oies, les canes, couchent pêle-mêle...Le cochon y a pendant tout le jour ses entrées libres parce qu'on est obligé de laisser la porte ouverte pour y voir clair, et cet animal vorace renverse tout ce qui se trouve à sa portée. »* Dans ses *Mémoires* Marie Capelle bourgeoise qui, après avoir vécu dans la grande société parisienne, séjourna quelques mois dans la Corrèze de la monarchie de Juillet après son mariage avec Charles Lafarge maître de forge au Glandier, entre Uzerche et Pompadour, avant d'être emprisonnée pour l'empoisonnement de son mari, avoue avoir été très surprise d'avoir vu que dans la pièce d'habitation des fermes limousines qu'elle dépeint comme étant toujours noire, sale et dérangée, *« les poulets se promènent sur les tables, les enfants y pleurent, les chiens et les chats y abondent, y établissent leur domicile. »* Plusieurs décennies plus tard Forot constatait toujours que « les porcs, la volaille, sont trop souvent les compagnons de la ménagère ».

Ces fermes limousines généralement mal construites, humides, où l'air et la lumière ne pénétraient que par la porte ou par une petite croisée, ne disposaient généralement pas de lieux d'aisances. Les gens allaient se soulager derrière les haies à proximité de la maison ou dans les champs, et vu que les excréments étaient rarement enfouis mais laissés sur place ou jetés n'importe où, sur le tas de fumier de préférence, les porcs qui les trouvaient et les dévoraient se retrouvaient ladres en cas de présence de fragments de ténia ; les cochons limousins avaient ainsi la fâcheuse réputation d'être les plus parasités de France, et, à plusieurs reprises, des maires en interdirent l'entrée dans leur ville. Quand, exceptionnellement, existaient des cabinets, ils étaient situés hors de la maison, et les excréments tombaient le plus souvent non pas dans des seaux ou des tonneaux, mais dans des fosses creusées à même le sol et d'où s'échappaient tous les liquides. Comme l'usage des vases nocturnes était pour ainsi dire inconnu, il fallait, en pleine nuit, sortir en chemise et pieds nus, et ne pas craindre d'affronter éventuellement le vent, la pluie ou le froid.

En Périgord, beaucoup d'habitations de paysans modestes présentaient les mêmes défauts que celles du Limousin. Au début du Consulat le marquis de Fayolle décrit celles des métayers : *« Elles sont peu aérées, petites et peu commodes ; une cuisine où couche une partie des habitants, une chambre à côté et un grenier au-dessus, telle est à peu près la composition de toutes les métairies. »* C'est dans une telle maison petite et au mobilier très restreint qu'Eugène Le Roy fait vivre Jacquou au début du règne de Louis XVIII : *« Il n'y avait qu'une chambre qui servait de cuisine et de tout, comme c'est assez l'ordinaire dans les anciennes métairies de notre pays. On n'y voyait guère non plus, car il n'y avait qu'un petit fenestrou fermant par un contrevent sans vitres, de manière que, lorsqu'il faisait mauvais temps et qu'il était clos, la clarté ne venait qu'un petit peu au-dessus de la porte et par la cheminée large et basse. Joint à ça que les murs étaient sales, et le plancher du grenier tout noirci par la fumée, ce qui n'était pas pour y voir plus clair. Dans un coin, touchant la cheminée, était le grand lit de grossière menuiserie où nous couchions tous les trois ; et, au pied du lit, à des chevilles plantées dans le mur, pendaient quelques méchantes hardes. Du côté opposé, il y avait un mauvais cabinet tout troué par les vers, auquel il manquait un tiroir, et dont un pied pourri était remplacé par une pierre plate. Dans le fond, la maie où l'on serrait le chanteau ; sous la maie, une tourtière à faire les millas...A l'entrée, près de la porte, était dressée l'échelle de meunier qui montait à la trappe du grenier...Dans un autre coin était l'évier...et, au milieu, une mauvaise table avec ses deux bancs. Aux poutres pendaient des épis de blé d'Espagne, quelques pelotons de fil, et c'était tout. La maison avait été pavée autrefois de petits cailloux, mais il y en avait la moitié toute dépavée, ce qui faisait des trous où l'on marchait sur la terre battue. »* A l'automne 1875 un voyageur qui parcourt la Double, région aux nombreux étangs située à l'ouest du département, traverse des hameaux de huit à dix feux constitués par des habitations basses faites de bois et de torchis, à l'aménagement intérieur très rudimentaire, qui abritent les hommes et les animaux simplement séparés la plupart du temps par de grossiers treillages qui laissent passer les exhalaisons fétides. Un jour, le hasard le fait ainsi entrer dans *« une chaumière n'ayant qu'une porte, pas de fenêtre ; pas de cheminée ; dans un coin un âtre où se fait la cuisine mais dont la fumée s'échappe comme elle peut à travers les interstices d'un toit couvert de chaume. Un lit dans lequel sont couchés le mari, la femme, deux enfants...Deux ânes vivent sous le même toit, leur demeure n'est séparée de celle de la famille que par une commode et un coffre. »*

Dans les bourgs et les villes existaient certes des maisons pimpantes, très bien tenues, comme celles du faubourg d'Alverge à Tulle où résidait une petite bourgeoisie artisanale et commerçante, mais l'avantage d'un logement sain n'était échu qu'à une petite minorité de la population. Dans les premières années du XIXe siècle le quartier de Nontron (24) appelé le Font n'était composé que d'habitations basses où résidaient des gens peu aisés. Une écurie au-dessus de laquelle se trouvait une chambre qui recevait le jour par une petite fenêtre donnant sur la rue et que surmontait un grenier, telles se présentaient la plupart d'entre elles qui semblent toutefois avoir été moins déplorables que ces logis humides, froids, et ouverts à tous les vents loués aux ouvriers à Saint-Yrieix (87). Dans les quartiers anciens du chef-lieu de la Haute-Vienne, la situation était aussi lamentable. *« Des maisons en bois, généralement d'une hauteur démesurée et sans proportion avec la largeur des rues ; les allées sont sombres et fétides ; les marches des escaliers sont étroites et cèdent sous le pied ; les carrés sont encombrés d'immondices ; les chambres sont généralement mal aérées, leurs murailles sont nues et enfumées ou recouvertes d'un vieux papier qui sert de refuge à des myriades de punaises ; les latrines, lorsqu'il y en a, ont un aspect repoussant ; on trouve dans les appartements des vases où séjournent les urines et même les matières fécales. A ces causes d'insalubrité, il faut ajouter l'entassement d'un trop grand nombre de personnes dans des chambres très petites »*, telle est la description faite par le Conseil d'hygiène de la Haute-Vienne durant les années 1850. Une étude réalisée un demi-siècle plus tard concluait que dans la capitale de la porcelaine les habitations ouvrières étaient dans l'ensemble encore plus malsaines que dans d'autres villes ouvrières comme Saint-Etienne, Saint-Quentin ou Troyes : 72% des logements ouvriers y étaient classés « surpeuplés » et « insuffisants» contre par exemple 70,5% à Saint-Etienne. A l'aube du XXe siècle l'insuffisance spatiale et hygiénique constituait le caractère distinctif de beaucoup de logements occupés par des ouvriers porcelainiers. Un architecte limousin en fit alors une effrayante description, dépeignit *« les familles grouillantes dans des sortes de huttes, dans des cabanes à lapins, bien inférieures aux demeures des troglodytes, encombrées par des monceaux infects de détritus »*, parla de *« l'atmosphère empestée de ce local, décomposée par la tiédeur d'un fourneau de fonte qui enveloppe toute chose d'acide carbonique et de cette puanteur nauséabonde qui rend l'air irrespirable et propage les maladies les plus terribles. »* Et que dire des véritables taudis où se déroulait l'existence des très riches familles de bouchers regroupées au cœur de la cité dans la rue de la Boucherie et la rue Torte et qui, au milieu du Second Empire, suscitaient l'indignation des hygiénistes : *« Au rez-de-chaussée est la boutique où l'on débite les viandes ; cette pièce est en même temps une cuisine, une fonderie de suif et un atelier de triperie. A côté est l'écurie ; puis, derrière la maison, est une petite cour où l'on trouve toujours un tas de fumier qui reçoit des résidus organiques de toutes sortes, et qui sert de latrines aux habitants. Le grenier est un séchoir de peaux vertes ; les chambres sont aussi des magasins de graisses, de vessies. »*

Jusqu'à l'approche du XXe siècle, en Limousin, comme en Périgord, les progrès dans le domaine de l'habitat furent peu marqués aussi, en 1859, le sous-préfet de Ribérac (24) écrivait avec sagesse : *« il y a eu bien des améliorations, mais elles sont le résultat du bien-être et du temps, qui fait que peu à peu chacun se loge mieux, de même qu'on se nourrit mieux. L'habitude de se mieux loger viendra comme l'habitude de manger de la viande est venue. »* Toutes ces déficiences des logements constituaient autant de facteurs qui expliquaient une certaine misère physiologique et affaiblissaient la résistance aux maladies, notamment à la tuberculose qui faisait des ravages dans les villes comme dans les campagnes.

1 . 2 – Des corps très souvent sales

A la fin du XIXe siècle un auteur limousin dénonçait en termes très vifs le mépris que ses compatriotes portaient à la propreté et, d'après lui, un tel état de fait qui occasionnait la gale et autres maladies de la peau expliquait la fréquence dans les campagnes, comme dans les villes, de la vermine et des puces. La population périgourdine faisait alors preuve de la même désinvolture, de la même indifférence, à l'égard des questions d'hygiène corporelle, et ici aussi, la crasse, la sueur, l'inflammation de la peau se conjuguaient pour produire l'exanthème.

Au moins jusqu'en 1914 on fut très rétif aux usages hygiéniques de l'eau, on ne se lavait pratiquement pas, on n'avait pas l'habitude de faire sa toilette. Tout au plus, le matin, se débarbouillait-on avec un peu d'eau que l'on prenait dans le creux de sa main et que l'on passait sur sa figure et, avant de passer à table, s'humectait-on les doigts au filet d'eau qui coulait de la « couade », godet de bois au manche creux, que l'on avait auparavant plongée dans un seau. Et encore, cette toilette des plus sommaires n'était pas toujours accomplie. Au tournant du XIXe et du XXe siècle des élèves du canton de Bugeat (19) avouaient candidement qu'ils ne se nettoyaient le visage que le dimanche et que leurs parents ne rinçaient leurs mains que pour aller à la messe ou à la foire ! Dans la monographie qu'il consacrait en 1911 à la commune de Naves située dans la partie centrale de la Corrèze Victor Forot confirmait les propos de ces enfants : *« Nos paysans n'ont pas encore compris que la propreté ne coûte rien, et qu'elle assure la santé des hommes et des animaux. En effet, il n'est pas rare qu'ils ne se lavent la figure qu'une fois tous les huit jours : le dimanche. Et encore faut-il qu'ils veuillent se rendre au bourg, ou à une réunion quelconque, dans un village voisin. S'ils restent à la maison, ils pataugent comme toute la semaine, la journée entière, dans la bouse des vaches et le fumier des porcs, les pieds nus dans leurs sabots ; le purin et la terre leur ont collé un véritable mastic jusqu'à mi-jambe, mais ils se coucheront fort bien sans se laver les pieds ni les jambes. »* En 1890, le docteur Villard, secrétaire du Conseil central d'hygiène publique et de salubrité de la Creuse, était offusqué de constater que les parents, les amis, les voisins, qui, à tour de rôle, venaient soigner les personnes souffrantes, les faisaient boire, changeaient leur linge et leur donnaient le bassin, négligeaient presque toujours, après chacune de ces opérations, de se laver les mains, même avant de prendre le repas, négligence qui, bien évidemment, jouait un rôle considérable dans la propagation des maladies épidémiques. Même chez les bourgeois les ablutions étaient réduites au minimum et les hommes ne se rasaient pas tous les jours. Le lavage intégral du corps n'était pratiqué que dans les très grandes occasions car il renvoyait au tabou de la nudité, à l'indécence du sexe et à une religion du péché. Ainsi disait-on que les filles du village de La Chabanne situé à l'extrémité nord du Périgord ne procédaient à une toilette totale qu'une fois par an, la veille de la grande fête patronale du 15 août. Ce jour là, à la tombée de la nuit, elles se rendaient à la petite rivière nommée le Nauzon et, dans un coin bien caché, se mettaient entièrement nues avant de se savonner du haut en bas.

Dans les campagnes l'usage du bain était totalement inconnu, exception faite des bains de rivière pris lorsque le temps le permettait mais que les autorités municipales surveillaient de près afin de prévenir tout acte indécent. C'est ainsi qu'en 1860 le maire d'Allassac (19) réglementait les baignades dans la Vézère : *« Il est enjoint aux individus qui vont se baigner à Garavet de se munir d'un caleçon ou d'un vêtement remplissant le même but. Il leur est défendu de se promener nus, soit à pied, soit à cheval, sur le pont de Garavet et sur le chemin qui conduit au bain des femmes. »* Identiques étaient à la même période les préoccupations de la municipalité de Bourganeuf (23) qui autorisait pendant la saison d'été les bains dans la rivière le Thaurion et le ruisseau le Verger, mais imposait à tout baigneur d'être revêtu d'un caleçon, et interdisait aux hommes et aux femmes de se retrouver dans les mêmes lieux.

Dans les villes traversées par une rivière, à Tulle, à Brive, à Périgueux, à Limoges par exemple, les autorités découvrirent aussi durant les premières décennies du XIXe siècle que la pudeur des promeneuses pouvait être offensée par des hommes nus qui piquaient une tête dans l'eau, et elles s'empressèrent de prendre toutes les décisions nécessaires. Les habitants de Limoges disposaient également d'établissements de bains publics. En 1828, il en existait trois dont l'un se trouvait au bord de la rivière. Le plus chic était celui des *« Bains chinois »* qui se situait dans l'élégante rue des Blancs-Manteaux. Le propriétaire était très fier de sa luxueuse installation dans laquelle on pouvait même se restaurer, mais où les prix étaient souvent plus élevés que le salaire journalier moyen de l'ouvrier limougeaud ! Vers 1860, quatre étaient en activité : deux à l'intérieur de la ville, et deux autres sur les bords de la Vienne le long desquels se situait également un bain froid en pleine eau ouvert en 1856 et qui, quelques années plus tard, avait acquis la faveur publique et recevait annuellement 40 000 personnes appartenant à tous les groupes de la société. Inversement, toutes les étuves ne bénéficiaient pas d'une bonne réputation. Selon un almanach, beaucoup de gens répugnaient à les fréquenter vu que *« le confortable et le respect des convenances y sont passablement inconnus...qu'aucune ligne de démarcation n'y sépare le côté des dames de celui des hommes »*, que les minces cloisons séparant les cabines se trouvaient *« toutes criblées de judas mal dissimulés et salies d'inscriptions érotiques gravées et burinées jusque dans les baignoires elles-mêmes. »*

La malpropreté de la très grande majorité de la population peut être expliquée par des raisons matérielles : l'eau que l'on devait tirer du puits ou aller chercher à une source ou à une fontaine plus ou moins éloignée devait être économisée ; le savon coûtait cher ; l'habitat populaire qui ne comportait souvent qu'une pièce n'offrait aucune intimité pour les ablutions. Mais d'autres motivations jouaient un rôle beaucoup plus important. D'un point de vue psychologique les comportements étaient régis par les attitudes collectives à l'égard du corps, et, d'autre part, on était accoutumé à un système de normes, à un certain mode de vie qui intégrait la tolérance à la saleté, et toute innovation apparaissait comme une rupture avec des habitudes séculaires que venaient renforcer certaines croyances et les vieux préjugés ancestraux. De nombreux paysans ne considéraient pas la propreté comme un bien et étaient persuadés que la crasse faisait obstacle à la maladie à tous les âges de la vie, mais tout particulièrement durant les premières années. Les mères de famille étaient ainsi nombreuses à penser que les poux protégeaient leurs enfants de nombreuses affections puisqu'ils « nettoyaient le sang ». Aussi les laissaient-elles pulluler sur la tête de leur progéniture ! A ceux qui, au début du XXe siècle, s'enhardissaient à donner des conseils d'hygiène aux parents, il était encore souvent répondu ces dictons : *« Mais lous efans soun sales, miel se fon »* (plus les enfants sont sales, mieux ils se portent) ou *« Dins las pelhas, las bravas filhas, Dins lous pelhous, lous beus garçous »* (Dans les chiffons s'élèvent les belles filles et les beaux garçons).

Si ce que certains ont appelé « l'ancien régime » de l'hygiène individuelle dura bien après 1914 – et même en certains lieux après 1940 – une évolution certes très lente peut toutefois être discernée à partir de la fin du XIXe siècle du fait des efforts déployés, suite aux découvertes pastoriennes, par la Troisième République désireuse de mettre en place des « normes » nouvelles et un code hygiénique dont le but était d'améliorer, outre la santé publique, la moralité elle-même car, comme le disait le Creusois Martin Nadaud, maçon devenu homme politique, « l'hygiène est moralisatrice, j'ai toujours remarqué que les hommes qui se tiennent propres, comme ceux qui s'adonnent au travail, sont presque tous de bons citoyens et de bons pères de famille ». Dans cette politique volontaire de l'hygiène un rôle très important était dévolu à l'enseignement primaire, car, après avoir acquis la familiarité avec l'eau et le goût d'être propres, les enfants transmettraient ensuite à leurs parents, à leur entourage, puis plus tard à leurs propres enfants, les comportements nouveaux. Les leçons reçues par les écoliers permettraient ainsi de contrer peu à peu les « habitudes vicieuses » des campagnes. L'éducation hygiénique que Jules Ferry fit figurer en 1882 parmi les matières obligatoires en remplacement de l'instruction religieuse devait se faire par les livres de lecture courante, des récitations, des rédactions, des leçons rattachées au programme des sciences et de la morale, mais aussi, de manière plus concrète, par des « visites de propreté extérieure », des contrôles de la chevelure, des mains, du cou, des oreilles que les instructions officielles recommandaient de pratiquer au moins une fois par semaine et qui pouvaient parfois donner lieu à quelques coups de règle infligés par l'instituteur sur les doigts sales porteurs de microbes pathogènes. Mais, dans la pratique, le maître se voyait souvent dans l'obligation de transiger avec les habitudes locales, et la très grande majorité des écoles ne disposait que d'installations sanitaires déplorables contre lesquelles s'indignaient les médecins hygiénistes. Comment en effet apprendre aux élèves à être propres quand aucun point d'eau ne se trouvait dans l'enceinte scolaire et que des lieux d'aisances édifiés au fond de la cour de récréation et parfois dépourvus de fermeture efficace se dégageaient des odeurs nauséabondes ? D'autre part, l'hygiène corporelle enseignée et contrôlée ne concernait que les mains, le visage, éventuellement les pieds, c'est à dire les parties visibles et décentes du corps ; elle ignorait totalement les parties cachées, la région anale et les parties génitales.

1 . 3 – Des vêtements couramment inconfortables et malpropres

Dans les premières décennies du XIXe siècle les hommes du peuple des campagnes du Périgord avaient l'habitude de porter pendant longtemps le même linge. Généralement, ce n'était qu'après plus d'un mois d'usage que la chemise confectionnée avec les produits locaux, maculée de boue et de crasse, était passée à l'eau. Peu avant 1900 les travailleurs ruraux de la région d'Eymoutiers (87) se comportaient de la même manière : pendant des semaines ils conservaient sur leur peau leur rude chemise de chanvre qu'ils gardaient pour dormir, qui provoquait des irritations locales et qui, lors des grands travaux de l'été, retenait la sueur et toutes sortes de poussières formant ainsi au contact du corps un enduit crasseux. Ne pas changer de linge constituait un préjugé que le Comité d'hygiène de l'arrondissement de Brive jugeait en 1871 aussi « absurde que pernicieux » et qui se révélait particulièrement néfaste pour les personnes souffrantes et alitées, car, en leur donnant du linge blanc de lessive, on risquait, croyait-on, de leur faire prendre froid et de causer leur mort. De ce fait, jusqu'à leur guérison, les malades croupissaient dans les mêmes draps et le même linge.

Docteur dans la Montagne limousine à l'approche du XXe siècle Thomas-Duris s'élevait contre le port, par les femmes, d'une accumulation de jupons destinée à remplacer le « pantalon » absent mais qui, par son poids, amenait à la longue un abaissement de l'abdomen et provoquait des affections utérines. Aux paysannes il recommandait aussi de ne plus attacher les longs bas de laine par des « cordes ou des lacets » au niveau du mollet, ce qui les prédisposait aux varices, mais de les fixer au-dessus du genou par des jarretières élastiques ou par des fils de laine. Aux hommes qui, généralement, ne portaient pas de sous-vêtements, en particulier de caleçon, il reprochait l'usage d'un pantalon de drap grossier qui, par ses frottements réitérés, causait un érythème « indéfiniment entretenu ».

Dans les villes où, jusque dans les années 1900, hommes et femmes, même de la petite bourgeoisie, ignorèrent la chemise de nuit, les familles ne procédaient au changement de linge qu'au mieux une fois par semaine, généralement le dimanche, et les vêtements journaliers des habitants étaient loin d'être toujours propres. A en croire un jeune officier venu préparer à la fin de la Restauration la défense de Limoges, les bouchers de la ville qui « semblaient se complaire dans la plus excessive malpropreté » ne prenaient même pas toujours la peine de se changer pour se rendre dans les réunions et les fêtes publiques, et se présentaient avec des habits qui répandaient une odeur si désagréable qu'ils éloignaient d'eux tous les individus, y compris ceux qui étaient le moins sensibles à cet inconvénient.

2 – Insalubrité des villages, des bourgs, et des villes

Tous les observateurs bourgeois qui, jusqu'à la Grande Guerre, et même parfois au-delà, parcoururent les campagnes du Limousin dénoncèrent à l'envi la saleté de la plupart des villages, la mauvaise hygiène de l'espace rural, réalité qui n'avait guère changé depuis des siècles.

A proximité de l'étable et à faible distance de l'habitation trônait le tas de fumier pour lequel on était aux petits soins, car, de sa qualité dépendaient en grande partie les récoltes des jardins et des champs. Aussi, aux déjections des animaux ajoutait-on sans cesse des balayures de la maison, des épluchures de la cuisine, des excréments humains y compris ceux des malades alités, des feuilles, de la menue paille. De ce fumier qui en été attirait des nuées de mouches suintait un purin qui, se mêlant avec l'eau de pluie, constituait une mare infecte qui, la plupart du temps, se déversait en partie dans le puits familial.

Pour augmenter la quantité d'engrais organique disponible l'habitude était aussi d'étaler dans les chemins, et jusque devant l'entrée des fermes, des fougères, des ajoncs, des herbes que piétinaient les animaux, vaches, cochons, brebis, et qui pourrissaient lentement dans un infâme liquide noir. Aussi répandue en Périgord qu'en Limousin cette pratique était ainsi explicitée par le maire de Belvès qui, dans l'enquête de Cyprien Brard, écrit que *« les fumiers sont ceux qui proviennent de la paille ou bruyère ou feuilles tombées des arbres qu'on étend devant les carrières (francisation du mot occitant signifiant : rue, ruelle), des maisons (des colons ou métayers), ou chemins, en hiver, pendant la durée duquel on les laisse pourrir. »*

L'insalubrité des bourgs et des petites villes n'était pas moindre que celle des villages. Dans la *Galerie des contemporains illustres* rédigée en 1848, la petite cité de Pierre-Buffière (87) où était né le chirurgien Dupuytren est présentée comme *« un petit bourg situé à quatre lieues de Limoges qui ressemble à la plupart des bourgs du Limousin, c'est à dire qu'il est pauvre, boueux, mal bâti, encombré de quadrupèdes et de volatiles, chiens, cochons, oies, canards, poules, qui errent librement sur la voie publique. »* Souillées par les déjections des animaux qui y circulaient en toute liberté, les rues, le plus souvent non pavées mais simplement en terre battue, l'étaient aussi par les immondices des habitants. En I805, le maire de Guéret se faisait à plusieurs reprises vertement rappeler à l'ordre par le préfet de la Creuse qui ne pouvait tolérer que dans le chef-lieu de son département femmes, enfants et domestiques puissent, en plein jour, vider par les fenêtres les ordures les plus infectes. En juin 1843, le médecin des épidémies de la région de Dun-le-Paleteau attribuait aux boues stagnantes des rues de ce gros bourg creusois auxquelles se mêlaient les détritus d'animaux abattus sous la halle transformée en abattoir public l'origine de la maladie qui frappait alors un grand nombre de personnes. En 1865 un membre du Conseil d'hygiène de Bellac (87) s'emportait contre la mauvaise habitude qu'avaient de nombreux habitants de jeter leurs excréments par les fenêtres une fois la nuit tombée. Encore en 1888, à Sarlat (24), comme à Nontron, pourtant sièges d'une sous-préfecture, l'absence de latrines dans de nombreux logements conduisait leurs occupants à lancer leurs matières fécales sur la voie publique. Durant tout le siècle des amas de fumier ne cessèrent de se dresser devant les portes de beaucoup de maisons, allant presque parfois jusqu'à obstruer certains passages. En vain les autorités municipales s'efforcèrent de les faire disparaître et de faire respecter des consignes de propreté. D'une période à l'autre les arrêtés succédaient aux arrêtés sans qu'il n'y ait aucun progrès. Le 21 prairial an XI (10 juin 1803) le maire d'Allassac, important bourg des environs de Brive, ne donnait que vingt-quatre heures aux propriétaires des maisons qui bordaient les rues pour enlever tous les fumiers, mais en 1811 le premier magistrat de la commune ne pouvait que constater que ces personnes avaient toujours coutume de « jetter de la paille et autres matériaux pour faire des fumiers non seulement pendant lhyver, mais même pendant l'été », ce qui infectait l'air. Aussi, en 1837, un nouveau règlement de police municipale ne permettait « de faire du fumier dans les rues que depuis le 15 octobre jusqu'au 15 avril », et encore, les propriétaires devaient-ils le relever tous les samedis de chaque semaine et la veille des jours de foire. Pas plus que les précédents cet arrêté ne fut suivi d'effet si bien qu'en octobre 1927 le docteur Menantaud, inspecteur départemental en charge de l'hygiène publique, concluait après une visite que si *« Allassac est une ville par l'importance de sa population, c'est encore un village sous le rapport de l'hygiène et de la voirie, on y constate en effet les mêmes fautes contre l'hygiène que celles que l'on remarque communément dans la plupart des villages : fumier, purin, tas d'ordures. »* Tout au long du siècle, tant devant les tribunaux de police du Limousin que devant ceux du Périgord, les condamnations pour eaux corrompues jetées par les fenêtres ou ordures ayant suivi le même chemin, dépôts de fumier, divagations de cochons et de chiens parfois réputés enragés ne cessèrent de se renouveler.

Même en cas de risque épidémique les efforts déployés par l'administration pour améliorer les conditions de l'hygiène publique se soldaient souvent par des échecs. Au printemps 1832, alors que le choléra-morbus menace, nombre de maires de la Haute-Vienne écrivent au préfet pour lui faire savoir qu'une grande partie de la population de leur commune refuse d'exécuter les mesures sanitaires décidées, en particulier l'enlèvement des fumiers déposés le long des rues. A Morterolles, à Nedde, à Rancon, à Pierre-Buffière, les résistances étaient particulièrement vives. Pour justifier leur volonté de conserver à leur porte l'indispensable engrais les gens du peuple invoquaient leur droit de survie, « il vaut mieux mourir du choléra que de faim » disaient au premier magistrat ceux de la petite commune de

Saint-Priest-Ligoure, et pour eux qui ignoraient la notion de microbes et d'agents infectieux, l'excrément dont ils constataient l'effet bénéfique sur la pousse des végétaux n'avait rien d'horrible ni de morbide.

Des rues fangeuses où circulent en toute liberté des cochons et des volailles, encombrées de fumiers, mais aussi de bois, de charrettes, de dépôts hétéroclites, et d'où s'exhalent, en particulier durant la saison estivale, de mauvaises odeurs, telle est la description classique que l'on peut faire des bourgades et des petites villes du Limousin et du Périgord jusqu'à la Première Guerre mondiale. Mais, en certains endroits, la saleté était extrême, atteignait un summum. En 1867, devant ses collègues du Conseil départemental d'hygiène de la Creuse, le docteur Cressant se déclarait horrifié par la malpropreté du petit centre minier de Lavaveix : *« Partout on voit des mares d'eau croupissante et infecte, des dépôts d'immondices ; les eaux pluviales ne trouvent point un écoulement suffisant, et s'accumulent dans les lieux les plus déclives où l'on dépose des matières organiques qui se putréfient. Ces accumulations d'eaux pluviales servent de lavoirs ; et l'un de ces lavoirs reçoit un conduit de latrines. Ici, et dans le voisinage des maisons, la rue présente d'un côté une mare d'eau boueuse, noire et fétide et d'un autre côté un fumier couvert de sang des animaux de boucherie. »*

Dans les agglomérations plus importantes les conditions sanitaires s'avéraient aussi déplorables. En 1849 alors que le sous-préfet de Brive écrivait que la population de la ville « ne connaît de la propreté que le nom » vu qu'en dépit des règlements les habitants persistaient à laisser divaguer leurs cochons dans les rues, à entasser des tas de fumier devant les maisons, et à transformer certaines rues, comme celle de l'Entrepôt, en cloaque, le préfet de la Corrèze reprochait au maire de Tulle l'état lamentable des rues de sa cité dû aux fumiers, aux détritus en décomposition, et aux nombreux animaux domestiques élevés dans la localité. En 1874, le Conseil d'hygiène de l'arrondissement de Tulle argumentait contre cet élevage urbain des porcs tandis que l'année suivante son homologue de l'arrondissement de Brive déplorait l'existence dans la cité gaillarde de nombreuses venelles dans lesquelles on établissait des dépôts de fumier, on amoncelait toutes sortes d'immondices, on faisait souvent arriver des tuyaux de latrines, de telle sorte qu'après une pluie les matières immondes qu'elles contenaient coulaient à ciel ouvert jusque dans les rues. En 1882 Périgueux ne disposait encore pas d'un réseau d'égouts, car, de l'avis même de l'ingénieur en chef, on ne pouvait donner ce nom à l'ensemble des aqueducs isolés qui servaient à l'assèchement des quartiers bas et des principaux carrefours. Leur section rectangulaire d'une hauteur qui dépassait rarement 60 cm, mais descendait souvent beaucoup au-dessous, s'avérait insuffisante pour l'écoulement des pluies d'orage, et ceux dont la pente était réduite se trouvaient fréquemment encombrés par les détritus de la voie publique.

Et que dire de la ville de Limoges à propos de laquelle, en 1844, le Conseil départemental d'hygiène notait « on trouverait difficilement une grande ville aussi mal bâtie que Limoges, mais, assurément, on n'en trouverait pas d'aussi sale », et qui, en 1860 faisait s'exclamer au journaliste parisien Assolant « Limoges est un égout ! » Avant que ne fût entreprise en 1875 la mise en place d'un réseau d'égouts souterrains les « ruisseaux » qui longeaient les trottoirs et les canaux qui se dirigeaient vers la Vienne transportaient non seulement les eaux ménagères et industrielles, mais aussi les produits des latrines dépourvues de fosses d'aisances, et répandaient de ce fait des émanations infectes. Le ruisseau d'Aigueperse et plus encore le ruisseau d'Anjoumard populairement surnommé « le Merdanson » constituaient les principaux dépotoirs de la ville. Régulièrement des plaintes dénonçaient *« cet égout qui coule à ciel ouvert en faisant plusieurs cascades et s'étend en larges mares, répandant à certaines heures de la journée une odeur repoussante et malsaine qui s'infiltre dans les maisons, même lorsque les portes et les fenêtres sont fermées. »* A force de pétitions insistantes les habitants finirent par obtenir sa couverture partielle à l'approche du XXe siècle, mais toutefois subsistèrent encore des parties non dissimulées, notamment en pleine ville, entre le carrefour Tourny et la place de la République. En 1860, plus de 1500 maisons rejetaient directement les excréments de leurs occupants dans ces ruisseaux-égouts ; plusieurs grands édifices communaux et départementaux comme la préfecture, le théâtre, le palais de justice, procédaient de la même manière ! D'autre part, à défaut de chalets de nécessité, les hommes avaient l'habitude d'uriner, même en plein jour, en n'importe quel endroit venu de la voie publique, de telle sorte que les murs d'un grand nombre de bâtiments étaient continuellement imprégnés d'urine et dégageaient un remugle fétide. Sur les places publiques beaucoup de gens ne se contentaient pas d'uriner mais déposaient leurs déjections stercorales. Belle au XVIIIe siècle la place d'Orsay n'était ainsi plus au début du Second Empire qu'un ignoble cloaque où les ouvriers des fabriques allaient se soulager sans aucunement tenir compte de la présence des promeneurs. Pas étonnant donc que lors du carnaval de 1860 l'installation de water-closets pour les messieurs et pour les dames ait autant fait sensation que l'homme-canon ! Les nombreuses porcheries qui se trouvaient à l'intérieur de la ville, l'absence de lieux particuliers pour enfouir les cadavres des animaux morts et les déchets de l'abattoir que l'on jetait donc dans la rivière, l'abondance des fumées rejetées par les cheminées des usines, en particulier celles où l'on produisait la porcelaine, contribuaient également à rendre insupportable la puanteur de l'air.

Parmi les quartiers particulièrement réputés pour leur malpropreté et leur insalubrité figuraient celui du pont Saint-Etienne où résidaient les « Ponticauds » employés au flottage du bois et les blanchisseuses, celui du pont Saint-Martial, celui du Viraclaud avec ses établissements de prostitution – 23 en 1848, 15 en 1882 –, ses petites maisons mal construites, certaines édifiées aux 15e et 16e siècles, et toutes dépourvues de fosses d'aisances, celui de la Vieille-Monnaie longtemps considéré comme le plus malsain et le plus rebelle à l'hygiène, où les deux artères principales qui étaient les rues du Verdurier et du Canard ne voyaient presque jamais le soleil, où le sol boueux était imprégné de matières organiques et d'immondices en putréfaction, et où « les affections scrofuleuses, les phtisies pulmonaires et les fièvres intermittentes étaient pour ainsi dire endémiques ». Encore plus forte était la pestilence du quartier de la Boucherie, « clos d'équarrissage réuni à un dépôt d'immondices », permanent foyer d'infection où les passants devaient souvent se boucher le nez pour se frayer un passage parmi les carcasses d'animaux, et qui jouissait du fait de sa puanteur d'une notoriété si considérable que des étrangers le parcouraient par curiosité. En septembre 1859 un homme de sciences de Poitiers qui venait d'assister à un congrès national dans la capitale limousine avouait dans un journal qu'il avait reculé « devant le spectacle hideux et repoussant de la rue de la Boucherie », et, trois ans plus tard, l'*Almanach Limousin* allait jusqu'à écrire que toute personne qui avait vu le quartier des bouchers continuellement parcouru par de grandes charrettes portant des animaux égorgés, le ventre ouvert, les yeux ternes et la langue sanglante balayant le pavé, ne pouvait jamais l'oublier. Pour cette publication la rue Torte était *« sans contredit, la plus dégoûtante des rues de France ! Elle rampe à terre comme un serpent : tortueuse, malpropre, des lambeaux de chair, des excréments la parsèment, s'y offrent à chaque pas bien qu'elle soit traversée par un ruisseau fangeux et sanguinolent. »*

Commencée sous le Second Empire la conquête de l'hygiène fut dans le chef-lieu de la Haute-Vienne un processus lent et difficile. Toutefois, à partir des années 1880, la population étant devenue plus sensible à la qualité de son environnement, l'assainissement devint un thème électoral, et les administrations municipales qui se succédèrent ne manquèrent pas de donner une grande publicité à leurs travaux comme l'installation de nouvelles canalisations d'eau, la construction d'égouts souterrains destinés à recueillir les eaux de toute nature qui, auparavant, étaient déversées dans les caniveaux qui existaient sur les côtés des rues, ou la destruction du vieux quartier du Viraclaud qui avait, pendant des décennies, résisté à toute amélioration, et qui fut jeté par terre par la municipalité du socialiste Labussière (1895-1905). Mais, en dépit de toutes les réalisations, à la veille du premier conflit mondial, de nombreux habitants de Limoges vivaient encore dans des habitations malsaines et dans des conditions sanitaires difficiles : tel taudis de la rue Borneilh envoyait à l'hôpital 29 tuberculeux en cinq ans, et pendant la même période, un autre de la rue du Collège en fournissait cinq. En 1911 un conseiller municipal pouvait donc encore dire que « depuis trop longtemps Limoges est la risée des étrangers qui la trouvent sale et peu digne de son rang ».

3 – L'eau, agent de nombreuses maladies

Dans un tel environnement d'insalubrité et de saleté le problème de l'eau alimentaire revêtait donc, dans les villes comme dans les campagnes, une importance toute particulière puisque de nombreux germes, en particulier le bacille typhique et le vibrion cholérique apprécient les plaisirs de l'eau.

3 . 1 – Une eau consommée très souvent polluée

Dans les campagnes limousines et périgourdines de cette période la quête de l'eau nécessaire aux besoins de la famille constituait une véritable corvée toujours renouvelée et pénible dévolue aux femmes et aux enfants dotés d'une certaine force, c'est à dire âgés d'au moins une dizaine d'années. C'étaient elles et eux qui « tiraient l'eau » d'un puits creusé dans la cour de la ferme ou d'un puits communal, ou bien allaient la chercher, parfois à plusieurs centaines de mètres, à une fontaine, à une source que l'on avait grossièrement maçonnée, ou même directement à un ruisseau dans lequel on plongeait le seau sans crainte puisque « l'eau qui court » avait la réputation de n'être pas dangereuse. En réalité toutes ces eaux étaient fréquemment souillées par le purin des fumiers qui ne se trouvaient jamais très loin, par les déjections, les excréments des hommes et des animaux, et par de nombreux autres produits. Ainsi, en 1831, les habitants d'un village de la commune de Sourzac (24) furent tous atteints par une maladie causée par l'impureté de l'eau de leur fontaine. Toujours dans le même département, un homme cultivé qui séjourna un jour et deux nuits à Echourgnac au début de la Troisième République rapporte qu'il répugna à calmer sa soif tant sa loupe lui montra d'infusoires dans l'eau que lui proposait son logeur !

Dans les bourgs et les villes beaucoup de maisons disposaient dans leur cour, dans leur jardin, d'un puits qui permettait d'obtenir une eau quelquefois réputée pour sa fraîcheur, pour son goût agréable, pour sa qualité pour la cuisson des légumes, mais aussi parfois plus ou moins polluée par les infiltrations, ou même, comme souvent à Brive, « saumâtre et dégoûtante ». Nombreux étaient aussi les citadins qui se ravitaillaient à des fontaines qui coulaient en permanence ou par intermittence, ou à des bornes-fontaines que l'on mettait en action soit en appuyant sur une boule de cuivre, soit en tournant une petite manivelle horizontale. Les eaux ainsi distribuées n'étaient pas toujours très saines, et, au début de la monarchie de Juillet, le maire de Sarlat (24) accusait nettement l'impureté de celles coulant des fontaines de la ville – les eaux de la plus célèbre, celle de la cour des chanoines, provenaient d'un cimetière désaffecté depuis seulement quelques décennies – d'être responsables des fièvres intermittentes. De 1834 jusqu'aux dernières années du siècle s'échappa des fontaines brivistes une eau qui provenait du canal et qu'une machinerie élevait dans le château d'eau construit grâce à un important legs du docteur Majour, héritier du maréchal Brune. Seulement, dans ce canal construit au milieu des années 1730 pour assécher complètement les marais de la Guierle, les blanchisseuses lavaient le linge de leurs clientes, et une tannerie y faisait tremper ses cuirs, ce qui conférait à cette eau un goût fréquemment désagréable qui entraînait de très nombreuses plaintes des consommateurs. L'adduction des eaux de l'Adoux captées à grands frais dans la commune de Saint-Cernin-de-Larche en 1889, plus abondantes et de bonne qualité, allait entraîner en 1900 la mise hors-service du château d'eau et améliorer au cours des années suivantes la santé de la population de la sous-préfecture puisque aucune des 120 analyses auxquelles elles furent soumises entre 1900 et 1928 ne révéla la présence du germe de la fièvre typhoïde qui cessa donc peu à peu ses manifestations épidémiques pour se limiter chaque année à quelques cas d'ailleurs de moins en moins nombreux dont étaient responsables les puits que certains continuaient toujours à utiliser. Les livres de comptabilité des premières concessions aux eaux de l'Adoux ne comportent en effet pour l'année 1902 que les noms de 35 abonnés ayant au total consommé 6986 m^3, la conserverie Léon Bizac ayant à elle seule fait usage de 1006 m^3. En 1904 on dénombrait 147 abonnés ayant employé un peu plus de 16 000 m^3, puis 558 souscripteurs en 1911. A Limoges où l'eau de la Vienne qui charriait toutes sortes de détritus qu'elle recevait des petites villes situées en amont sur son parcours ainsi que de ses affluents n'était pas utilisée pour l'alimentation. Jusqu'en 1877 les habitants furent uniquement approvisionnés en eau potable par des puits, des fontaines et des sources privés qui donnaient de grandes quantités d'eau, quelquefois à tout un quartier, et par 13 sources qui appartenaient à la ville et qui débitaient quotidiennement environ 950 m^3. Des analyses pratiquées au cours de la dernière décennie du XIXe siècle conclurent que parmi ces dernières seules les eaux issues de la source de la Visitation qui prenait naissance chemin de Beaupuy étaient « très pures et très potables », par contre, les eaux de onze autres étaient estimées « douteuses », « mauvaises », « impures », et même « très impures ». Quant à celles provenant des sources d'Aigoulène captées dans des prés situés à proximité de Corgnac puis réunies avant d'être dirigées par un souterrain vers le chef-lieu du département, elles permettaient le fonctionnement de six bornes-fontaines installées place de la Motte, place des Bancs, place de la Haute-Vienne, et rue de la Loi. Un examen bactériologique effectué à la fin de l'année 1892 les jugeait « assez bonnes », mais dans un rapport de janvier 1899 le directeur du Bureau d'hygiène les rendait en grande partie responsables de l'épidémie de fièvre typhoïde survenue durant le second semestre de l'année précédente, et, effectivement, une nouvelle étude réalisée en juillet 1903 les considérait « nettement mauvaises bactériologiquement et chimiquement ». A partir du milieu du

XIXe siècle le volume d'eau fourni par ces sources devint insuffisant pour vraiment satisfaire les besoins de la population qui connut même la pénurie durant les sécheresses de 1861 et 1862. Aussi, en 1873, le conseil municipal confiait à un attaché au Service des eaux de la ville de Paris une étude pour augmenter le cubage des eaux disponibles. Au début de l'été 1874 l'assemblée adoptait le projet présenté par le spécialiste, puis empruntait 2,6 millions de francs pour amener les sources des Planchettes ainsi que celles formant les rivières de Beaune et du Palais, et les sources de la Crouzille. A partir de 1902 ces nouvelles eaux coulaient à toutes les fontaines publiques à l'exception de celles du chemin de la Roche et alimentaient toutes les concessions d'eau. L'arrivée de ces eaux abondantes et plus pures constitua incontestablement un événement de grande importance pour la vie quotidienne des habitants de la plus grande ville du Limousin.

Jusqu'au début du XXe siècle l'eau de bonne qualité fut donc un privilège réservé à une minorité, et l'impureté de celles consommées par beaucoup de gens explique en partie le mauvais état sanitaire d'une part importante de la population. En 1914 la diarrhée et l'entérite si redoutables pour les enfants de moins de deux ans sévissaient encore largement, et jusqu'à la veille de la Seconde Guerre mondiale la typhoïde frappa en Dordogne.

3 . 2 – Les dangers des eaux stagnantes

Pendant les trois premiers quarts du XIXe siècle les élites cultivées et les gens du peuple s'accordèrent pour considérer toutes les eaux courantes comme bénéfiques pour la santé. Ce ne fut qu'à l'approche du siècle suivant que la microbiologie et le savoir des médecins pastoriens prouvèrent qu'il ne convenait pas de se fier aux apparences, et qu'une eau vive pouvait contenir des germes facteurs de maladie et de mort. Par contre, la plus grande méfiance fut toujours de mise à l'égard des eaux stagnantes jugées malsaines et dangereuses, car cause de diverses maladies fébriles.

Dans les ornières des chemins et dans des espaces communautaires comme les « couderts » limousins croupissaient les eaux pluviales dans lesquelles les paysans avaient l'habitude de faire pourrir des fougères, des feuilles d'arbres, des ajoncs, de la paille de sarrasin et d'autres végétaux qui fournissaient l'engrais dont ils avaient besoin pour leurs cultures. Des exhalaisons encore plus pestilentielles se dégageaient des marais, milieux pathogènes jugés responsables des « fièvres ». Pour le docteur Hyvernat il fallait regarder le lac de Madic comme l'origine de celles qui régnaient dans les alentours de la petite ville corrézienne de Bort-les-Orgues car, après avoir inondé pendant tout l'hiver la petite plaine dans laquelle il se situait, ses eaux se retiraient dès le début du printemps en laissant sur le gazon qui avait été submergé une vase infecte. Au cours des années 1850 et 1860 le Conseil d'hygiène publique de la Haute-Vienne se pencha à plusieurs reprises sur la question du marais de Coquis, près d'Ambazac, d'où émanait habituellement, « mais à certaines périodes surtout, toute la série des miasmes paludéens ». En 1865 le docteur Ballet, membre de ce conseil, prévenait ses collègues que si, par hasard, ils venaient à passer durant le mois d'août dans le voisinage de ce marais, ils seraient contraints de se boucher le nez, tellement était infecte et intense l'odeur qui se répandait tout autour, puis, avec indignation, il évoquait tous les étrangers à la région tels les gendarmes et autres fonctionnaires « indistinctement pris de la fièvre d'acclimatement », et les villages « soumis à l'influence de la vallée de Coquis » dont la population rachitique et scrofuleuse ne dépassait généralement pas l'âge de 60 ans. En avril 1907 le conseiller général du canton de Bénévent-L'Abbaye (23) demandait l'assèchement des marécages qui occupaient une surface d'environ 45 hectares entre Vieilleville et Aulon, ce qui, d'après lui, mettrait fin, à coup sûr, aux « fièvres palustres et typhoïdes » qui sévissaient à l'état permanent dans une grande partie des communes d'Aulon et de Mourioux.

Mais les étendues marécageuses du Limousin représentaient peu de chose par rapport aux multiples étangs et marais que l'on trouvait alors dans la Double du Périgord, région qui s'étend à l'ouest du département de la Dordogne et dont les limites sont constituées par les vallées de l'Isle au sud, de la Dronne à l'ouest, et par les ruisseaux de la Rizonne et de la Beauronne au nord et à l'est. Au début du XIXe siècle le « plateau » doubleau qui, pour l'essentiel, se situe autour de quatre-vingts mètres d'altitude et constitue le cadre géographique du roman d'Eugène Le Roy intitulé *L'Ennemi de la mort,* offrait au regard de vastes étendues solitaires couvertes de landes, de bruyères, de taillis clairsemés, des ruisseaux marécageux et de nombreux étangs résultant de la nature du sol formé d'une mince couche de sable reposant sur un sous-sol argileux et imperméable, des déboisements, ainsi que des incendies volontaires allumés par les bergers. D'après_le *Rapport sur la Double* rédigé par l'agronome E de Lentilhac et par le médecin L. Guilbert, qui parut en 1863, et fut présenté à « La Société d'Agriculture, Sciences et Arts » ainsi qu'à « L'Association Médicale de la Dordogne », sur la vingtaine de communes formant ce « pays », la superficie des eaux stagnantes pouvait alors être évaluée à 321 hectares, soit une moyenne de près de 7 hectares pour 1000 hectares de surface totale. Mais dans les communes de La Jemaye et d'Echourgnac elles couvraient une surface nettement plus considérable, 36,4 hectares pour 1000 hectares dans la première, 18,4 dans la seconde. Profonds de seulement quelques mètres près de la chaussée ces étangs se prolongeaient par des terrains mouvants recouverts de flaques d'eau et de plantes aquatiques, de telle sorte qu'il en était peu dont la surface à l'état de marais n'était au moins égale à celle qui était submergée. Selon les deux auteurs du *Rapport*, *« il résulte que l'eau, ce riche aliment agricole destiné à vivifier l'air, à féconder le sol, à entretenir la vie chez les plantes et les animaux, ne s'offrant dans la Double qu'à l'état stagnant, devient le plus redoutable ennemi de ces contrées. »* Un tel milieu se révélait en effet très favorable au développement des vecteurs des maladies de telle sorte qu' en 1842, le docteur Numa Dufraisse qui exerçait à Ribérac écrivait : *« Cette intéressante portion de notre département est tristement digne de figurer sur la liste funèbre des contrées de France le plus consciemment et le plus cruellement affligées par des maladies endémiques...les étrangers payent, quelques-uns de leur vie, la plupart de leur santé, l'obstination qu'ils mettent à y tenter un acclimatement toujours plus long et difficile. »* C'est ainsi que les gendarmes en poste à Echourgnac étaient si souvent frappés par la maladie et la mort que les autorités se virent dans l'obligation de transférer à Saint-Aulaye la brigade installée en 1844.

Pour les observateurs érudits de l'époque ces lieux malsains étaient habités par des individus dégénérés dont « la physionomie maladive, tellement caractéristique, trahit, loin leur demeure, leur malheureuse origine ». Dans *L'Ennemi de la mort* E. Le Roy insiste sur les traits de la déchéance physique du paysan doubleaud *« mâle et femelle, en haillons, décharné, chétif, hâve, aux regards fiévreux, logé dans une cabane, nourri de millet pilé, abreuvé d'eau insalubre ; l'homme incapable de soulever l'outil aratoire, la femme n'ayant plus dans ses mamelles flétries une goutte de lait pour un enfançon voué à la mort. »* Dans ce pays désolé le nombre des exemptions au service militaire pour défaut de taille ou infirmités physiques était, proportionnellement au chiffre de la population, plus élevé que dans le reste du département, et les décès s'y révélaient plus importants. Alors qu'entre 1851 et 1859 le taux de mortalité avait été, selon le *Rapport sur la Double*, de 2,39% sur la totalité du territoire périgourdin, il s'élevait à 2,96% dans les communes doubleaudes, atteignant même les valeurs records de 4,78% dans celle d'Echourgnac, et de 3,82% dans celle de La Jemaye qui étaient, avons-nous vu, les endroits où la densité des étangs était la plus forte.

Durant la seconde moitié du XIXe siècle des hommes de bonne volonté désirèrent régénérer ce « pays de mort lente », et la réalisation de travaux de drainage ainsi que la suppression des marécages et des étangs, en particulier ceux proches des lieux de vie, figurèrent parmi leurs objectifs prioritaires. En ce domaine, le médecin Arnaud Gaillardon (1817-1870) dont devait s'inspirer Eugène Le Roy pour créer le docteur Daniel Charbonnière héros de *L'Ennemi de la mort*, fut un précurseur. Installé en 1838 à Saint-Barthélémy-de-Bellegarde, il réussit, après de longues années d'intenses efforts de propagande, et malgré l'opposition de nombreux propriétaires qui lui objectaient que par la vente des poissons pêchés les étangs procuraient un certain revenu sans nécessiter aucun travail, à persuader les municipalités, à l'exception de celle de La Jemaye, ainsi que le conseil d'arrondissement de Ribérac, que la destruction des surfaces d'eaux stagnantes était absolument indispensable pour l'assainissement de la Double. L'impulsion ayant été donnée, d'autres personnages, comme le docteur Piotay originaire d'Echourgnac, allaient s'engager dans la même lutte.

Néanmoins, si l'on excepte quelques travaux notables effectués sur la commune d'Echourgnac, l'assèchement et le drainage de la Double restaient très incomplets à la fin du XIXe siècle. Cependant, en amorçant une relative désinsectisation, ils avaient contribué à améliorer la santé des habitants de cette région.

C – Des travaux qui mettaient parfois la santé en danger

Dans son *Essai sur la Topographie physique et médicale de la partie méridionale du quatrième arrondissement du département de la Dordogne* présenté et soutenu à l' Ecole de Médecine de Paris le 25 août 1806, le docteur Beylot demandait que fût adoptée une loi *« pour empêcher l'agriculteur d'associer à ses fatigues ses enfans, dans un âge où ils n'ont pas acquis les forces pour les supporter. Ces corps, bientôt épuisés, ne porteraient pas, avec la précocité, des maladies chroniques, l'empreinte de la caducité, et à quinze ans, ils n'offriraient pas les dehors d'hommes âgés de trente. »* Près d'un siècle plus tard le médecin Thomas-Duris qui prodiguait ses soins dans le canton d'Eymoutiers (87) déplorait lui aussi l'habitude qu'avaient les paysans de faire travailler leurs enfants beaucoup trop tôt et de leur donner des ouvrages disproportionnés par rapport à l'état de leurs forces : *« aussi les enfants chétifs ne se fortifient pas, et ceux de constitution moyenne présentent un développement définitif bien au-dessous de ce qu'il devrait être. »* Dès cinq ou six ans fillettes et garçonnets gardaient les troupeaux, d'abord les oies, puis les porcs, les moutons, et en dernier les vaches « menées aux champs » de la fin de l'hiver à la fin de l'automne. A l'approche du XXe siècle un voyageur qui traversa à plusieurs reprises le plateau de Millevaches constatait que malgré les lois scolaires qui étaient en vigueur depuis près de vingt ans, les cheptels étaient toujours, d'avril à novembre, surveillés par des garçons « d'un abord assez sauvage ». Les mains enfantines participaient aussi aux récoltes d'automne, au ramassage des noix, des châtaignes, des pommes de terre. Vers l'âge de dix ans les filles étaient également chargées de porter jusqu'à la maison les lourds seaux d'eau tirés du puits ou remplis au robinet de la citerne ou à la source plus ou moins proche. Elles participaient aussi aux travaux du ménage, au nettoyage de la bergerie, de l'étable, portaient les récipients emplis de la nourriture des cochons. Les garçons étaient très jeunes associés au travail des hommes. Lors des labours ils guidaient l'attelage tandis que le père manœuvrait l'araire ou la charrue ; à l'automne et pendant l'hiver ils confectionnaient avec lui les fagots. Dès leurs onze ou douze ans ils aidaient au bêchage, aux semailles, à la plantation des pommes de terre. A 15-16 ans ils savaient lier les vaches, labourer, ensemencer correctement et étaient capables de suivre faucheurs et moissonneurs. De leur côté les filles continuaient à participer aux tâches ménagères, à celles de la basse-cour et des étables, mais devaient aussi seconder les hommes dans certains travaux des champs, lors des sarclages et binages, de la fenaison, des moissons, des vendanges. Une fois mariées et mères, les paysannes contraintes de se consacrer à l'entretien de leur foyer, à leur progéniture, mais aussi de prendre part aux harassantes activités agricoles, ne connaissaient jamais un instant de repos. Leur sort indignait très fortement Eugène Le Roy, l'auteur du *Moulin du Frau*, qui fait dire à son meunier : *« C'est un dur travail que la moisson. Etre toujours plié en deux, la tête en bas, sous un soleil qui brûle, à respirer la chaleur que la terre renvoie, et ça toute une journée et des semaines, on se demande comment des femmes y peuvent tenir. Les pauvres, pourtant elles le font, les jeunes et les vieilles, et il y en a qui sont nourrices de ce temps, et qui couchent leur petit à l'ombre d'un pilo de gerbes, et vont le faire téter de temps en temps quand il s'éveille. C'est un malheur et une honte, que de voir les femmes dans nos pays travailler la terre comme des hommes : c'est un malheur parce que ce travail trop fort les crève et nuit à la race, et c'est une honte, quand on voit tant d'hommes qui ne font rien et qui se plaignent !...de les voir moissonner, travailler la terre avec de grosses pioches, battre le blé, ou même fouir la vigne avec des hoyaux de cinq ou six livres, c'est une chose à laquelle je n'ai jamais pu m'habituer et qui me met toujours dans des colères noires. Il ne faut pas s'étonner après ça si on voit tant, par chez nous, de ces pauvres vieilles cassées en deux par les reins à force d'être courbées vers la terre, elles ne peuvent plus se relever...Je le dis comme je le pense, rien que le travail des femmes, ça justifie toutes les jacqueries. »* Au lendemain de la Seconde Guerre mondiale le grand-père maternel de l'historien creusois Jean Michaud racontait à son petit-fils comment, en 1893, il avait acquis, grâce à un prêt accordé par un voisin propriétaire, deux vaches servant de bêtes de trait, mais une ayant rapidement péri, il n'en restait plus qu'une pour tirer la charrue, ce qui obligeait l'épouse à l'aider en s'attelant à une corde ! Comme la pérennité de la ferme primait tout, même la vie humaine, la paysanne enceinte ne changeait à peu près rien à ses activités ordinaires, elle continuait à effectuer les durs travaux qui étaient les siens, surmontait rapidement les fatigues de la grossesse et les souffrances de l'accouchement.

Comme dans les autres régions de France le travail des enfants dans les établissements industriels constitua pendant longtemps un grave problème.

Les forges, fonderies et mouleries de l'arrondissement de Nontron (24) embauchaient de jeunes garçons qui n'avaient parfois que douze ans pour soigner le feu des affineries, porter les charbons, battre les sables des mouleurs, râper les pots et les marmites, et ce, pendant 13 à 14 heures par jour. Toujours au milieu du XIXe siècle, et dans la même circonscription, les poteries de Thiviers payaient quarante à cinquante centimes par jour des enfants de onze à quinze ans présents de cinq heures du matin à huit heures du soir avec seulement un repos de trois heures. Pas plus âgés étaient ceux de la région de Saint-Yrieix (87) qui, dans les carrières de kaolin, descendaient dans des fosses profondes de 10 à 15 mètres et remontaient sur leur tête « de petites caisses de bois léger remplies de terre ». Dans toutes ces industries rurales dispersées la législation relative à la protection des enfants s'avéra toujours difficile à faire respecter. En 1887 un inspecteur avouait devant le Conseil général de la Creuse que, malgré ses visites, beaucoup de patrons ne se mettaient pas en règle avec la loi, et que, chez les tuiliers ou les cordiers, il n'était pas rare de rencontrer des enfants occupés de quatre heures du matin à huit heures du soir.

Dans les manufactures où les contrôles étaient plus aisés, les enfants demeurèrent néanmoins pendant longtemps maltraités, en particulier lorsque, comme c'était souvent le cas dans la production porcelainière, ils étaient placés sous l'autorité d'un ouvrier qui leur imposait son horaire de travail. Telle était la situation que connaissaient par exemple ceux qui battaient la pâte pour le tourneur ou ceux qui, à l'aide d'une roue ou bien de planches sur lesquelles « ils pesaient rapidement, alternativement à droite et à gauche », actionnaient le tour du porcelainier, ce qui constituait un labeur particulièrement pénible.

Certaines professions se révélaient particulièrement pathogènes. Sous le Premier Empire le médecin périgourdin Boyer observait l'importance des toux sèches et de la « phtisie pulmonaire » parmi les ouvriers chargés de la préparation des charbons pour le service des forges. En 1868 le docteur Raymondaud publiait une étude sur les maladies des tisserands de Limoges qui, travaillant dans des caves où souvent l'eau suintait des murs, souffraient très fréquemment de fièvres, de troubles digestifs, de rhumatismes. Tanneurs et mégissiers qui étaient très nombreux à endurer des ulcères aux mains redoutaient surtout la septicémie charbonneuse plus communément appelée maladie du charbon qui s'avérait assez souvent d'une extrême gravité et qu'ils pouvaient contracter en manipulant des peaux d'ovins et de bovins malades. Ainsi, en mars 1910, deux hommes de Saint-Junien (87) employés à l'usine des Seilles à la transformation des peaux brutes décédaient à quelques jours d'intervalle. Diverses affections menaçaient aussi les hommes et les femmes salariés dans l'industrie de la porcelaine où travaillait l'essentiel des ouvriers du Limousin. Ainsi, dans les années 1840-1850, plus de 5000 personnes étaient occupées à cette production qui, en 1897, donnait du travail à près de 12 000 individus. L'extraction du kaolin qui s'opérait dans des carrières humides et très souvent inondées, ainsi que les diverses opérations réalisées dans les établissements où l'on préparait la pâte à porcelaine, engendraient beaucoup de rhumatismes. La poussière fine qui régnait en permanence dans les ateliers jamais désinfectés, jamais même lavés, et balayés en moyenne tous les huit jours, qui recouvrait d'une couche épaisse les murs, les planchers, les instruments de travail, mais aussi les vêtements, exerçait une influence désastreuse sur l'organisme. Certaines opérations s'accompagnaient d'une production particulièrement importante de fines particules. Dans les moulins à pâte, toute mouture à sec, quelle que fût la nature de la matière broyée, occasionnait un dégagement considérable de poussières. En particulier celles du quartz étaient tellement abondantes que l'ouvrier chargé de surveiller cette opération se trouvait continuellement dans un véritable nuage. Dans la fabrication proprement dite, l'espassage et le retouchage étaient les deux manipulations qui donnaient lieu à la plus intense formation de particules. Alors que les espasseurs éliminaient à l'aide d'un plumeau appelé espassin les poussières posées à la surface de la pièce retirée du four, les retoucheurs étaient chargés d'enlever avec des grattoirs et des petites brosses l'excès d'émail déposé en certains endroits, puis, en soufflant avec la bouche, ils chassaient la poudre ainsi détachée ce qui avait pour effet de la répandre dans l'air qui environnait les ouvriers. Le dépôt de ces poussières sur les parties découvertes du corps causait une « modification de l'appareil cutané », « une sécheresse, un racornissement, une espèce de tatouage de la peau ». Mais très importante était la part qui, par le nez et la bouche, pénétrait à l'intérieur des organismes et provoquait ainsi gastrites et gastro-entérites. Toutefois, c'était sur l'appareil respiratoire que les poussières exerçaient leur action la plus néfaste, causant à terme bronchite chronique et phtisie tuberculeuse. Selon le docteur Detroye les poumons des ouvriers porcelainiers décédés présentaient à l'autopsie une coloration noirâtre ardoisée parfois si intense et étendue que l'aspect de la coupe était analogue à celui du marbre noir entrecoupé de veines blanches grisâtres, ou avait l'apparence du fromage de Roquefort avec d'abondantes moisissures ! D'après ce médecin cette coloration persistait indéfiniment, se retrouvait toujours très accusée chez des personnes qui ne travaillaient pourtant plus dans la porcelaine depuis plus de quinze ans. La scoliose qui inclinait le tronc à gauche se rencontrait fréquemment parmi les décorateurs qui avaient commencé leur apprentissage très jeune. A l'approche du XXe siècle le besoin qu'éprouvèrent les patrons de l'industrie porcelainière limousine d'obtenir un moyen de décoration de leurs produits plus économique leur fit alors presque totalement remplacer le pinceau de l'artiste devenu trop lent dans l'exécution et surtout trop coûteux, par un procédé venant d'Allemagne et assimilable à une forme de décalcomanie, la chromolithographie qui fit naître un risque nouveau. Traditionnellement les peintres sur porcelaine employaient pour l'ornementation des pièces des couleurs composées d'oxydes et de sels minéraux mélangés à ce qu'on appelait des fondants qui étaient des borosilicates de plomb et qui avaient pour but de faire adhérer les couleurs et de leur donner un aspect brillant. Mais, ne se servant de ces couleurs que délayées dans des excipients qui les maintenaient à l'état visqueux, ils se trouvaient presque à l'abri de tout danger. Avec la chromolithographie une presse fournissait le dessin sur lequel on devait appliquer à l'aide d'un pinceau un émail colorant qui contenait 60% de plomb, puis faire disparaître l'excès au moyen d'un plumeau. Ces opérations qui produisaient des poussières de plomb très nocives et facilement absorbables exposaient ceux et celles qui les pratiquaient à l'intoxication saturnine. Un expert en médecine du travail qui estimait alors à environ 43 ans l'espérance de vie moyenne des travailleurs de la porcelaine abaissait à 38 ans celle des ouvrières que l'on trouvait en plus grand nombre dans les ateliers de décoration. Au total, dans l'industrie porcelainière, les conditions de travail étaient si mauvaises et si néfastes à la santé que ceux qui y étaient employés se définissaient eux-mêmes comme des « forçats » dont les gardiens étaient les contremaîtres, personnages particulièrement détestés en raison de la très stricte discipline qu'ils imposaient.

L'émigration annuelle à laquelle se livraient chaque année plusieurs dizaines de milliers de Limousins dont l'âge s'échelonnait entre douze et soixante ans et qui abandonnaient pendant huit à neuf mois, du début du printemps jusqu'à la fin de l'automne, leurs champs, leurs foyers, à la garde des vieillards, des femmes et des enfants pour aller travailler dans d'autres départements s'avérait aussi parfois dommageable pour la santé de ces hommes, les plus jeunes surtout. Terrassiers et paveurs souffraient fréquemment de déformations de la colonne vertébrale, les peintres de l'entérite, et les ouvriers du bâtiment qui constituaient la très grande majorité de ces migrants risquaient à tout moment l'accident. Un échafaudage mal scellé, un barreau d'une échelle qui se cassait, une énorme pierre qui se détachait du haut d'un mur occasionnaient de nombreux morts et des blessures excessivement graves souvent suivies d'infirmités. Privé de l'usage d'un bras, d'une jambe ou d'un œil, l'ouvrier maçon devait renoncer à son activité et se trouvait donc plongé dans une horrible misère. D'autre part, la dureté des conditions de vie de ces travailleurs – alimentation insuffisante, logements insalubres, travail excessif – les prédisposait à diverses maladies comme la diphtérie, la bronchite chronique, la tuberculose ou la fièvre typhoïde dont parfois ils apportaient dans leurs villages les germes morbides qui ne disparaissaient pas toujours sans faire de victimes.

Chapitre II

Que faire pour tenter de guérir ?

A – La très forte persistance des pratiques traditionnelles

1 – Se soigner seul

Comme aux époques précédentes, le malade périgourdin ou limousin du XIXe siècle fut très souvent son propre médecin, pratiqua l'automédication, se traita à l'aide de remèdes populaires que, par la suite, on désigna par le terme assez méprisant de « remèdes de bonne femme ». Transmis de génération en génération, puisés dans les almanachs ainsi que dans les brochures de la littérature de colportage, ou échangés par les femmes au cours des veillées, ils étaient innombrables et constituaient un véritable maquis. Chaque famille avait ses pratiques particulières, ses propres recettes, et parfois même les avis de proches parents divergeaient. Très grossièrement, elles peuvent être réparties en deux grandes catégories : les remèdes naturels « bruts », substances végétales, animales ou minérales qui constituaient la base de la pharmacopée paysanne, et les talismans, objets aux vertus magiques dont la confection et l'emploi nécessitaient, pour être efficaces, des rituels qu'il fallait à tout prix respecter.

1 . 1 – Les remèdes naturels « bruts »

Beaucoup de ces remèdes populaires appartenant à la première catégorie étaient préparés à partir de plantes dont presque chacun connaissait les propriétés réelles ou supposées. Jacquou, le héros du roman d'Eugène Le Roy, peut ainsi citer « *L'herbe aux blessures ou plantain ;...l'herbe aux cors ;...l'herbe aux engelures ;...l'herbe à guérir les fièvres ; l'herbe aux fous (ellébore) ; l'herbe qui guérit la gale ; l'herbe à soigner les humeurs froides ; l'herbe pour les panaris ; l'herbe aux verrues (chélidoine). »* L'Albine, personnage central des *Scènes de la vie en Limousin et en Périgord Vert* décrites par Fernand Dupuy, née au début de la Troisième République, et qui vivait tout au nord de la Dordogne, à la limite de la Haute-Vienne et de la Charente, disposait de ses propres remèdes pour toutes les maladies, *« pour les douleurs, les feuilles de cassis et d'ortie ; pour la diarrhée, l'ortie et le groseillier noir ; pour les vices du sang, la sauge, le fumeterre ; pour les plaies, la feuille de saule ou la fleur de lis. »* Pour elle, comme pour presque toutes les personnes de cette époque, chaque maladie évoquait presque aussitôt une plante. Sur le plateau de Millevaches on appliquait les feuilles des grandes mauves sur les abcès, l'herbe à fromageon soignait les congestions et les enflures, les fleurs de sureau, tout comme le thym, traitaient les bronchites, une poignée de pensées sauvages macérées dans du vin blanc combattait l'eczéma tandis que le houx utilisé en infusion devait permettre de se débarrasser d'une bronchite. Dans sa thèse soutenue à Bordeaux en décembre 1931 un futur médecin présente quelques simples dont l'usage était alors encore fréquent en Périgord. Dépuratif réputé la régoule servait à préparer une tisane dont chaque verre bu valait, disait-on, un verre de sang en moins ! Particulièrement recommandé aux pléthoriques, aux congestionnés, aux sanguins et à tous ceux souffrant de vertiges, le remède devait être pris tous les matins à jeun. Très actif, il pouvait cependant se révéler très dangereux pour ceux qui ne respectaient pas les proportions ou qui en consommaient des quantités trop importantes, et le docteur de citer trois cas de mort à la suite d'un mauvais emploi. Pour dissiper les contusions et les « mâchures » on recourait à la morelle, et plus encore à la verveine sauvage ou « herbo dèou pio » à partir de laquelle on confectionnait des cataplasmes qui renfermaient aussi de la mie de pain et un peu de vinaigre. Pour atténuer les douleurs on utilisait souvent la racine de la bryone, soit on la fendait dans le sens de la longueur et on s'en frottait la partie malade, soit on râpait la pulpe et on plaçait la raclure ainsi obtenue dans un pansement que l'on plaçait sur l'articulation souffrante. Pour la coqueluche, on recourait au coquelicot, pour les rhumes à la pulmonaire, mais aussi au serpolet, à la lavande, au romarin, et pour les habitants du Sarladais une infusion préparée avec une feuille de vigne rouge et bue chaque matin après le lever équivalait à un élixir de longue vie ! L'huile de colza faisait disparaître les croûtes formées sur la tête des petits tandis que l'huile de cade calmait les démangeaisons de la gale.

Très nombreuses étaient ces plantes, ces « herbes » que l'on employait en infusions, décoctions, lotions, compresses, cataplasmes, onguents, ou que l'on portait sur le corps pliées dans un linge, le plus souvent pendues au cou, pour qu'elles prennent le mal et libèrent leurs vertus. Si en général les gens portaient peu d'attention aux lieux de récolte, ils attribuaient par contre une grande importance aux conditions de la cueillette. A Cendrieux (24) l'opération devait être faite par le septième garçon d'une famille qui ne comptait pas de fille tandis qu'à Douville (24) elle devait s'accompagner de la récitation de cinq *Pater* et de cinq *Ave* en l'honneur de saint Pierre. Les habitants du plateau de Millevaches et ceux de Lavaveix-les-Mines (23) n'accordaient à la doucette des fontaines écrasée et mise en cataplasme le pouvoir de guérir les douleurs rhumatismales que si elle avait été ramassée le premier vendredi qui suivait la lune nouvelle ! Pendant la nuit de la saint Jean nombreux étaient ceux et celles qui parcouraient les jardins, les prés et les bois, car l'efficacité de nombreuses plantes, fleurs, feuilles, fruits et racines qui étaient ramassés pendant ces heures était, disait-on, particulièrement grande. Dans certaines communes de la Corrèze et de la Haute-Vienne, pendant que de toutes parts s'élevaient les flammes des bûchers, on faisait tout spécialement provision de digitale, de serpolet, de millepertuis, de coudrier et de sureau. La cueillette de certains végétaux imposait même un cérémonial assez compliqué. En Corrèze, pour aller couper « l'herbe de la matagou » que l'on utilisait contre le paludisme, il fallait, à minuit, marcher à reculons tout le long du trajet, y compris sur celui du retour !

Les propriétés de certaines plantes utilisées étaient réelles, et leur principe actif a été repris dans la fabrication de médicaments appartenant à la médecine scientifique, à l'exemple de l'aspirine qui est un dérivé d'une molécule naturelle contenue dans l'écorce de saule que l'on préconisait en tisane dans les régions de Bussière-Dunoise (23) et d'Ambazac (87) pour le traitement des rhumatismes, mais aussi pour faire tomber la fièvre et calmer les douleurs névralgiques. Le gui recommandé par les phytothérapeutes actuels à ceux qui souffrent d'hypertension était déjà très consommé sous forme d'infusion par les hypertendus du plateau de Millevaches ou d'Anzème (23).

Inversement, d'autres plantes étaient employées uniquement en raison de la doctrine de l'analogie ou de la similitude qui veut qu'un végétal ayant une ressemblance physique avec une affection ou un organe malade possède la capacité de guérir cet organe ou cette affection. Ainsi, la ficaire dont les racines sont formées de fibres tubéreuses semblables à de petites figues servait à préparer des infusions et des décoctions contre les hémorroïdes, et la serpentaire qui porte ce nom en raison de sa forme effilée comme une langue de serpent entrait dans la composition de nombreuses recettes contre les morsures de reptiles.

Outre de très nombreux végétaux la thérapeutique populaire recourait aussi volontiers aux animaux vivants ou morts ainsi qu'aux sécrétions et excrétions animales. En Limousin, boire du vin blanc dans lequel on avait fait tremper de la fiente de poule séchée au soleil devait permettre de guérir de la jaunisse. Placer dans ses oreilles un coton imbibé d'huile dans laquelle on avait auparavant broyé des œufs de fourmis était considéré comme une pratique infaillible contre la surdité, de même que donner à manger un rat d'eau à un enfant souffrant d'incontinence urinaire, ou lui mettre des crottes de rat dans son bouillon devait le débarrasser de son infirmité. Pour vaincre la tuberculose pulmonaire qui, à cette époque, faisait des ravages, il était ordonné de manger chaque matin trois grosses limaces rouges crues. Pour se débarrasser des verrues certains paysans les frottaient avec ce gastéropode, et, après s'être coupés, nombreux étaient ceux dont le premier réflexe était d'uriner sur la plaie. Contre toute blessure un remède souverain était la graisse de blaireau. Quand, en hiver, on avait tué l'animal dans les granges où le froid le poussait à se retirer, on l'écorchait pour vendre sa peau, puis on faisait fondre *la graissa de tai* que l'on gardait ensuite précieusement. Dans le Périgord des lendemains de la Première Guerre mondiale, on préconisait toujours, pour lutter contre la méningite, d'appliquer sur la tête un jeune pigeon fendu en deux que l'on venait juste de tuer. Contre la coqueluche la décoction d'escargots complétait heureusement la tisane de coquelicots et le poil de bouc enfermé dans un sac que l'on portait suspendu à son cou, tandis qu'un grand verre de sang chaud de bœuf absorbé le matin et à jeun guérissait de l'anémie, du lymphatisme.

Les ressources minérales étaient également mises à contribution. L'Albine déjà évoquée soignait aussi avec l'eau d'une fontaine qu'elle conservait dans des bouteilles, mais cette eau de la « font » n'était pas recueillie n'importe quand : *« pour les douleurs...il faut attendre un orage ; après l'orage...l'eau est pleine d'électricité...même qu'en frottant ça fait plein d'étincelles. Pour le mal de ventre aussi, elle est bonne mais seulement à la bonne saison quand les grenouilles et les crapauds y ont fait les petits avec les œufs. Pour les furoncles, il faut que la vipère soit passée là. Elle vient toujours la première semaine d'avril, avant de faire les petits. Je la guette et après je prends de l'eau. »* En Haute-Vienne, certaines familles conservaient précieusement, comme un trésor, une pierre ophtalmique que l'on appelait *peira preciousa* ou *peiro bouri* que l'on employait généralement pour extraire un corps étranger, une impureté, un grain de poussière, que l'on avait dans l'œil, ce qu'en patois on appelle un « bouri ». On glissait sous la paupière cette petite pierre blanche, mince, d'un grain très fin, et, à l'aide d'un doigt, on prenait soin de bien fermer l'œil. On la sentait alors se promener en tous sens dans la cavité oculaire puis s'immobiliser dès qu'elle avait accroché le bouri. On se plaçait alors au-dessus d'une assiette remplie d'eau, on ouvrait l'œil, et la pierre tombait dans la pièce de vaisselle entraînant avec elle l'impureté. D'après la légende ces pierres précieuses auraient été trouvées dans des nids d'hirondelles qui avaient été les chercher jusqu'à la mer pour soigner les yeux malades de leurs petits.

1 . 2 – Talismans et magie médicale

L'automédication recourait aussi beaucoup aux talismans, ces fétiches dont la préparation et l'usage devaient s'accompagner de paroles et de gestes bien précis, d'un rituel qu'il convenait de respecter scrupuleusement pour bénéficier de leurs propriétés bénéfiques. Dans une grande partie du Limousin, pour guérir un enfant des vers, il convenait d'attacher à son cou un morceau de papier soigneusement plié sur lequel on avait écrit les mots *Sanctus homo Job libera a verminibus* (suit le nom de l'enfant) *in nomine Patris et Filii et Spiritus sancti amen.* Mais encore fallait-il que celui qui avait rédigé ce billet fasse plusieurs signes de croix et ferme les yeux en prononçant les phrases écrites, et enfin, qu'après la disparition des parasites, le billet ne soit pas ouvert, sans quoi les vers reviendraient. Dans certains villages de la Corrèze et de la Haute-Vienne des foyers possédaient une pierre nommée tassère ou tessère – une agate – percée pour le passage d'un cordon et qui, portée au cou, détenait le pouvoir mystérieux de guérir les blessures aux yeux. En certains endroits, avant de mettre le collier, on recommandait de tremper la pierre dans l'eau bénite, et de la faire rouler neuf fois autour de l'œil meurtri, tandis qu'à Naves (19) on précisait qu'elle devait impérativement être portée pendant neuf jours et neuf nuits. Pour combattre le paludisme les habitants de la vallée de la Dordogne utilisaient largement au début du XIXe siècle des « brivets » ou « brevets » que les maires de Limeuil et de Creysse définissaient simplement comme des amulettes et qui n'étaient que des petits sachets au contenu très divers accrochés autour du cou. Il pouvait s'agir d'un petit paquet contenant des herbes, du sel, du poivre, du charbon, des mots mystérieux comme *brac, cabrac, carabrac,* et qui n'était efficace que si l'on récitait « quelque patenôtre à certaines heures de la journée ». A Mescoulès, il renfermait des objets aussi bizarres qu'une bonde de barrique, n'agissait que s'il avait été donné, et que si les donateurs avaient récité certaines prières.

Pour « lever le mal », beaucoup de gens pratiquaient aussi ce qu'on peut appeler la magie médicale qui associait toujours un rite et la récitation de prières et de formules la plupart du temps rédigées en patois sous une forme naïve. Pour faire baisser la température d'un malade les habitants de la région de Saint-Priest-de-Gimel (19) recouraient soit au remède dit « du Bon Dieu », soit à celui dit « du Diable ». Le premier consistait à couper une jeune pousse de noisetier, y faire autant d'incisions en croix que le malade avait eu d'accès de fièvre, la jeter aussi loin que possible derrière soi, puis réciter cinq *Pater* et cinq *Ave* en l'honneur de sainte Geneviève de Paris ! Pour le second, il fallait se saisir d'une touffe d'orties avant le lever du soleil, y prélever neuf têtes qu'on allait ensuite déposer sur une grosse pierre sur laquelle on faisait le signe de croix du pied gauche tout en récitant cinq

*Pate*r et cinq *Ave.* En certains lieux du Limousin, si un enfant souffrait du « carreau », c'est à dire d'une dilatation anormale de l'abdomen provoquée par les fièvres paludéennes, pour lui faire recouvrer la santé on allait couper, avant le lever du soleil, et sans être vu de personne, un long églantier avec lequel on confectionnait ensuite un cerceau dans lequel le malade devait passer pendant neuf jours consécutifs, neuf fois le premier jour, huit le deuxième, sept le troisième...Dans cette province où les gros sabots que l'on portait à la campagne meurtrissaient souvent les chevilles, le remède suivant permettait de faire assez rapidement cicatriser la plaie : faire neuf nœuds à un fil sans les compter, passer le fil autour du pied, et dire neuf *Pater*. Une personne venait-elle de se brûler, celui qui se trouvait près d'elle prenait de l'eau qui avait été bénite le jour de Pâques, puis faisait trois signes de croix sur la plaie en prononçant cinq *Pater* et cinq *Ave* à l'intention de saint Blaise. Pour apaiser le mal de dents rien n'était, disait-on, plus efficace que de réciter l'oraison suivante *: Sainte Apolline s'est assise sur la pierre de marbre, Notre Seigneur Jésus Christ passant par là lui dit Apolline, que fais-tu là ? Apolline, retourne-t-en. Si c'est une goutte de sang, elle tombera ; si c'est un ver il mourira.* Tout en formulant ces derniers mots on traçait avec le doigt une croix sur la joue de celui qui souffrait, et on terminait par cinq *Ave* et cinq *Pater* en l'honneur des cinq plaies de Jésus Christ.

2 – Recourir à des soignants sans formation

Pendant une grande partie du XIXe siècle la population refusa de faire coïncider le diplôme et la faculté de guérir. Pour elle, le seul justificatif résidait dans les résultats. Aussi, en dépit de la loi du 19 ventôse an XI – 10 mars 1803 – qui interdisait l'exercice de la médecine à tous ceux dépourvus des titres officiels, nombreuses étaient les personnes sans qualification qui prodiguaient leurs soins aux patients qui venaient les consulter. Ces concurrents illégaux des médecins officiels, et que ceux-ci désignaient par les termes méprisants de « charlatans », de « guérisseurs », peuvent, selon leurs procédés, selon leurs manières de faire, être classés en plusieurs catégories.

2 . 1 – Les charlatans ambulants

Le premier tiers du XIXe siècle fut l'âge d'or de ces camelots forains qui se rendaient de village en village, de bourg en bourg. Quelques-uns œuvraient de manière relativement modeste en allant de maison en maison. A la fin du mois de janvier 1863, à la demande du maire d'Arnac-Pompadour (19), étaient appréhendés deux individus qui, la veille, avaient parcouru la commune et y avaient escroqué des gens trop crédules. Lors du premier interrogatoire des témoins et des prévenus, le sieur Mazel déclara que les frères Vincent étaient passés chez lui pour lui proposer des remèdes. En échange de 13,80 francs ils lui appliquèrent sur l'estomac un emplâtre qui ne lui fit aucun effet, lui vendirent une drogue qui devait le guérir du grand mal de tête dont il souffrait, lui remirent des fleurs pour faire de la tisane ainsi qu'un bout d'étoffe devant lequel il devait réciter sept *Pater* et autant d'*Ave*. Un autre témoin, Marie Bousquet, raconta que, se trouvant au lit pour cause de maladie, elle vit arriver les deux frères qui déclarèrent connaître le mal dont elle souffrait, et lui proposèrent de lui rendre la santé. S'étant laissée gagner à leur offre, elle reçut d'eux un remède pour frictionner les articulations, un emplâtre à poser sur l'estomac ainsi que des fleurs pour réaliser de la tisane ! Les deux frères reconnurent qu'effectivement ils avaient l'habitude, pour nourrir une nombreuse famille, de se livrer à ce genre de pratique, mais, pour leur défense, alléguèrent que tous les produits qu'ils distribuaient étaient totalement inoffensifs. Après examen et expertise du contenu des « panières » saisies lors de l'arrestation le pharmacien Bouyssonie de Brive confirma leurs propos : *« Nous concluons de tout ceci que les Sieurs Vincent portent avec eux des drogues simples et inoffensives...A mesure du besoin, ils composent avec de l'eau et quelques-unes de ces drogues à peu près inertes, des prétendus remèdes. »* Beaucoup d'autres exerçaient, principalement les jours de foire et de marché, à grand renfort de publicité, un art dont ils ignoraient le plus souvent les premiers éléments. Parfois précédés dans les lieux qu'ils voulaient exploiter par des affiches fastueuses chargées de certificats faux ou extorqués, ils dressaient leurs tréteaux sur la place centrale ou à un carrefour très fréquenté, et attiraient la clientèle par leur boniment, par l'usage bruyant de quelques instruments de musique comme trompette, clairon, grosse caisse, ou par quelques tours d'adresse et de prestidigitation. Dans le Limoges du Second Empire, durant une foire de la Saint-Loup – organisée chaque année depuis plusieurs siècles à la fin du mois de mai, elle constituait la plus importante foire du Limousin, et attirait marchands et acheteurs de toutes les régions voisines – un homme qui se tenait debout dans une calèche devant le palais de justice tentait ainsi de retenir les passants en proclamant d'une voix forte qu'il possédait un « savoir immense acquis pendant ses études et au cours de ses longs voyages », et que ce « talent incontestable » qui lui permettait d'être indifférent aux regards dédaigneux des médecins, il le mettait au service de ses amis, les pauvres et les ouvriers, en leur vendant un « baume d'Afrique » !

La grande majorité de ces charlatans se contentait de débiter à des prix plus ou moins élevés des potions de leur composition, des élixirs, des onguents, des drogues achetées à des grossistes, mais quelques-uns plus hardis n'hésitaient pas à se livrer en plein air à de petites opérations qui auraient exigé des connaissances et une main exercée. Dans son roman *Le Moulin du Frau* paru en 1890 Eugène Le Roy dépeint un de ces charlatans périgourdins du milieu du XIXe siècle qui, les jours de foire, vêtu d'une tenue d'artilleur, « faisait ses affaires » en vendant de la poudre contre les vers intestinaux. *« Il commençait par raconter l'histoire d'un jeune drôle de six ou sept ans qui était malade, les parents ne savaient pourquoi. On leur avait bien dit qu'il fallait lui donner pour les vers, mais eux n'en avaient rien fait. Cependant, voilà que ce petit a une attaque de vers et meurt dans des convulsions épouvantables, que le charlatan racontait à faire tribouler les gens. Mais ce n'était rien ; voici que tout d'un coup, il prenait dans le coffre de sa voiture le squelette de cet enfant, et le montrait de tous les côtés à la foule. Oh ! alors, en voyant ça et en entendant le cliquettement des os, les pauvres bonnes femmes de mères qui étaient là, en avaient des tressaillements dans les entrailles, et prenaient pour cinq sous un paquet de la poudre qui tuait les vers maudits. Et les hommes, quoique plus durs, en achetaient aussi. »* Mais cet habile bonimenteur se livrait aussi à l'arrachage des dents à l'aide d'un couteau ou même d'un sabre ! Les soins dentaires constituaient en effet un terrain privilégié des ambulants qui pratiquaient également souvent des opérations destinées à vaincre la surdité ou à guérir des maladies des yeux car, comme il est indiqué dans une circulaire ministérielle de 1818, ils savaient que, « de tous les maux, celui qui afflige davantage le pauvre, c'est la perte de la vue parce qu'elle lui enlève à la fois tous ses moyens d'existence ». Ce n'est donc pas par hasard si le prospectus que le sieur Capet qui se qualifie de « médecin-opérant » fait distribuer à Terrasson (24) pour annoncer sa prochaine venue dans cette ville commence par vanter ses exploits dans le domaine de l'ophtalmologie. Capable de pratiquer toutes les opérations dont l'œil est susceptible, et de traiter les diverses maladies auxquelles celui-ci est sujet, Capet prétend aussi rendre la vue par une pupille artificielle, et pratique l'opération du cristallin « en présence des gens de l'Art et des Amateurs » par une méthode particulière qui ne demande jamais plus de deux minutes, « fut-on aveugle de naissance ». Mais cet homme qui se vante d'avoir soigné de très nombreux aveugles dans « nombre de départements qu'il a parcourus » se dit en plus capable d'extirper les loupes et les polypes, d'opérer les hernies, de guérir les cancers et les chancres, les vieilles plaies, ainsi que toutes sortes de fièvres, et, par des méthodes simples et faciles, de venir à bout des maux vénériens les plus opiniâtres. Il affirme également traiter l'épilepsie, et encore « beaucoup d'autres maladies dont le détail serait trop long » ! Après avoir indiqué que pendant quelques jours il recevra les patients à l'hôtel du Chapeau Rouge, il termine en précisant qu'il pourra aussi visiter les malades à leur domicile si ceux-ci se trouvaient dans l'impossibilité de se déplacer. L'impudence du nommé Caléri contre qui le médecin de Payzac porta plainte en avril 1818 était encore plus grande. Cet individu qui se disait d'origine italienne et qui venait depuis peu de s'installer dans ce petit bourg du nord de la Dordogne se proclamait « docteur extra-ordinaire guérisseur de tous maux ». Du matin au soir il parcourait la campagne, entrait dans les maisons où il affirmait qu'aucune maladie n'était incurable. Chaque dimanche, ainsi qu'à l'occasion des foires et des fêtes, il étalait sur la place centrale de la petite ville un grand attirail de drogues et d'instruments, s'annonçait comme un homme qui réunissait toutes les sciences de la médecine, de la chirurgie et de la pharmacie, et, tout en débitant ses produits, proférait à haute voix des sarcasmes à l'encontre des médecins en général, et de celui de Payzac en particulier.

2 . 2 – Les guérisseurs et les sorciers

Jusqu'aux lendemains de la Première Guerre mondiale, dans chaque commune du Limousin et du Périgord vivait au moins un guérisseur que l'on dénommait aussi panseur de secrets, barreur, cerneur, « metze » ou « mège », terme générique qui semble avoir qualifié tout à la fois les guérisseurs et les sorciers. Mais les guérisseurs n'étaient pas des sorciers car ils n'avaient souscrit aucun pacte avec une puissance occulte en particulier diabolique, « ne jetaient pas le sort », et ne servaient pas d'instruments à la méchanceté ou à la jalousie. Contrairement à ce que l'on pourrait croire, ces nombreux guérisseurs ne vivaient pas dans des masures secrètes cachées au fond des forêts, mais étaient des gens comme les autres qui agissaient en plein jour, et dont l'identité et le domicile n'avaient rien de mystérieux. A première vue, rien ne les distinguait de l'ensemble de la population, tout au plus certains se singularisaient par la bizarrerie de leur habillement ou par une allure un peu extravagante, et, en général, les paysans qui les considéraient mais les craignaient aussi préféraient ne pas trop les contrarier, et ne se liaient pas d'amitié avec eux. En dehors de leur activité de guérisseur, ils exerçaient généralement pour vivre un métier, le plus souvent celui de paysan, mais parfois celui de forgeron, de maréchal-ferrant, d'épicier.

D'après eux, leur capacité à guérir provenait d'un « don » ou d'un « secret ». Certains avaient reçu le « don » à la naissance. Tel était en particulier le cas de ceux dont la venue au monde présentait certaines particularités comme un accouchement « par le siège ou les pieds en avant », une naissance en rapport avec les chiffres 3 et 7 – troisième enfant d'une famille de 7, septième et dernier enfant, enfantement de la mère le 7 mars –, entrée dans la vie accompagnée d'un fait soi-disant miraculeux comme la chute de la foudre ou le hululement d'une chouette. D'autres affirmaient avoir hérité du « don », du « fluide ». Si celui-ci pouvait en particulier se transmettre du père au fils aîné ou de la mère à la première des filles, il lui arrivait aussi de sauter une génération et de ne passer qu'à un petit-enfant. L'hérédité de ce pouvoir thérapeutique permit ainsi la formation de dynasties de guérisseurs dont certaines furent très célèbres. Ainsi, la renommée de la famille Camus originaire de Nouhant dans la Creuse fut grande non seulement dans la Marche, mais aussi dans les départements limitrophes. Une légende se forgea même pour expliquer le don de « rebouter », c'est à dire de remettre les membres démis, de réduire les fractures et les luxations, qu'exercèrent plusieurs générations. D'après la croyance populaire cette faculté leur aurait été donnée par le Ciel durant la Terreur. En 1793, en pleine période de déchristianisation, un Camus ayant trouvé dans un champ une statue du Christ aux membres mutilés en ramassa pieusement les morceaux, les recolla et ainsi la reconstitua. En récompense de cette pieuse action Dieu accorda aussitôt à cet ancêtre des Camus le pouvoir de guérir les membres déplacés ou brisés, et étendit cette grâce à ses descendants.

D'autres guérisseurs basaient leur médecine sur l'exploitation d'un secret qu'ils avaient pu découvrir eux-mêmes, mais qui, le plus souvent, leur avait été transmis oralement par un parent ou un voisin. Dans son étude parue en 1923 et consacrée à *La sorcellerie médicale en Dordogne* le docteur Jean-Georges-Patrice Odend'hal présente le nommé François F. rude paysan aux mains noueuses qui, après avoir aidé son père dans son activité de guérisseur, reçut de lui une liste de remèdes et la pratique des incantations qui lui permirent, à son tour, de devenir guérisseur. Apprendre, avant de mourir, à son fils aîné ou, à défaut, à un membre de la famille ou à un proche ses secrets constituait pour un guérisseur un devoir impérieux.

Certains métiers semblaient disposer à cet empirisme héréditaire. Tel était notamment le cas des forgerons dont certains en Corrèze possédaient la spécialité de guérir les enfants de la « rate », maladie causée par l'hypertrophie de cet organe, et qui se traduit par un ballonnement du ventre. La méthode employée qui était destinée à provoquer un effet d'épouvante chez le malade portait le nom de « forgeage » ou de « martelage du mal ». L'opération se déroulait la nuit dans la forge seulement éclairée par le rougeoiement du brasier. Gaston Vuillier, originaire des Pyrénées-Orientales, et qui, à la fin du XIXe siècle, fit connaissance de façon plus approfondie avec le Limousin à l'occasion de reportages réalisés pour la revue *Le Tour du monde,* eut le privilège de pouvoir assister à une séance de « martelage » dont il a laissé un témoignage très saisissant. Il décrit ainsi la scène : *« L'enfant est nu, très pâle. Chazal* – le « forgeron-metze » – *murmure quelques mots d'une voix brève ; aussitôt l'enfant est étendu sur l'enclume, et, tandis que sa mère le saisit par le bras, une autre femme retient ses jambes et le forgeron de sa main gauche soutient sa nuque. Un effroyable rugissement tout à coup fait trembler les vitres, en même temps le bras de Chazal se lève et s'abaisse ; le marteau frappe l'enclume avec violence. Le corps de l'enfant est tout secoué par des frissons. Sur son visage défait ses yeux terrifiés s'ouvrent, et de grosses larmes coulent le long des joues de la mère. Un autre cri sauvage retentit, de nouveau le marteau tombe sur l'enclume dont les vibrations métalliques font tressaillir un instant la forge...Chazal pousse un troisième rugissement plus effroyable encore. Cette fois le marteau retombant s'arrête net au-dessus du ventre du malade, puis doucement il vient frôler l'épiderme...L'enfant, épouvanté, est habillé à la hâte et emporté par les femmes. »* Le lendemain, Chazal confiait à Vuillier que dans sa famille plus de trois générations de forgerons avaient, avant lui, exercé leur marteau sur des malades, et que ce traitement qui s'adressait surtout aux enfants s'appliquait aussi aux grandes personnes, en particulier à celles minées par la fièvre des prés, et également aux femmes enceintes qui souhaitaient se préparer des couches faciles en se faisant « forger » à chaque nouvelle lune. Effectivement, en 1813, un Allemand prisonnier à Limoges relate dans une lettre adressée à sa famille un procédé semblable, écrit qu'un forgeron, pour neutraliser les douleurs des futures accouchées, fait semblant de leur marteler le ventre à grands coups de masse.

Les guérisseurs-forgerons n'étaient pas les seuls à employer une technique basée sur la peur. Dans la région de Linards, en Haute-Vienne, elle était utilisée pour remettre en place un « nerf déplacé ». Le membre malade placé sous une chaise était solidement tenu à son extrémité par un aide du guérisseur. Ce dernier crachait alors sur le siège, puis effectuait un signe de croix sur le crachat. Saisissant alors soudainement une hache, il faisait semblant d'en appliquer un coup violent sur la chaise à l'endroit du crachat ; le mouvement de retrait alors effectué par le patient affolé remettait le nerf en place. Dans ses *Antiquités de Vésone* le comte de Taillefer relate qu'il fut très impressionné par la pratique d'un guérisseur périgourdin qui, tout en faisant des grimaces épouvantables, courait, une hache à la main, sur le malade qui présentait sa plaie. Arrivé près de ce dernier totalement effrayé, il laissait tomber son arme, se mettait à genoux, récitait quelques prières, proférait quelques paroles mystérieuses, et disparaissait.

Mais, presque toujours, les manières de procéder des guérisseurs s'avéraient beaucoup moins violentes. Les magnétiseurs procédaient par attouchements ou impositions des mains et mettaient au compte des ondes magnétiques le soulagement qu'ils pouvaient procurer. D'autres « metzes » obtenaient, disait-on, des résultats spectaculaires par la transplantation des maladies, c'est à dire en « faisant passer » celles-ci dans un arbre, dans un animal, ou dans leur propre corps, ce qui les laissait parfois épuisés jusqu'à ce qu'ils puissent ensuite s'en débarrasser eux-mêmes. Un nommé Boudrie, meunier du Gaud à Gimel (19), était ainsi renommé pour pouvoir vaincre par cette technique de nombreuses affections, en particulier « les fièvres ». Parmi les guérisseurs plus traditionnels, nombreux étaient ceux qui employaient des plantes, car ils avaient la réputation de connaître le secret des « herbes » qu'ils choisissaient en fonction de critères symboliques comme la forme, la couleur, le nom, dont ils faisaient provision à des moments propices comme la veille de la saint Jean, avant le lever du soleil, ou quand paraissait le croissant de la nouvelle lune, et qui leur servaient à la préparation de tisanes, de décoctions, d'infusions, ainsi que de compresses, de cataplasmes et d'amulettes. Un guérisseur que fréquenta Gaston Vuillier traitait les fièvres tierces en appliquant, pendant une nuit entière, sous l'aisselle gauche du malade, un linge fin qui contenait des simples – en premier lieu de la camomille – qui avaient été cueillies un peu avant l'aube par certaines nuits de pleine lune. Des substances naturelles autres que végétales étaient aussi mises à contribution, des produits animaux (beurre, œufs, lard...), de petits êtres vivants considérés comme répugnants (limaces, crapauds, vers de terre...), voire même des excréments. A la fin du XIXe siècle une femme très connue de Ladignac en Bas-Limousin faisait disparaître dartres et eczémas les premiers lundis et premiers vendredis de chaque nouvelle lune en appliquant, sur la zone atteinte qu'elle avait préalablement délimitée avec un doigt, un onguent composé de suie et de suif.

Le plus souvent le travail des panseurs de secrets comprenait aussi en effet des gestes rituels dont les plus courants consistaient à souffler sur le mal, à l'encercler avec un doigt, à tracer sur lui des barres, et surtout à effectuer plusieurs signes de croix. La récitation de *Pater* et d'*Ave* ainsi que celle de formules magiques était aussi très fréquente. Prononcées la plupart du temps d'une voix à peine audible ces incantations mêlaient le latin, le français et le patois ainsi que des mots étranges dénués de sens et qui n'étaient parfois que des syllabes gutturales souvent destinées à impressionner les malades.

Quelques-uns usaient aussi de méthodes très surprenantes. Tel était le cas de ce cultivateur de la commune de Saint-Julien-le-Petit en Haute-Vienne qui, par correspondance, traitait les convulsions en récitant plusieurs prières et en effectuant quelques signes cabalistiques tout en se tenant droit sur les mains, les jambes en l'air !

Tous les guérisseurs n'avaient en effet pas besoin de rencontrer le malade pour trouver l'origine de la douleur et prescrire le traitement qui devait conduire à la guérison. Certains appréciaient la maladie simplement en observant l'urine qu'on leur avait apportée, d'autres examinaient une chemise que le patient avait portée un nombre de jours indiqué, un objet qu'il avait touché, ou une touffe de cheveux arrachés et non coupés, car c'était dans la racine qu'ils pouvaient « lire » le mal. A Léguillac-de-Lauche (24) une femme soignait de la sorte à distance sans même quitter son lit !

Beaucoup de guérisseurs exerçaient leur art à l'égard de toutes les maladies, mais certains s'étaient faits une spécialité du traitement de telle ou telle affection. Ainsi, Gaston Vuillier déjà plusieurs fois cité fréquenta un

nommé Pélissier renommé pour faire disparaître l'érysipèle, mot qui désignait alors en Limousin tout œdème de la peau, toute fluxion en dehors de celles d'origine dentaire. Il relate ainsi les opérations dont il fut spectateur : *« Le metze palpait alors l'enflure ; ses gros doigts s'enfonçaient dans l'œdème où leur trace livide demeurait un instant. Alors mouillant son pouce de salive, le magicien formait des croix et des cercles magiques sur certaines parties de l'enflure, soufflait dessus à trois reprises consécutives. Il suivait ensuite, on eût dit, le trajet de certains nerfs et, à la manière des magnétiseurs, il semblait chasser le mauvais fluide dont il s'était imprégné. S'interrompant un instant, il murmurait des prières, des exorcismes ou des conjurations...puis revenant au silence et reprenant son air inspiré, il recommençait ses marques avec la salive, ses souffles et ses passes. »* Très fréquentés étaient ceux qui savaient « charmer le feu », c'est à dire arrêter la douleur des brûlures, enrayer le progrès du mal, et amener la cicatrisation en quelques jours. Les uns obtenaient ce résultat simplement en soufflant par trois fois sur la partie meurtrie et en faisant une prière tandis que d'autres traçaient avec le pouce droit mouillé de salive une petite croix sur la zone sensible tout en disant « Feu de Dieu perds ta chaleur comme Judas perdit ses couleurs au Jardin des Olives ». Les rebouteux ou rebouteurs aussi appelés renoueurs ou rhabilleurs s'occupaient des fractures, des luxations, des entorses, des « tours de reins », des accidents des ligaments et des muscles. L'habileté de ces raccommodeurs de membres était surprenante. Gustou, le domestique du *Moulin du Frau* qui vient de se démettre une épaule refuse les soins du médecin qu'il juge en l'occurrence inexpérimenté, et préfère faire appel au fameux rebouteux Labrugère dont la renommée s'étend des lieues à la ronde : *« Et, soulevant doucement le pauvre Gustou, il nous lui fit ôter sa chemise pour mettre l'épaule à nu. Puis il le plaça à moitié couché sur le coussin de manière à le dégager du lit. Après cela, il prit le bras de la main gauche et l'éleva en l'air, tandis que de sa main droite il tâtait l'épaule. Ses doigts nerveux, écartés, s'enfonçaient dans la chair, comme des instruments de fer. Il les relevait, les renfonçait, les rapprochait, écartait de nouveau comme qui joue de la vielle, et pressait fortement en de certains endroits......Enfin, Labrugère, ayant saisi le joint, pesa fortement de ses doigts en une certaine place, où la marque en resta, ce qui fit jeter un cri à Gustou ; en même temps, de son autre main, il fit faire un autre mouvement au bras qu'il tenait en l'air et le reposa sur le lit en disant :*
Voilà, mon garçon, ça y est.
Tout cela avait duré trois ou quatre minutes. »
Ce personnage de Labrugère n'a pas été inventé par le romancier Eugène Le Roy mais a bel et bien existé, et appartenait à une dynastie de rebouteux qui connut une très grande popularité dans toute la partie du Périgord dont la forêt Barade est le centre. Peu de temps avant le second conflit mondial vivaient encore plusieurs Labrugère qui pratiquaient. L'un d'eux qui avait

totalement modernisé les façons de faire de ses ancêtres prenait des rendez-vous par téléphone et disposait d'un cabinet de consultation au chef-lieu du canton ; sa richesse et sa notoriété lui permirent d'être élu premier conseiller municipal de sa commune. Dans son ouvrage intitulé *Mon Limousin* qui parut à la veille de la Première Guerre mondiale Michel Coissac présente, outre les Camus que nous avons déjà rencontrés, plusieurs rebouteux célèbres. Tel était Jean Vergne qui habitait un hameau de la commune de Combressol (19) et qui consultait non seulement chez lui, mais aussi dans des auberges les jours de foire à Ussel, Meymac, Egletons, Sornac. Pendant des heures c'était un défilé ininterrompu tant les gens de la campagne n'avaient confiance qu'en lui.

En Périgord se rencontrait aussi une catégorie particulière de guérisseurs, les défaiseurs d'encontre, ou plutôt les défaiseuses, car le traitement de l'encontre était surtout une affaire de femmes qui gardaient jalousement le secret des prières, des formules et des opérations mystérieuses dans lesquelles consistait leur pouvoir, avant de le transmettre souvent à une des filles de la famille, parfois à leur mari, mais très rarement à une personne étrangère. L'encontre, que l'on prononce « *incountro* » dans le patois local, et qui a peu à peu disparu entre les deux guerres mondiales, remplacée par des affections psychosomatiques ou autres, était un mal complexe qui échappait de ce fait à toute définition. Il sévissait dans toute la région, mais particulièrement dans la partie occidentale, et surtout dans la basse vallée de l'Isle et ses abords immédiats. Il se présentait sous deux formes, l'encontre de terre et l'encontre d'air. La première se manifestait par des douleurs, des rhumatismes, des sciatiques et des lumbagos qui provenaient de la fraîcheur du sol par laquelle se transmet le « veré », poison des serpents et autres bêtes venimeuses, qui.imprègne la terre. Elle arrivait quand on s'était assis par mégarde sur une pierre qui recouvrait un crapaud ou bien qui avait été souillée par le passage d'une salamandre, mais aussi fréquemment quand on s'était étendu sur le sol ou adossé contre le tronc d'un arbre pour se reposer entre deux travaux. Derrière la seconde se rangeaient tous les maux, toutes les affections de la poitrine qui semblaient produits par un refroidissement, un coup de vent ou un courant d'air. Par exemple, on prenait l'encontre d'air quand on avait eu chaud et froid à la chasse un matin de brouillard, ou bien quand, en automne, on soutirait le vin. La défaiseuse d'encontre qui souvent prenait soin d'éloigner les autres membres de la famille afin de conserver le mystère de ses opérations commençait par interroger le patient afin de deviner la nature de la maladie, puis se livrait à des actes cérémoniels destinés tout à la fois à confirmer son diagnostic et à libérer du mal. La femme commençait par allumer une petite poignée de sarments de vigne apportés par le malade et datant de préférence de l'année précédente car, plus secs, ils brûlaient mieux. Ensuite, elle précipitait les cendres encore chaudes dans un plat ou dans une bouteille rempli d'une eau qui pouvait simplement avoir été tirée du puits ou de la fontaine la plus proche, mais qui pouvait aussi être une eau particulière provenant d'une source fréquentée par les crapauds et les serpents. Pendant que les cendres descendaient lentement dans le liquide en provoquant un bouillonnement et des mouvements désordonnés, la défaiseuse suivait le phénomène avec une attention soutenue et un visage angoissé. Parfois, elle prononçait quelques paroles qu'elle accompagnait de quelques gestes, en particulier des signes de croix, mais quelquefois elle ne disait rien et ne bougeait pas. En certaines circonstances l'eau était remplacée par du vin fourni par la personne venue se faire soigner, et, pour certains cas, des conditions particulières étaient imposées. Un exemple est donné par le Mainteneur du Bournat dans le *Bulletin mensuel de l'école félibréenne du Périgord* d'octobre 1920. Un enfant qui avait été couché dans un sillon pendant la moisson avait vu ensuite son corps enfler. Les parents prenaient alors la décision de le faire examiner par une célèbre défaiseuse d'encontre qui vivait dans un village situé à l'autre extrémité de la commune. Une fois rendue au chevet du malade elle envoyait chercher l'eau nécessaire à l'opération à la « fontaine de la fièvre », et exigeait aussi de disposer de terre recueillie à l'endroit où l'enfant avait été allongé afin de pouvoir en jeter une poignée sur des sarments allumés avec un cierge béni. Généralement, lorsque le liquide avait retrouvé son calme, un simple *« quey boun »* ou bien une exclamation du genre *« E ! bé, ço vai bien, vesés-vous, qu'ei ça que me méifiavo »* (ça va bien, c'est bien, voyez-vous, ce dont je me méfiais) marquait la fin de l'expérience de conjuration qui, parfois, calmait presque instantanément la douleur. Absorbée ou utilisée sous forme de frictions l'eau usagée à laquelle on ajoutait parfois un peu d'eau bénite poursuivait son action bienfaitrice, devenait une sorte de remède magique qui, toutefois, n'empêchait pas les récidives, les rechutes.

Si la mémoire populaire n'a conservé que le nom de quelques guérisseurs dont la réputation s'étendait très loin et qui avaient une clientèle considérable – à la veille de la Grande Guerre Eugène Camus, le petit-fils du grand Camus recevait plus de 2000 malades par an –, le Limousin et le Périgord connurent jusqu'au début du XXe siècle de très nombreux panseurs de secrets qui, en dépit de la loi, opéraient au grand jour. Pour les médecins plusieurs raisons expliquaient ce succès. Au premier rang ils plaçaient la crédulité populaire conséquence de l'ignorance et du retard intellectuel. Dans l'introduction de sa thèse le docteur Oden'hal écrit que les guérisseurs sont « plus nombreux là où le pays est le plus arriéré. On les trouve donc surtout dans les contrées accidentées, de communications difficiles, là où la nature ingrate empêche l'homme de communiquer facilement avec ses semblables et de se développer ainsi l'intelligence ». Pour les représentants de la médecine officielle un autre motif, et non des moindres, qui poussait les paysans à aller voir le guérisseur était l'avarice car on payait toujours sa consultation moins cher que celle du médecin. D'autres éléments permettent aussi de comprendre pourquoi pendant longtemps le guérisseur resta un thérapeute de choix. Les gens du peuple appréciaient les guérisseurs car ils étaient du pays, on connaissait leurs origines familiales, ils appartenaient au même milieu social qu'eux, et parlaient leur langage, leur patois. Ils savaient comment s'adresser à leur clientèle qu'ils connaissaient parfaitement. Le diagnostic qu'ils énonçaient, souvent avec autorité, était toujours d'une grande simplicité et pouvait être compris par tout le monde. « Un estomac décroché », « un rognon retourné » ou « un sang glacé » étaient des anomalies que chacun se représentait aisément, imaginait facilement. Enfin, pendant une grande partie du XIXe siècle, le fossé qui séparait cette médecine parallèle de la médecine officielle demeura relativement étroit. Pendant des décennies l'arsenal thérapeutique du médecin de famille se différencia peu de celui du guérisseur, se limita, comme pour ce dernier, à des remèdes simples composés de produits naturels et de plantes. Ainsi peut-on comprendre que la clientèle des guérisseurs, surtout constituée de gens modestes, ait aussi compté des personnes cultivées qui avaient l'habitude de consulter les docteurs.

L'activité de guérisseur était-elle avantageuse ? Quelques-uns dont la réputation était bien établie, en particulier les rebouteux les plus connus, ont gagné des sommes assez conséquentes, mais écrit Michel Coissac « en général ils exploitent assez raisonnablement la situation et aucun ne s'enrichit ». Si certains refusaient tout gage, beaucoup acceptaient volontiers un petit don en espèces ou en nature qu'on leur offrait selon ses moyens et sa générosité, une ou deux bouteilles de vin, un poulet, un lapin, ou bien une invitation à déjeuner qui semble avoir été une rétribution très courante, et qui s'accompagnait souvent, au moment du départ, du cadeau d'une motte de beurre, d'un morceau de viande, ou d'une part de tarte.

Tout au long du siècle les médecins ne cessèrent d'exprimer leur colère contre ces concurrents illégaux qui, d'après eux, exploitaient la crédulité populaire, qui, par leur thérapeutique empirique, estropiaient ou même tuaient chaque année un certain nombre de malades, mais aussi réduisaient leur clientèle. Des procès furent bien intentés contre quelques-unes de ces personnes qui n'avaient nullement le droit de se livrer à l'exercice de la médecine, mais, dans la très grande majorité des cas, les praticiens trouvèrent les verdicts beaucoup trop cléments, les peines bien légères. Le guérisseur pouvait en effet presque toujours bénéficier des déclarations de plusieurs témoins à décharge qui affirmaient avoir été guéris par lui, et le tribunal ne condamnait alors le contrevenant qu'à une courte peine de prison, ou même simplement qu'à une légère amende peu dissuasive. En témoigne le cas du nommé Michaud Etienne qui résidait dans la commune du Fleix (24) et qui comparut devant les juges en mars 1809, en février 1814, puis en juin 1815, date à laquelle il fut sanctionné par une amende et un mois de prison. Par cette relative indulgence qui paraît avoir été pendant assez longtemps la norme les autorités faisaient ainsi savoir qu'elles étaient à l'écoute des personnes du peuple dont elles ménageaient les croyances et les habitudes. Même après l'adoption de la loi du 30 novembre 1892 qui édicta des dispositions plus sévères à l'égard de quiconque exerçant illégalement la médecine, les dépositaires du savoir officiel ne cessèrent de blâmer la mansuétude des juges qu'ils allaient jusqu'à assimiler à de la complicité, et de réclamer une répression beaucoup plus efficace.

Le paysan d'alors comprenait parfaitement l'origine de certaines affections, il concevait par exemple très bien qu'il avait pu attraper un « chaud et froid » en ne se couvrant pas assez après avoir transpiré du fait d'un effort prolongé, mais, face à un aléa de santé qui ne disparaissait pas par les procédés habituels, face à une affection dont les dépositaires du savoir officiel étaient impuissants à déterminer la cause et à y remédier, en particulier une maladie interne à évolution lente, il pensait que l'origine du mal était étrangère à la nature, était surnaturelle, et que, par conséquent, la guérison ne pouvait venir que d'un expert du surnaturel, en particulier d'un sorcier. Ainsi, au cours d'un procès qui se déroula le 16 novembre 1837 au tribunal correctionnel de Brive, le nommé Pierre Pialat déclara que sa femme, depuis décédée, s'était décidée à aller consulter l'accusé Antoine Prévost dit Tiénou qui avait la réputation d'être sorcier car depuis dix-huit mois elle souffrait d'une maladie qui résistait à tous les remèdes qui lui avaient été prescrits, et se figurait donc que quelque mauvais génie la lui avait donnée, et que seul un sorcier pouvait la faire cesser. Si les sorciers que l'on accusait parfois d'un pacte avec le diable ne doivent pas être confondus avec les guérisseurs car leur activité essentielle se manifestait par leurs sortilèges, leur pouvoir d'utiliser les esprits maléfiques, beaucoup néanmoins consultaient et soignaient, et c'était vers eux que les malades se tournaient en désespoir de cause. Les sorciers partageaient divers points communs avec leurs « demi-confrères » les guérisseurs. Comme ces derniers, ils avaient reçu certains secrets ou en avaient découvert eux-mêmes, et leurs pratiques thérapeutiques ne différaient guère de celles des « panseurs de secrets ». Ils travaillaient en multipliant les signes de croix, les prières auxquelles ils ajoutaient des formules plus ou moins intelligibles, et imposaient souvent l'assistance à un certain nombre de messes ou la récitation de chapelets. Dans l'ouvrage qu'il intitula *Le vieux Périgord* et dont la première édition date de 1927, G. Rocal cite un vieux couple de Rampnieux qui dut réciter douze cents chapelets soit environ 6000 *Notre Père* et 60 000 *Je vous salue* ; il mit tout un hiver pour s'acquitter de cette obligation et tenait des comptes exacts en pratiquant une entaille sur la poutre de la cheminée à chaque série de cinq dizaines. Pour obtenir la guérison les sorciers prescrivaient aussi à leurs clients de porter à même la peau des sachets qui renfermaient des herbes, du sel, des cendres et parfois des objets plus ou moins bizarres. Ils leur confectionnaient également des onguents et des sirops à la composition secrète mais qui, à en croire la rumeur populaire, pouvaient parfois contenir de la graisse humaine que leur procuraient les pharmaciens à partir de cadavres déterrés puis cuits ! Enfin, on ne saurait passer sous silence les moyens vraiment très particuliers employés par certains. Quelques-uns réclamaient vraiment de l'héroïsme de la part des patients. Dans *Le moulin du Frau* Eugène Le Roy présente un sorcier qui, n'ayant pu soulager par ses méthodes habituelles le domestique Gustou paralysé par les rhumatismes depuis plus de deux ans, décide de tenter un ultime remède : *« Il vint, mandé par Gustou, un jour que nous avions cuit. Celui-ci prit sa couverture de laine et ils se fermèrent tous deux dans le fournial. Là, Gustou se déshabilla tout nu : le sorcier le plia bien serré dans la couverture avec des herbes, l'entortilla avec une petite corde et le coula tout doucement dans le four d'où l'on venait de tirer le pain. ...Gustou resta bien trois ou quatre jours avec une fièvre de cheval, plein de bouffioles, comme un chapon rôti, et ne pouvant se rassasier de boire de la tisane faite avec une herbe portée par le sorcier. Au bout de ces quatre jours, toute sa peau s'en alla comme celle d'un serpent, et il resta tout rouge comme une écrevisse. Puis il nous dit qu'il était guéri et parla de se lever, ce qu'il fit de fait le lendemain, marchant sans bâton, et depuis ses douleurs ne revinrent pas. »* Le romancier n'a pas imaginé cette scène mais s'est inspiré de la réalité car, de l'avis même du docteur Odend'hal, cette thérapeutique semblait être assez répandue en Périgord. C'est ainsi qu'un jour de l'été 1920 on put lire dans les journaux de la Dordogne que l'on venait de découvrir dans le four d'une ferme du département le cadavre totalement desséché d'un vieillard qui avait commis l'imprudence de se soigner ainsi seul sans l'aide d'une autre personne.

Nombreux en Périgord les sorciers l'étaient aussi en Limousin si bien que, dans la *Géographie illustrée de la France,* Jules Verne pouvait écrire que « les devins et les sorciers courent les campagnes de la Creuse », et qu'à la même époque le docteur Couturier installé à Mérinchal affirmait que dans ce département, certaines maladies du nouveau-né comme les convulsions ou les attaques d'éclampsie étaient presque toujours soignées par les sorciers.

Dans ces deux provinces certains sorciers bénéficièrent d'une grande renommée. Au début du XXe siècle la sorcière de Doissat (24) ainsi que son confrère masculin de Larzac, dans le même canton, étaient très connus, et celui qui habitait pas très loin des lieux précédents, à Berbiguières, possédait une telle autorité sur le pays qu'on l'appelait très respectueusement « le maître de Berbiguières ». Quelques décennies auparavant, un nommé Vauzanges, dit Nouné, demeurant dans le hameau de Chadebech, sur les froides hauteurs des Monédières, était considéré comme le plus célèbre sorcier de la Corrèze, réputé en particulier pour arrêter les hémorragies,

« charmer » le feu, et extraire par des procédés magiques les plombs qui avaient pénétré dans le corps du fait d'un accident de chasse. Le baron de Tarnac montrait volontiers à ses amis sa main rapidement remise en état par le sorcier après avoir été broyée par l'éclatement d'un fusil, et de son côté le curé de la même localité affirmait qu'en fort peu de temps il avait sauvé sa nièce atteinte d'une maladie si grave que les médecins avaient avoué leur impuissance. Si parmi l'ensemble de ces thaumaturges beaucoup ne recevaient en échange de leurs services que de modestes dons en nature, à ceux que l'on venait consulter de loin, parfois de plusieurs départements à la ronde, les clients versaient d'importantes sommes en argent. La sorcière de Grolejac (24) qui vivait encore quand G. Rocal écrivit l'ouvrage que nous avons déjà cité, et qui logeait dans une cabane solitaire dans la forêt des Drouilles, mais qui installait le samedi, jour de marché à Sarlat, son cabinet de consultation dans l'arrière-salle d'un café de la sous-préfecture, était grassement payée en espèces, « et son crédit augmente de tous ces ruisseaux d'argent. Elle est riche maintenant quoique d'aspect miséreux ».

2 . 3 – Des gens d'Eglise

Parmi leurs concurrents illégaux les médecins comptaient aussi des gens d'Eglise. Pour accroître leurs revenus des curés n'hésitaient pas à se livrer à des activités paramédicales illicites. Dans la Dordogne de la fin du XIXe siècle, des malades assistaient à la messe célébrée à Saint-Chamassy par l'abbé Mabit qui ensuite soignait leurs panaris. Dans les presbytères de Sagelat, Champcevinel ou Tocane-Saint-Apre, à l'aide d'onguents, de cataplasmes, d'eau « merveilleuse », « miraculeuse » et même « divine », on traitait les varices, les plaies réputées incurables. Mais ce furent surtout les religieuses qui exercèrent d'importantes activités soignantes en dehors des hôpitaux où un décret de Chaptal datant de nivôse an IX (janvier 1801) les avait réinstallées. Connaissant bien les mentalités populaires elles jouissaient d'une considération d'autant plus grande que géographiquement elles se trouvaient souvent plus proches que le premier médecin, et que leurs services étaient moins onéreux. Certaines communautés se contentaient de visiter les malades à qui elles apportaient un réconfort moral et spirituel, d'autres, comme celle des sœurs de la Miséricorde de Bergerac (24), ajoutaient la distribution aux familles indigentes de secours en bouillon, pain et médicaments qu'elles avaient fréquemment préparés dans leurs officines et qu'elles donnaient avec de minutieuses explications. Comment savoir si les onze sœurs de l'Espérance qui résidaient à Périgueux se limitaient strictement à leur mission officielle de gardes-malades ? De même, difficile de contrôler effectivement les soins donnés à domicile par les sœurs de sainte Marthe autorisées à s'installer à Beaumont-du-Périgord par un décret préfectoral du 13 avril 1818. Dans les premiers temps du XIXe siècle les religieuses de la Congrégation du Verbe-Incarné qui vivaient dans le petit bourg creusois d'Azérables consacraient aussi une partie de leurs activités au soulagement des malades. Ayant, par la suite, été contraintes, en raison de la règle de clôture, de cesser d'apporter des soins, elles étaient, à l'initiative de l'épouse d'un militaire en retraite, remplacées par des sœurs de la même communauté formées dans un noviciat d'Evaux-les-Bains pour le service des malades, et donc non soumises à la règle claustrale. A la satisfaction d'une grande partie de la population, les deux premières arrivaient en septembre 1845.

2 . 2 – Les matrones

A la fin du mois d'octobre 1817 le maire de Saint-Jean-de-Côle (24) informait le sous-préfet de l'arrondissement de Nontron qu'il ne pouvait lui faire parvenir le diplôme de sage-femme de Marie Large vu qu'elle n'en avait jamais eu. Et pourtant, depuis longtemps, les femmes des campagnes environnantes qui n'étaient pas à même de payer les honoraires d'un médecin et celles qui, par pudeur, refusaient les secours d'un homme, avaient l'habitude de faire appel à ses services au moment de l'accouchement. Pendant une grande partie du XIXe siècle beaucoup d'habitantes du Limousin et du Périgord donnèrent ainsi la vie chez elles, avec la seule assistance des voisines et d'une matrone dépourvue de titre, à la formation entièrement empirique. En 1846 l'inspecteur du Service des enfants trouvés de la Haute-Vienne écrivait « qu'il y a dans chaque village une matrone qui exerce presque exclusivement ». Encore à l'aube du XXe siècle, en dépit des 90 naissances que l'on enregistrait en moyenne par an dans la commune de Naves (19), les revenus que la sage-femme de la localité tirait de son métier lui permettaient tout juste de voir le bout de l'an.

La matrone de village à qui l'on faisait appel dès les premières douleurs était une femme qui avait eu des enfants, voire même beaucoup d'enfants. Avoir été mère plusieurs fois l'accréditait, prouvait qu'elle était capable de donner des conseils judicieux à celles qui allaient enfanter. Seulement, si l'accoucheuse devait avoir subi elle-même les douleurs de l'enfantement, il était souhaitable qu'elle ait passé l'âge de les connaître à nouveau car elle devait être disponible à tout moment, de jour comme de nuit, devait accourir au premier appel. En conséquence, la veuve de 40-50 ans apparaissait donc comme la matrone idéale. Bien évidemment, elle devait inspirer confiance, devait être une personne avec qui on entrait facilement en relation, qui rassurait, qui mettait à l'aise. Elle savait accompagner la femme lorsqu'elle avait mal, lorsqu'elle souffrait. Elle n'hésitait d'ailleurs pas à se plaindre avec elle, à crier avec elle. Celle que dans certaines parties du Limousin on appelait la « juzen » n'avait pas fait d'étude, n'avait rien appris concernant l'art des accouchements ; son « tour de main » provenait de son expérience acquise d'abord lors de ses propres couches, puis au contact des autres femmes, mais aussi des astuces, des secrets que lui avait confiés une matrone plus âgée qui était d'ailleurs souvent sa propre mère, dont elle avait été un moment « l'aide », l'assistante.

La matrone s'employait de son mieux à aider la bonne venue de l'enfant. Pendant que dans un chaudron pendu à la crémaillère de la cheminée bouillait l'eau qui, plus tard, allait servir à la toilette de la mère et de l'enfant, elle faisait apporter un drap pour préserver la femme des regards et du froid, des linges, un paquet de filasse ou de charpie pour éponger le sang ainsi que des produits gras, souvent de l'huile de noix en Aquitaine et du saindoux en Limousin, dont elle allait s'enduire les mains, parfois même son avant-bras, et lubrifier la partie la plus interne de la vulve. Pour permettre une sortie aisée et rapide du bébé, elle se livrait rapidement au « travail », c'est à dire pratiquait des massages répétés et des frictions énergiques de haut en bas sur le ventre, donnait des bourrades dans le dos, touchait fréquemment l'orifice de la matrice. Pour augmenter les contractions elle utilisait divers médicaments qu'elle avait préparés elle-même, en particulier à partir de plantes, et demandait aussi à la parturiente de s'agiter, de monter et descendre un escalier. Entre deux périodes de douleurs la femme qui allait donner la vie marchait dans la maison, s'arrêtait de temps en temps pour s'appuyer sur la table, puis, lorsque la dilatation était jugée suffisante, que la délivrance semblait proche, se mettait en position pour accoucher. La position couchée sur le dos qui s'est aujourd'hui généralisée ne semble pas avoir été la seule adoptée à cette époque. Dans certaines régions du Limousin, pendant assez longtemps, des femmes mirent au monde en se tenant debout, le dos tourné au feu, soutenues par des voisines, tandis que la « délivreuse » assise sur un tabouret se tenait prête pour recevoir le nouveau-né. En 1880, une femme de Limoges qui, à cinq reprises entre 1850 et 1860, avait ainsi accouché était très étonnée de voir une de ses filles rester au lit au moment de l'enfantement. Vers 1850, dans les environs de Bourganeuf (23), se perpétuait encore la position assise sur le bord du lit ou d'une chaise, l'accoucheuse étant face à la femme en couches, opposant ses genoux aux siens, et lui faisant écarter les cuisses au maximum. Puis, au moment opportun, la matrone tendait vite son tablier entre les jambes de la mère pour y recevoir le bébé. Dans d'autres régions de Creuse, à la fin du XIXe siècle, des paysannes mettaient toujours au monde « agenouillées entre deux chaises sur lesquelles elles reposent par le creux de l'aisselle ».

Le cordon ombilical coupé, en Basse-Corrèze cette opération s'appelait « faire l'embouni », restait une dernière étape cruciale, la sortie du placenta. Pour faciliter son expulsion les matrones recouraient à des techniques simples telles que presser le ventre de la mère ou la faire souffler dans « la couade », godet qui, comme on l'a vu, servait en temps ordinaire à puiser l'eau dans un seau et à faire couler le filet que l'on utilisait pour boire ou se rincer les mains. Ce n'était qu'après avoir prodigué ses derniers soins à la maman et à son bébé, qu'après avoir estimé que tout était rentré dans l'ordre, que la « bonne femme » regagnait son logis. Mais, pendant plusieurs jours, elle allait encore régulièrement rendre visite à l'accouchée pour contrôler que ses lochies s'écoulaient de manière satisfaisante, et que le nouveau-né était en bonne santé.

Au fil des décennies, de moins en moins nombreuses furent les matrones qui n'étaient motivées que par la charité, qui considéraient qu'il était de leur devoir de prêter leurs secours à des femmes qui avaient besoin de leur aide, et que les familles remerciaient par quelques cadeaux en nature, des légumes, des volailles, l'invitation à un repas, et en lui conférant l'honneur de tenir l'enfant sur les fonts baptismaux. Peu à peu, elles prirent l'habitude de faire rétribuer leurs activités. En 1870 Toinette R. de Sainte-Féréole (19), poursuivie devant le tribunal pour exercice illégal de l'accouchement, confiait au juge qui l'interrogeait que, pour deux francs, elle donnait des consultations et préparait ses clientes, et qu'en échange d'une somme double elle leur fournissait des médicaments.

Dans la communauté la matrone bénéficiait d'une considération certaine. Elle était celle qui avait mis au monde une partie des habitants du village, celle qui assurait la perpétuation des générations. On admirait son dévouement, son savoir-faire, son « tour de main », et, bien évidemment, son influence était particulièrement forte parmi les femmes pour qui elle était le principal recours en un moment difficile. Mais ce respect se doublait de crainte. Elle pénétrait dans l'intimité des foyers et connaissait ainsi certaines choses cachées ; elle appartenait à la catégorie des « gens à secrets », et si certains de ces secrets concernaient les propriétés des plantes, les soins à donner aux femmes enceintes et aux nouveau-nés, d'autres se rapportaient aux techniques contraceptives et abortives. Estimée, mais inspirant aussi une certaine méfiance, la matrone était incontestablement une personnalité importante parmi la population des campagnes. De la vieille Fouéssoune qui vivait au début du XIXe siècle dans le petit village de La Martinèche (23) où naquit alors Martin Nadaud, celui-ci écrit dans les *Mémoires de Léonard, ancien garçon maçon* qu'« elle avait assisté nos mères à la naissance de chacun d'entre nous », que « sa parole faisait autorité », et que, par conséquent, « *habituée à ne jamais être contredite, elle affirmait avec un imperturbable aplomb que Pierre ou Paul, morts depuis plusieurs années étaient venus voir d'anciens voisins et qu'ils avaient donné les noms de ceux qui étaient dans le paradis ou dans l'enfer.* »

Médecins et sages-femmes diplômées qu'elles concurrençaient ne voyaient par contre dans ces accoucheuses sans formation que des ignorantes tout juste bonnes à recevoir le nouveau-né dans un accouchement ordinaire, et dont l'incapacité causait chaque année la perte d'un grand nombre d'enfants et de mères, entraînait un véritable « massacre des innocents » dont le chirurgien Desfarges de Meymac (19) livrait un exemple : *« L'enfant présentait une main : l'accoucheuse...tira cette main avec tant de force que le bras se détacha à l'articulation de l'épaule, entraînant avec lui les muscles de la poitrine et du dos ; les côtes de l'enfant furent fracturées ; il s'engagea tout doublé dans le passage ; l'extrémité des côtes fracturées blessaient la mère...Elle mourut après d'inflammation et gangrène au bas ventre. »* Aux yeux de tous ceux qui possédaient le savoir médical officiel l'activité des matrones se traduisait par un extraordinaire gaspillage de vies humaines et constituait donc un grave danger pour la collectivité. Pour le docteur corrézien Morely qui livra au début de la monarchie de Juillet un *Essai sur l'hygiène de quelques communes des arrondissements de Tulle et de Brive* les conséquences des manœuvres de ces femmes qui n'avaient pas fait d'études étaient évidentes : pour les mères, péritonites puerpérales, hémorragies, fistules urétro-vaginales, déchirures du périnée ; pour les enfants, fractures, luxations, difformités diverses qui abrégeaient leur vie et les rendaient impropres à tout travail.

Soumis à la pression du personnel médical les préfets ne cessèrent, pendant des décennies, de demander aux maires de convoquer ces femmes, de les persuader d'abandonner leur activité illégale, et de leur faire savoir qu'en cas de refus elles seraient traduites devant les tribunaux qui pourraient les condamner à une amende de cent francs, et, en cas de récidive, à un doublement de celle-ci ainsi qu'à un emprisonnement pouvant atteindre six mois. La nécessité de rappeler régulièrement la loi est la preuve manifeste que les autorités municipales fermaient souvent les yeux sur cette infraction aux règlements. Une accoucheuse était-elle menacée de poursuites ? Il se trouvait aussitôt des gens pour la défendre. Dans la lettre citée au début de ce chapitre le maire de Saint-Jean-de-Côle avise le sous-préfet de Nontron que, bien sûr, « puisque la loi est expresse », il va, sans tarder, appeler devant lui Marie Large pour lui « faire la défense de continuer l'exercice d'une profession dont elle n'a pas de titres », mais, juste après, il ne manque pas d'ajouter que l'interdiction de cette matrone lui « fait craindre beaucoup plus d'accidents fâcheux que la continuation de sa profession ». Quelques années plus tard, en 1821, plusieurs notabilités des communes de Solignac et du Vigen (87), dont les deux desservants de ces paroisses, pétitionnaient en faveur de Marguerite Varnon dit Balote accoucheuse depuis environ 40 ans ; le médecin de l'hospice lui-même certifiait que cette femme donnait toute satisfaction aux familles. L'action aboutissait-elle en justice ? En 1824 le préfet de Périgueux constatait avec peine que l'indulgence des tribunaux pour les contraventions de ce genre qui étaient portées devant eux paralysait les mesures prises par l'administration « pour arrêter un désordre qui a souvent les résultats les plus funestes ».

3 – Le secours de la religion

Pour obtenir une guérison, et particulièrement si les interventions du guérisseur, du sorcier, ou du médecin s'étaient avérées vaines, beaucoup de personnes se tournaient vers la religion. On multipliait les prières, on implorait l'aide de la Vierge, des anges, des prophètes, et plus encore des saints guérisseurs. Si pour l'Eglise ces derniers ne soulageaient pas directement, mais n'étaient que des intercesseurs auprès de Dieu, le peuple, lui, croyait à l'action directe de ces canonisés qui, par leurs propres puissances surnaturelles, pouvaient mettre fin aux maladies réputées les plus incurables. En Limousin et en Périgord, comme dans beaucoup de régions de France, le culte des saints thaumaturges connut un très grand succès au XIXe siècle.

3 . 1 – Les saints guérisseurs

Les raisons pour lesquelles la population attribuait des pouvoirs particuliers à ces saints dans telle ou telle maladie étaient diverses. Il s'agissait parfois d'un jeu de mots, d'un calembour sur le nom : saint Clair et sainte Claire étaient invoqués par ceux qui souffraient de troubles de la vue et qui voulaient voir plus clair tandis que la dévotion à saint Aurélien aussi appelé Aureille était recommandée à ceux qui entendaient mal. Cette analogie du nom du saint avec la maladie qu'il devait soulager explique pourquoi saint Eutrope (san Estropi en patois limousin) était réputé guérir les estropiés, pourquoi on implorait saint Genou contre la goutte, saint Quentin contre la toux, saint René contre les maux de reins, saint Aignan (prononcé saint Teignant) contre la teigne, saint Main contre les engelures. Mais, le plus souvent, le culte avait pour base une circonstance, un fait de la vie du saint, son métier, un miracle qu'il avait réalisé, son martyr, ou une maladie dont il avait eu à souffrir durant sa vie terrestre. A saint Eloi recouraient ceux qui souhaitaient la guérison de leurs ulcères variqueux en souvenir de l'héroïsme avec lequel il avait embrassé ces plaies ; vers saint Bonet qui avait connu les souffrances de la goutte se tournaient ceux frappés par le même mal tandis que saint Pardoux, patron de Guéret la capitale de la Creuse, avait la clientèle des gens atteints de troubles psychiques car, selon la tradition, il aurait tout au long de sa vie soulagé ces malheureux en leur donnant de l'eau ou de l'huile bénite. Par contre, il est des saints dont l'origine du culte demeure assez mystérieuse. Pourquoi saint Asclepe, évêque de Limoges, était-il recommandé pour les hémorragies ? Pourquoi saint Loup était-il invoqué pour les maladies de l'intestin et la diarrhée, et sainte Psalmode pour les vers ? On peut aussi remarquer qu'un même saint pouvait être sollicité pour des maladies tout à fait différentes en des lieux distincts : saint Martin honoré à Saint-Martin-le-Vieux en Haute-Vienne pour les convulsions et les rhumatismes l'était en d'autres endroits du même département pour les maux de tête – à Saint-Just-le-Martel par exemple – ou pour les maux d'yeux, de gorge, d'oreilles, comme à Bussière-Galant.

Pour obtenir du saint la guérison espérée on pouvait certes lui adresser de très nombreuses prières, mais il était encore mieux de se rendre en pèlerinage dans un sanctuaire plus ou moins proche où il était vénéré. Si, trop affaibli, le malade ne pouvait se déplacer, il payait un mandataire pour accomplir le voyage à sa place.

Une fois arrivé le pèlerin escomptait recouvrer la santé par un rite précis qu'il fallait absolument respecter sous peine de n'obtenir aucun résultat. Parfois, la simple déférence pour le saint suffisait. A Montagrier (24), le jour de la fête des saints Cosme et Damien, le miracle était instantané pour la première personne hernieuse qui pénétrait dans l'église ; on peut facilement imaginer à quelle bousculade cette croyance donnait lieu ! A Ligueux (24) existait un usage qui consistait, lorsqu'on venait demander une guérison surtout pour des douleurs rhumatismales, mais également pour des engelures ou des maux de tête, à présenter au prêtre, après avoir écouté la messe et baisé la relique de saint Siméon, un petit objet en cire représentant la partie malade de son corps ; le serviteur de Dieu lisait alors un très court évangile, posait son étole sur la tête du demandant en disant « Saint Siméon, priez pour lui » et, avant de partir, le pèlerin offrait son ex-voto qui était ensuite refondu et la cire ainsi récupérée réemployée. De même, le jour de sa fête célébrée début mars, saint Aubin, à Jumilhac (24), était satisfait par l'effigie en cire du membre souffrant. Mais, dans la plupart des cas, il était nécessaire d'établir un contact avec la statue du saint ou avec le reliquaire. Ce contact était parfois direct : on baisait le socle de la statue, un pan du vêtement, un objet tenu par le saint ou bien on frottait sa partie malade contre la statue, tout spécialement contre la partie correspondante de celle-ci. En 1821 le sous-préfet de Saint-Yrieix-la-Perche écrivait au préfet de Limoges : *« L'église de la Roche-l'Abeille est consacrée sous l'invocation de la sainte Vierge. Chaque année, au 15 des mois d'août et de septembre, un grand nombre de paysans malades, infirmes ou estropiés se rendent à la fête patronale pour assister aux processions qui se font de l'église au cimetière où est placé, dans une niche, le buste en pierre de la sainte Vierge ; ils se frottent contre ce buste toutes les parties de leur corps qui sont atteintes de quelque lésion ou infirmité. »* Si ce contact direct n'était pas possible, il se faisait le plus souvent par l'intermédiaire d'un linge passé sur la statue et avec lequel le malade ensuite se frottait, ou d'une chemise que la personne souffrante revêtait dès son retour à la maison. En d'autres lieux les procédés étaient plus originaux. A Darnac (87), il fallait entrer dans l'église et lancer vers la statue du saint patron du village qui était placée dans le chœur interdit aux pèlerins de petites pelotes de laine jusqu'à ce qu'on ait touché la partie du corps correspondant à celle dont on voulait guérir. Chaque peloton tombant dans le chœur ne pouvait servir qu'une fois, d'ailleurs, le sacristain les ramassait au fur et à mesure ! Dans certaines églises du Haut-Limousin et de la Basse-Marche il était possible de découvrir, comme dans d'autres provinces de France, la statue d'un saint thérapeute chargée de rubans noués par les suppliants. Des saints à rubans se trouvaient aussi à Châteauponsac, Meilhac, Berneuil, Lussac-les-Eglises. Dans une étude parue en 1920 René Fage a décrit le culte particulier dont saint Etienne était l'objet dans l'église paroissiale de cette dernière localité. Aux bras de saint Etienne de Lussac qui avait la réputation de guérir toutes les maladies, en particulier celles des enfants, pendaient de très nombreux rubans de même longueur, environ 50 centimètres, presque toujours en soie, et de couleurs variées. Attachés par les parents ou par les mandataires des malades, ils n'avaient pas été découpés dans des linges ou des tissus ayant touché les corps malades, mais achetés dans une mercerie du bourg ou à des femmes qui, le jour de la fête de saint Etienne célébrée le premier dimanche après le 3 août, s'installaient à la porte de l'église ou le long des rues. D'une longueur initiale d'un mètre ils étaient d'abord frottés sur la statue du saint puis coupés en deux parties égales, une était accrochée aux bras du saint en ex-voto, et l'autre emportée par le donateur afin d'être attachée au cou du malade car le contact avec le saint l'avait chargée d'une vertu efficace.

Si le pélerinage pouvait être effectué n'importe quel jour de l'année, le moment le plus favorable était toutefois, sans conteste, le jour de la fête du saint. Des foules très importantes affluaient alors parfois vers le sanctuaire à proximité duquel des marchands avaient dressé leurs étals. Tel était le cas de la dévotion à saint Rémy à Auriac-du-Périgord le 23 août. Saint Rémy qu'en langue occitane on nommait sent Rémédy, « comme qui dirait saint Remède », était un saint guérisseur « généraliste » que venaient implorer des boiteux, mais aussi des hernieux, des fiévreux, des aveugles, des galeux, des catarrheux. En temps ordinaire, la chapelle qui renfermait la statue étant fermée, les implorants se contentaient de frotter leur partie malade contre le mur, au plus près de la niche où logeait le saint miraculeux, mais, les jours de grande dévotion, très nombreux étaient les fidèles venus des environs de Montignac, du causse de Salignac, du causse de Thenon, ainsi que du Bas-Limousin « tirant vers la frontière de l'Auvergne », qui s'engouffraient dans l'humble chapelle aux murs blanchis à la chaux et verdis çà et là par l'humidité. La description qu'Eugène Le Roy donne de ce pèlerinage dans *Jacquou le Croquant* compte sans doute parmi les meilleures pages de ce romancier. Avec des détails truculents il présente la foule aux habits bigarrés et la succession des cérémonies, la procession puis la messe suivie de tout ce que le monde attendait, la lecture de l'évangile et le contact avec la statuette

de pierre du saint qui, à force d'être frottée, était toute usée : *« Le curé d'Aubas, un livre à la main, assisté du marguillier qui tenait une soupière d'étain fut entouré par une foule de gens qui demandaient l'évangile.....Lorsqu'on avait remis les sous au marguillier qui les jetait dans la soupière, il disait :*
C'est à celui-là.
Alors chacun à son tour s'approchait du curé qui leur mettait son étole sur la tête et récitait des versets de l'Evangile selon saint Matthieu, où il est question de la guérison de plusieurs malades et infirmes. Après l'évangile, les gens allaient se frotter au saint, car l'évangile, ça n'était rien au prix de saint Rémy, d'autant plus que l'évangile se payait et que le saint frottait gratis. ...On se frottait l'estomac avec, les bras, les jambes, les cuisses, sur la peau autant que ça se pouvait. »

De son côté, André Leclerc alors curé de Saint-Symphorien-sur-Couze (87) relate en 1866 que, chaque année, plus de quatre mille personnes dont beaucoup venues de la ville de Limoges pourtant éloignée de dix-huit kilomètres, se réunissent, comme par enchantement, le jour de la saint Eutrope au lieu-dit La Monge, un des endroits les plus déserts de la paroisse de Compreignac, sur l'emplacement d'une ancienne chapelle. En 1884 ce même prêtre note que la foule ne diminue pas, que les fidèles partis de chez eux le chapelet à la main sont toujours aussi nombreux à venir vénérer la statue de saint Eutrope et à se retirer contents et heureux après avoir fait dire quelques évangiles. Pour ce fin observateur à la plume facile, ce constant succès était la preuve manifeste que « bien des faveurs ont été obtenues par l'intermédiaire de ce saint et que...bien des malades ont recouvré la santé ».

3 . 2 – Les « bonnes fontaines »

Les pouvoirs des saints protecteurs intervenaient aussi fréquemment par l'intermédiaire de l'eau des « bonnes fontaines ». Mais ces « bounas founts » ainsi qu'on les appelait en patois, ne possédaient pas toutes des vertus thérapeutiques. Certaines avaient la réputation d'agir sur les éléments naturels, à savoir faire venir la pluie ou écarter les orages, à d'autres se rendaient des paysans qui voulaient voir se rétablir une bête malade, des jeunes filles qui souhaitaient trouver un mari, des femmes qui rêvaient d'avoir un enfant, des mères désireuses de conserver leur lait, quelques-unes étaient consultées pour connaître son destin ou s'attirer la chance. Toutefois, celles susceptibles de mettre fin à une maladie dominaient nettement.

En Limousin comme en Périgord ces fontaines guérisseuses se trouvaient en grand nombre – dans la Haute-Vienne il en existait plus de 150, et en 1897 Louis de Nussac en recensait à peine un peu moins en Corrèze – mais leur répartition sur le territoire était loin d'être égale. Alors qu'on en dénombrait un très petit nombre dans le canton de Magnac-Laval (87), on pouvait en compter près d'une vingtaine dans celui d'Oradour-sur-Vayres pourtant plus petit et situé dans le même département. La rareté ou au contraire la présence abondante de ces fontaines selon les régions est difficile à expliquer. Si la nature géologique est essentielle en ce qui concerne l'existence des griffons, on constate que certaines communes sont dotées d'assez nombreuses sources, mais qu'aucune d'entre elles n'a reçu un caractère sacré.

Quelques-unes de ces fontaines n'avaient pas de nom particulier et étaient simplement désignées par l'expression de « bonne fontaine» », « bouna fount ». D'autres étaient dotées d'une appellation en rapport avec les maladies qu'elles soignaient, comme par exemple « fount de la goutte », mais, de très loin, les plus nombreuses étaient celles qui portaient le nom du saint qui, d'après la légende, lui avait donné naissance. Parfois, de l'endroit où était tombé le marteau jeté par le saint avait jailli une source (exemple en Haute-Vienne de la font saint Eloi près de Chaptelat ou de la font saint Yrieix à Saint-Yrieix-la-Perche). D'autres fois, c'était le bâton du saint qui, en frappant le sol, avait créé la fontaine : en Corrèze un tel geste était à l'origine de la fontaine d'Espartignac et de celle de la Grafoullière dans la commune de Ménoire. Ou bien encore, c'était le sabot de la monture sur laquelle se déplaçait le saint qui avait provoqué l'écoulement de la source miraculeuse. Ainsi, en Bas-Limousin, du cheval de saint Martial était née la fontaine de Favars, de la mule de saint Pardoux la fount d'Arnac-Pompadour, et de celle qui portait les reliques de saint Prime la fount saint Prime près de Beaulieu. Enfin, d'autres fontaines devaient leur existence à la volonté d'un ermite, tel saint Antoine de Padoue à Brive, ou saint Théau à Nedde (87).

Certaines fontaines étaient, peut-on dire, polyvalentes, possédaient des vertus multiples et peu précises. Pour se limiter à la Haute-Vienne on peut citer la fontaine sainte Geneviève de Saint-Julien-le-Petit, la fontaine sainte Anne de Mézières-sur-Issoire, la fontaine saint Eutrope de Courbefy. A d'autres, au contraire, on attribuait une ou plusieurs spécialités : en Corrèze celles que l'on fréquentait contre la teigne de lait étaient la fontaine de saint Féréol à La Chartroulle (commune d'Allassac) qui faisait sortir et mûrir l'éruption, celle de saint Xantin à Malemort qui séchait les croûtes, puis celle de saint Cloud à Nonards qui « fermait et clouait les clous » laissés à la place des croûtes.

Longue était la liste des maladies qui relevaient des fontaines qui, toutefois, ne soulageaient pas de tous les maux qui frappent l'espèce humaine ; les affections des voies respiratoires par exemple semblent ainsi avoir largement échappé à l'intervention des eaux miraculeuses. Inversement, on les fréquentait beaucoup pour obtenir la guérison d'enfants souffrant de convulsions, de vers intestinaux, ou présentant un retard pour marcher, parler, ainsi que pour mettre fin aux fièvres paludéennes, pour apaiser les douleurs des rhumatismes, des maux de tête, des engelures. En Limousin, beaucoup de bonnes fontaines étaient réputées pour combattre le « mal chestiu » qui désignait aussi bien l'état phtisique, anémique, que les convulsions, la difformité des jambes ou la débilité !

Comme les fontaines à qui on prêtait le pouvoir de guérir une maladie étaient en général nombreuses, la première chose à faire était de connaître celle à laquelle on devait conduire le malade. Certaines personnes possédaient le pouvoir de désigner la fontaine appropriée. Il s'agissait parfois d'un homme, mais, le plus souvent, le « savoir » qui se transmettait de bouche à oreille à l'intérieur d'une même famille appartenait à des femmes que, dans une grande partie de la Haute-Vienne, on appelait les recommandeuses, « lo recoumandeiri ». Chaque village de quelque importance possédait sa recommandeuse dont les opérations de recherche étaient désignées par des expressions aussi diverses que « tirer les saints », « nommer les bons saints », « virer ou tourner les devoirs », « tirer les voyages », « mettre de part ». Pour faire « parler les saints » les recommandeuses recouraient à différents procédés. Un consistait à allumer une bougie pour chaque saint pouvant soulager du mal, la première qui s'éteignait indiquait que le malade devait se rendre.à une fontaine dédiée à ce bienheureux. Dans le Haut-Limousin on mettait au feu des morceaux de branches de coudrier coupées la veille de la saint Jean, chacun des charbons ardents ainsi obtenus puis plongés dans une cuvette remplie d'eau représentait une fontaine, le premier qui arrivait au fond désignait la bonne source. Si plusieurs charbons tombaient au même moment, il était indispensable d'accomplir un pèlerinage aux différents endroits parfois très éloignés les uns des autres. Une troisième manière de faire, voisine de la précédente, était surtout en usage dans la partie du Limousin qui avoisinait le Poitou. Dans une grande terrine pleine d'eau on mettait de petits pelotons de laine de couleurs différentes, couleurs dont chacune correspondait à un saint, le premier qui, selon l'expression du pays, « bougeait », c'est à dire s'enfonçait après s'être imbibé d'eau, nommait le saint que l'on devait aller solliciter à une de ses fontaines. Plusieurs fragments d'un linge ayant touché la peau du malade permettaient d'obtenir le même résultat. En d'autres endroits les femmes faisaient brûler une tige de fusain ou de noisetier en récitant une litanie de saints vocables des fontaines du pays, lorsque le feu s'éteignait ou que la branche était consommée, le patron dont le nom était prononcé à ce moment-là était celui auquel il fallait recourir, celui auquel il convenait de se vouer en accomplissant un pèlerinage à une fontaine placée sous sa protection.

Le lieu de la fontaine sacrée où devait se rendre celui qui désirait quérir la santé étant connu, le pèlerin pouvait se mettre en route. En patois régional un tel voyage pieux se disait un « roumaviatge », et celui qui l'accomplissait s'appelait un « roumiu, « roumieu », ou « roumiau ». Si le malade était dans l'incapacité physique de se déplacer, il pouvait envoyer un mandataire qui était un membre de la famille, un ami, ou bien une autre personne qui, moyennant une rétribution financière variant de quelques dizaines de centimes à plusieurs francs, avait l'habitude d'accomplir des dévotions pour tous les gens qui lui demandaient, et à qui il arrivait même parfois de faire plusieurs pèlerinages pour plusieurs mandants à la fois ! Dans beaucoup de paroisses on affirmait que pour que la dévotion soit vraiment efficace, il était indispensable que tout l'argent nécessité par celle-ci provienne d'aumônes, aussi, voyait-on fréquemment dans les campagnes des femmes aller de porte en porte pour rassembler la somme nécessaire, et souvent recevoir l'obole à genoux.

Pour rendre leur voyage plus méritoire certains pèlerins l'effectuaient à pied tandis que d'autres utilisaient de petites voitures tirées par des ânes car si la recommandeuse avait conclu à l'obligation de visiter plusieurs fontaines le trajet pouvait s'avérer très long. Tout au long du chemin il convenait de respecter certains rites. De peur de ne pas satisfaire à toutes les obligations, et donc de n'obtenir aucun résultat, certaines personnes jugeaient plus prudent de se faire accompagner par une recommandeuse. L'itinéraire, strictement fixé par la tradition, était très souvent jalonné par des croix. Tout le long du parcours il convenait de garder une attitude recueillie, de réciter des prières son chapelet à la main, de ne pas se retourner, et surtout de ne parler à personne sous peine de voir la dévotion « coupée », et donc perdre toute valeur.

Arrivé à la fontaine, il était de la plus grande importance d'accomplir toutes les diverses pratiques ritualisées. La plus importante consistait à laver la partie du corps dont on souffrait ou, si le malade était un enfant, à le plonger entièrement dans l'eau. Quant au pèlerin qui avait accompli le voyage par procuration, il immergeait un linge qu'ensuite il appliquait sur la partie de son corps correspondant à l'endroit malade chez la personne qu'il représentait, puis ramenait le tissu tout humide au patient qui le posait là où il avait mal. En de nombreux endroits il était aussi imposé aux « roumius » de faire 3, ou 6, 9, 12 fois le tour de la fontaine sacrée en récitant des prières, et, par trois fois, d'y tremper leurs lèvres. En certains lieux, on pouvait voir, jetés dans la source guérisseuse, exposés sur les bords, ou suspendus aux branches des arbres voisins ainsi qu'aux bras d'une croix dressée tout près, des vêtements de tous genres, des petites chemises d'enfants, des bas de laine, des bonnets...Ces objets que les malades avaient apportés étaient des offrandes faites à la source et à son patron et devaient indiquer au saint la nature des maux qu'il était prié de guérir. A l'exception des pauvres malheureux, personne ne se hasardait à prendre ces linges car leur contact, disait-on, transmettait les maladies dont étaient atteints ceux qui les avaient portés. Parmi les « fontaines à chiffons » les plus célèbres figuraient la bonne fontaine de la forêt des Cars en Haute-Vienne, la fontaine de Saint-Viance (19), celle près de Saint-Robert en Corrèze, ainsi que la font de saint Cloud près de Payzac en Dordogne, au milieu de la forêt de Roufiat.

Une fois par an était célébrée la fête du saint protecteur de la fontaine. Ce jour de la fête votive dite aussi « la frairie » ou « la vote », les pèlerins affluaient, et les cérémonies religieuses voisinaient avec les réjouissances profanes. Si l'on en croit *La Semaine religieuse du diocèse de Périgueux et de Sarlat* parue le 21 septembre 1878, ils auraient été près de 2000 à participer le 8 du même mois, jour de la Nativité de la Vierge, au pèlerinage organisé à la Fontbiargo ou fontaine de la Vierge à Redon-Espic, dans la commune de Castels (24), près de laquelle, au mois de mai 1814, la mère de Jésus-Christ, toute vêtue de blanc et avec des rubans bleus noués sur ses chaussures, serait apparue à une jeune bergère occupée à la garde de ses troupeaux. Peu de temps après cette manifestation miraculeuse quelques personnes atteintes de graves infirmités se rendaient sur le lieu de l'apparition et auraient été guéries ou soulagées par l'eau de la source devenue salutaire par la présence de la Vierge. Dès lors, de nombreux pèlerins n'allaient cesser de prendre le chemin de la fontaine pour soigner une quelconque maladie. Mais, ce ne fut que beaucoup plus tard que l'abbé Delpeuch, curé de Castels, informé des prodiges opérés à Redon-Espic obtint de l'autorité diocésaine jusqu'alors restée prudente la faculté d'organiser en cet endroit des processions officielles qui prirent bientôt une grande importance, puis de fonder un pèlerinage annuel qui devint populaire dans toute la contrée. On faisait brûler un cierge devant la statue de la Madone, puis on se lavait à la fontaine dont on emportait un peu d'eau. Plus pittoresque était le pèlerinage qui se déroulait le lundi de Pentecôte et le 8 septembre à la fontaine Notre-Dame de Fonpeyrine à deux kilomètres de Tursac, lieu également situé en Dordogne. Au matin de chacun de ces deux grands jours plusieurs milliers de personnes débouchaient de tous côtés par les sentiers des bois en cet endroit « où, hier il n'y avait rien et où, ce soir, il n'y aura plus rien ». Attirés par la foule, de nombreux marchands venaient y déployer leurs étals, mais les abus devinrent bientôt tels que, de 1826 à 1845, l'évêque interdisait le pèlerinage. Dès sa reprise ce dernier retrouvait ses caractères traditionnels comme le constatait, attristé, le curé de Trémolat qui, en 1857, écrivait qu'*« on devrait éloigner les marchands de toute sorte qui profitent de ce concours de monde pour y vendre les objets les plus étrangers au but du pèlerinage. On y voit des chapeliers, des drapiers, des marchands de nouveautés...Qui sait si les danses ne remplaceront pas un jour les cantiques et les prières. »* En 1928, selon le témoignage du chanoine

Entraygues, les choses n'avaient guère changé car on voyait toujours « sur la verdure des bois se détacher la blancheur d'une centaine de tentes abritant des marchands et des cabaretiers ». Le pèlerinage aux trois bonnes fontaines placées sous l'invocation de saint Jean et situées à la Mazaurie, à environ deux kilomètres du bourg de Cussac (87) donnait lieu à une animation encore plus importante. Au début du XXe siècle, à la demande de son inspecteur primaire, l'instituteur de la localité rédigeait un rapport très vivant sur ces sources réputées : *« Le pèlerinage se trouve dans la partie Sud-Est de la commune. Il est célèbre dans tout l'arrondissement de Rochechouart, dans le Nontronnais et dans une partie de la Charente, depuis La Rochefoucauld jusqu'à Confolens...Ces fontaines passent pour guérir les douleurs rhumatismales...Le grand pèlerinage annuel a lieu le jour de la Saint-Jean d'été, le 24 juin. On s'y rend de très loin non seulement par dévotion, mais aussi pour se divertir. C'est une grande frairie installée en plein air, au milieu des bois de châtaigniers...On y trouve des restaurants, des cafés, des manèges de chevaux de bois, des jeux, des loteries, des bals...C'est le matin, vers neuf ou dix heures qu'il faut aller, le 24 juin, jouir du coup d'œil. Les fontaines sont prises d'assaut par des centaines de souffrants. Malades, éclopés, rhumatisants, goutteux, après avoir fait brûler leurs petits cierges, récité leur Avé, égrené leurs chapelets, se ruent auprès de l'eau miraculeuse pour se frotter les parties malades. Le spectacle est curieux, impudique et malpropre. Mais nul ne prend garde à son voisin...ce ne sont plus ni hommes, ni femmes, ce sont des pèlerins avides de guérison. A midi les bassins ne sont plus que boue où traînent des lambeaux de linge sale, des morceaux de cierges bénis encore fumants et des gros sous, car on achète au besoin sa guérison. Durant trois semaines les enfants des villages voisins viennent ramasser les sous...On évalue encore aujourd'hui la foule qui se rend aux bonnes fontaines à cinq mille personnes dont un millier de malades seulement. Les réjouissances foraines durent toute la journée et toute la nuit, pour recommencer le lendemain dans le bourg de Cussac où se tient ce jour-là une foire franche des plus importantes de l'année. »*

Il est raisonnable de penser que ces dévotions furent fatales à certains malades, en particulier aux enfants que les parents plongeaient sans hésiter dans l'eau glaciale de la fontaine que le sort avait désignée. Inversement, de nombreuses personnes affirmaient avoir été témoins ou avoir entendu parler de guérisons miraculeuses. A Gaston Vuillier arrêté devant la source sacrée proche du hameau de Fournols sur le plateau de Millevaches, plusieurs femmes affirmèrent qu'elles étaient présentes lorsque Mme de S. arrivée presque muette retrouva brusquement sa voix après s'être rendue à la fontaine, et chanta aussitôt après d'une voix claire à la messe. Au lendemain de la Première Guerre mondiale l'ecclésiastique et historien périgourdin G. Rocal relate qu'il reçut du sacristain de Champs-Romain le témoignage suivant : *« J'ai eu des douleurs atroces. Je ne pouvais plus travailler à ma forge. Pendant trois semaines j'ai marché avec des béquilles...Mon beau-père a fait les dévotions, il est allé me chercher de l'eau à la fontaine des Jalayres. Je m'en suis frotté...le lendemain j'étais complètement guéri et je tapais sur l'enclume dans ma boutique. »* Le même homme d'Eglise et de science narre aussi dans son ouvrage *Le vieux Périgord* l'histoire de celui qui fut curé de Mialet (24) de 1857 à 1884, et qui, pendant longtemps, n'avait cessé de s'emporter contre tous ceux qui venaient chercher un soulagement à la fontaine de la Goutte située à la sortie ouest du bourg, dominée par un grand Christ en bois, et but de la procession du 15 août. Mais, un jour, de violentes douleurs rhumatismales qui le tenaillaient sans cesse l'amenaient, en désespoir de cause, à se rendre secrètement, par une nuit sans lune, à la source ; en quelques jours, lui, l'incrédule, était débarrassé de ses maux. Si on ne peut que s'enthousiasmer au récit de ces manifestations extraordinaires, il est néanmoins tout à fait légitime d'estimer que les échecs furent de beaucoup plus importants. Mais de ceux-ci il n'est jamais fait mention, et, d'autre part, ils n'ont jamais fait disparaître la confiance que les familles accordaient aux « bonnes fontaines » car elles trouvaient toujours une raison expliquant l'insuccès, on s'était peut-être trompé de saint, de formule.

Comme il est logique de se demander si les diverses vertus attribuées à ces bonnes fontaines peuvent au moins parfois se fonder sur des propriétés physico-chimiques particulières, une analyse portant sur plus d'une vingtaine d'échantillons fut demandée à la Faculté de Pharmacie de Limoges. Les conclusions du laboratoire furent les suivantes : *« Les analyses révèlent tout d'abord que certaines présentent des caractères de contamination bactériologique qui les feraient rejeter de la catégorie des eaux potables. Hormis ces « accidents », les résultats ne révèlent rien de très spécial. Nous trouvons le profil classique des eaux naturelles de la région : eaux acides très faiblement minéralisées, ne contenant aucun élément particulier susceptible à notre avis d'une action spéciale. Le seul phénomène qui pourrait être caractéristique est leur radioactivité par le radon qu'elles contiennent en dissolution. »* Suite à ces considérations, et faute de pouvoir mettre en évidence, dans l'état actuel de nos connaissances, des éléments permettant de reconnaître objectivement à ces eaux des vertus thérapeutiques, la foi reste le dernier argument ; la source guérit non à cause de sa composition chimique, mais parce que le saint agit là.

Mais les saints qui possédaient le pouvoir de soulager et de guérir étaient accusés par les habitants du nord-est du Périgord et de la façade occidentale de la Haute-Vienne d'être parfois méchants et « mauvais », d'envoyer aux humains le «mal des saints» qui se manifestait de diverses manières. De cette croyance en des saints porteurs de maléfices on trouve un exemple dans le roman de Georges-Emmanuel Clancier *Le pain noir.* Dans un épisode qui se situe sur la commune de Saint-Yrieix-la-Perche (87) vers 1885-1890, Cathie, la grand-mère de l'auteur, rapporte à propos de son frère Francet atteint d'une tumeur à la jambe : *« De vieilles femmes venaient s'asseoir près du lit. N'était-ce pas des sorcières ? A la mère éplorée, l'une déclarait qu'on avait dû jeter un sort à Francet, une autre alors se fâchait...Selon elle, c'était un saint qui en voulait à la famille, il fallait donc l'apaiser. Sans doute saint Exupère...Et Cathie de gémir intérieurement : « Sale saint qui a rendu malade la jambe de Francet et les jambes de bien d'autres garçons et filles. »*

Bien évidemment, le saint dont émanait la maladie possédait la capacité d'y mettre fin. Pour obtenir la guérison il convenait de lui faire allégeance dans un de ses sanctuaires ou à une fontaine placée sous sa protection. Mais, pour intercéder auprès du saint cause du mal, encore fallait-il le connaître ! Pour cela, on s'adressait à une vieille femme experte qui « tirait de part », « tirait les saints », c'est à dire dévoilait le nom du saint qui avait « attaqué » en employant le plus souvent la méthode déjà décrite des petits charbons de bois posés dans un verre d'eau, celui qui sombrait le premier désignant le responsable.

B – Se tourner vers la médecine

1 – La très lente médicalisation de la société

De nos jours, tout malade recourt presque immédiatement à un médecin qui, dépositaire d'un savoir, va établir un diagnostic, déterminer la nature de la maladie, puis prescrire des médicaments, un traitement, qui devront permettre de recouvrer la santé. Jusqu'à la Première Guerre mondiale tel ne fut pas le comportement de l'immense majorité de la population du Limousin-Périgord qui, comme on vient de le présenter dans le chapitre précédent, préférait les services des membres de la famille, des guérisseurs, des sorciers, des curés, des religieuses et de certains saints ! Dans une lettre qu'il adresse au préfet de la Haute-Vienne à la fin de l'année 1821 le procureur du roi de Rochechouart indique que *« dans le pays il n'y a que les riches soit en ville soit à la campagne qui appellent à leur secours les hommes de l'art, les autres ne les emploient jamais ; lorsqu'il y a un malade dans un village, ses voisins, ses amis le visitent, ils l'examinent avec soin, ils étudient sa position et d'après les réponses du malade si quelqu'un d'eux reconnaît qu'il a été atteint de la même maladie, il indique les remèdes auxquels il attribue sa guérison. »* Un peu plus d'une décennie plus tard le docteur Morely constatait avec regret qu'il n'était point de maladie pour laquelle le paysan corrézien « ne fasse quelque neuvaine et un ou deux pèlerinages avant que de recourir au médecin ». Toutefois, peu à peu, en particulier à la suite de la révolution pastorienne qui donna à la médecine le prestige d'une efficacité accrue, l'appel aux praticiens se fit un peu moins rare, et, en 1891, le docteur Longy voyait avec plaisir que les habitants du nord de la Corrèze consultaient le médecin au début de la maladie, qu'ils exécutaient assez fidèlement les prescriptions et que, « par suite, la mortalité a diminué dans l'enfance et dans l'âge adulte ». Mais d'autres témoignages de compatriotes contemporains viennent tempérer cet enthousiasme. Ainsi, en 1896, l'abbé Gorse écrit : *« Le médecin arrive, les trois quarts du temps, quand la maladie a déjà suivi régulièrement son cours, et que le malade se trouve ou agonisant ou hors de danger...On n'appelle le médecin, souvent, que pour éviter l'humiliation qu'il y aurait à laisser mourir un membre de la famille, sans que l'homme de l'art eût été mandé. Il n'y fera rien, on en sera de sa pièce de dix francs ; mais, tant pis : personne n'aura rien à se reprocher. »* Au lendemain du premier conflit mondial le Mainteneur du Bournat pouvait encore affirmer : *« Les gens des campagnes, en Périgord, sont assurément pleins de respect pour les médecins qui rapportent des Ecoles de beaux diplômes et donnent à leurs maladies des noms très savants. Ils consentent même à les employer quand la gravité du mal leur paraît valoir le prix d'une visite...Mais la plupart du temps, plutôt qu'à la médecine officielle un peu compliquée pour eux, les paysans simplistes qui rangent toutes les maladies en un petit nombre de catégories, donnent leur confiance soit à des praticiens aussi ignorants qu'eux, soit à des remèdes secrets ou à des pratiques mystérieuses que l'on se transmet de génération en génération. »* Voir passer l'équipage d'un médecin dans un chemin de campagne semblait toujours à beaucoup un indice de mort. Si au cours du XIXe siècle la présence du médecin au chevet du malade et du mourant se fit moins rare, elle resta toutefois encore très secondaire, il faudra attendre la période de l'entre-deux-guerres, et surtout la fin des années 1940 et le début des années 1950 pour véritablement voir se modifier la place des médecins dans la vie des familles, pour voir la société entrer dans « l'âge médical » qu'espérait tant le docteur Knock.

Dans le paragraphe consacré aux guérisseurs ont été présentées des raisons qui permettent d'expliquer que les classes populaires ne fréquentaient alors que très peu les médecins : manque d'instruction et superstitions religieuses qui faisaient par exemple répondre à des parents que leur bébé était mort du « mal des saints », et qu'il n'aurait servi à rien d'appeler un docteur vu que des dévotions avaient été faites, honoraires médicaux supérieurs aux possibilités financières de la très grande majorité des familles, et c'était en partie pour épargner le prix d'une visite que l'on pratiquait l'automédication, que l'on s'adressait à un guérisseur, à une religieuse ou à un saint, écarts socioculturels avec ces personnes diplômées au discours citadin et bourgeois à qui les paysans n'accordaient pourtant qu'une confiance toute relative, et ici, comme dans beaucoup d'autres provinces, avaient cours les proverbes « A la fièvre et à la goutte, les médecins ne voient goutte », ou « Médecins et maréchaux font souvent mourir gens et chevaux ». A ces explications peuvent s'en ajouter deux autres. Les médecins qui vivaient essentiellement dans les chefs-lieux de canton se trouvaient très éloignés de beaucoup de villages et de hameaux. En utilisant une carriole il fallait souvent compter une bonne heure pour se rendre au bourg, et à pied, même en empruntant des raccourcis par des chemins devenus boueux dès la première pluie, le trajet nécessitait plus de deux heures. Une demi-journée était donc perdue pour aller prévenir le médecin, et, s'il n'était pas propharmacien, c'est à dire s'il ne possédait pas le droit de préparer et de délivrer lui-même les médicaments, une autre demi-journée devait être consacrée à aller quérir les remèdes chez le pharmacien. Que de temps qu'il valait mieux consacrer au travail ! En outre, dans cette société habituée au malheur, la plupart des gens du peuple acceptait stoïquement, avec fatalisme et résignation, les malheurs biologiques, les souffrances physiques et la mort que l'on considérait comme faisant partie de l'ordre naturel, de l'ordre du monde : « qu'éi nostre sort » entendait-on fréquemment au pied du lit d'un moribond. Pour beaucoup la sagesse consistait à laisser agir la nature et à s'en remettre à la Providence : « Le pochincho ei lou medeci dous pauvres – le meilleur médecin des pauvres est la patience – ou – lou mal ve o choval, s'en torno a pe – le mal vient à cheval et s'en revient à pied » avait-on ainsi coutume de dire en Périgord. Doit-on pour autant vraiment croire le docteur Legros qui exerçait dans l'arrondissement d'Aubusson (23) lorsqu'il écrit au sous-préfet, à la fin du Second Empire, que la population des campagnes accorde moins d'intérêt à l'espèce humaine qu'à l'espèce bovine, et que les maires qui mettent rapidement en mouvement les vétérinaires lorsque survient une épizootie ne se hâtent pas pour appeler les médecins en cas d'épidémie ?

2 – Les médecins au chevet des patients

Quelques médecins des deux régions étudiées ont tenu pendant un temps plus ou moins long un livre-journal dans lequel ils ont noté leur activité quotidienne, leurs déplacements, les traitements prescrits à leurs clients ainsi que les sommes dues par ces derniers. De la lecture de ces documents peu nombreux mais précieux, il ressort que durant le XIXe siècle les médecins étaient consultés et appelés pour soulager, calmer des douleurs, pour combattre les maladies, mais également pour pratiquer diverses opérations de chirurgie, et parfois procéder à des accouchements.

2 . 1 – Soigner

Pour tenter d'identifier le mal dont souffrait le malade le médecin commençait par l'interroger sur la nature de ses troubles, leurs modalités, leur durée, puis, il se livrait à une observation externe du corps – aspect de la peau, des yeux, des ongles, des veines, de la bouche, des dents...– car l'extérieur était censé renseigner sur l'intérieur. L'auscultation se poursuivait par une exploration manuelle faite de palpations, de pressions variées, de pétrissages qui ne devaient toutefois jamais blesser la pudeur de la personne examinée, en particulier des femmes, mais aussi par la mesure du pouls qui permettait d'évaluer la fièvre même après l'invention du thermomètre médical dont l'usage rectal fut pendant très longtemps jugé choquant, par l'écoute des bruits du cœur et des poumons qui allait se faire plus précise avec la diffusion du stéthoscope inventé par Laennec en 1819. Le médecin cherchait aussi à obtenir d'autres informations en demandant au patient d'effectuer quelques mouvements, de prononcer quelques paroles car, espérait-il, le ton de la voix lui permettrait peut-être de déceler un indice supplémentaire. Etablir un diagnostique nécessitait encore de regarder, de renifler les urines recueillies si possible au réveil, les excréments, les crachats, les vomissures, la sueur, le sang expulsé lors d'une hémorragie. Cette recherche du maximum de symptômes pathologiques demandant bien évidemment du temps, l'examen était long.

Après avoir ainsi déterminé la nature de la maladie le praticien devait, en termes simples, éventuellement en patois, la faire comprendre au patient et à ses proches puis, toujours avec un vocabulaire compréhensible par des gens souvent dépourvus d'instruction, il expliquait la posologie de chacun des remèdes qu'il inscrivait sur une feuille de papier dépourvue d'en-tête. Pour la population paysanne le « bon médecin » était en effet celui qui n'employait pas de grands mots appris à la faculté, celui qui « parlait comme tout le monde », et qui ne prenait pas un ton méprisant pour évoquer les dictons et les recettes populaires.

Les médicaments que préparait le pharmacien ou le médecin propharmacien qui exerçait dans une région dépourvue de pharmacie et qui pouvait donc légalement « fournir des médicaments simples ou composés » aux personnes près desquelles il était appelé, étaient fréquemment d'origine végétale et se présentaient habituellement sous forme de fleurs, de feuilles, de racines séchées, parfois réduites en poudre, et souvent administrées en tisane ou en décoction faciles à préparer : feuilles et racines de chicorée aux vertus laxatives mais également recommandées pour soigner les troubles hépatiques, racines de gentiane, angélique et petite centaurée aux propriétés fébrifuges, fougère mâle préconisée comme vermifuge, camomille, verveine, sauge, serpolet pour calmer les maux digestifs...Des plantes asiatiques (rhubarbe), arabiques, africaines (le célèbre séné dont les feuilles infusées dans de l'eau bouillante servaient à préparer un énergique dépuratif), et américaines étaient également mises à contribution. Ramenée d'Amérique du sud l'écorce de quinquina utilisée sous forme de décoction, de vin, de sirop, devint, grâce à la quinine, un élément déterminant dans le traitement des fièvres paludéennes tandis que la racine d'ipécacuana servait à la fabrication de poudres et de sirops administrés comme vomitifs ainsi que dans la lutte contre la dysenterie. La pharmacopée comptait également des produits appartenant au monde animal à l'instar de la poudre de vipère obtenue par incinération d'une vipère enfermée vivante dans un pot, au monde minéral comme par exemple le nitre, c'est à dire le salpêtre, des substances chimiques relativement simples telles l'émétique efficace vomitif, et de plus en plus produites industriellement –le phénol, l'acide salicylique, l'antipyrine...– et un choix impressionnant de préparations magistrales composées aux éléments étonnamment variés et se présentant sous forme de baumes, d'élixirs, d'onguents, de pilules, de potions, de poudres, de pommades, de sirops. Au hasard des pages du livre de comptes du médecin de campagne Léonard Moreau qui exerça en Haute-Vienne au début du XIXe siècle, on découvre les « pilules fondantes », la « potion apophlegmatisante », la « potion anodine » pourtant élaborée à base de sirop d'opium, le « vinaigre des quatre voleurs » indispensable préservatif des maladies contagieuses dont on se frottait les mains et le visage, et qu'on brûlait dans les appartements, le mystérieux « baume d'Arcaeus » qu'un ouvrage de pharmacie de l'époque qualifiait de « détersif excitant », sans parler de « l'élixir de longue vie » ou « élixir suédois » qui, véritable panacée universelle, convenait pour tout ! Plus célèbre encore fut la thériaque à qui l'on attribuait des vertus remarquables et que l'on administrait dans de nombreuses maladies. Encore inscrite au très officiel Codex Medicamentarius français en 1884, elle se présentait comme une poudre grisâtre obtenue à partir d'une soixantaine de substances dures pulvérisées d'origine végétale, animale et minérale que l'on absorbait oralement en la mêlant à du miel ou en la délayant dans du vin ou un quelconque sirop. Plus qu'à la poudre de vipère desséchée qu'elle contenait, elle pouvait exercer une action antispamodique grâce à l'opium (4 grammes de la thériaque du Codex de 1884 représentaient 0,05 gramme d'opium brut) et une action antiseptique intestinale due à des drogues à essence (cannelle, girofle, origan, lavande...). La pharmacie Faucher qui se trouvait à Limoges au 30 de la rue de la Loi et dont l'existence est déjà attestée en 1859 devait, comme toutes les autres officines, posséder, pour se conformer à une décision de 1846, un ordonnancier c'est à dire un registre spécial paraphé par le maire ou le commissaire de police, aux pages numérotées, dans lequel le pharmacien était tenu de reporter fidèlement la teneur des ordonnances qu'il avait exécutées suite aux prescriptions des médecins, chirurgiens ou vétérinaires brevetés. L'analyse de ce document pour les années 1896-1897 montre que dans cet établissement les préparations les plus fréquentes étaient alors celles à l'administration « per os », c'est à dire par la bouche (potions, pilules, gouttes...) tandis que parmi celles à « usage externe » dominaient les produits utilisés en friction locale. Inversement, cachets et suppositoires dont la confection nécessitait un appareillage spécial étaient assez peu ordonnés. A cette époque, alors que le kilo de pain coûtait 0,45 franc, celui de viande de bœuf 1,4 franc, et qu'un ouvrier d'usine percevait en moyenne 2,5 francs par jour, un flacon de sirop de belladone ou quatre paquets de poudre de digitale étaient vendus 0,4 franc, mais il fallait débourser 2,5 francs pour des suppositoires, et même 3,25 francs pour certains remèdes à base de vin.

Au fil des décennies, et surtout à partir de 1850, à côté des préparations magistrales élaborées selon les instructions des médecins, et des médicaments officinaux confectionnés à l'avance par les pharmaciens selon les indications de la pharmacopée officielle – le Codex –, ne cessèrent de se développer les médicaments fabriqués par des laboratoires et pré-conditionnés. Certaines de ces spécialités comme on les appelait à l'époque faisaient assez régulièrement l'objet de publicité dans la presse, y compris dans les journaux à diffusion limitée comme *L'Echo de Vésone* édité à Périgueux ou même *Le Facteur* publié de 1837 à 1914 à Ussel (19) par l'imprimerie Faure, et dans lequel, le 14 janvier 1860, un pharmacien de la sous-préfecture faisait savoir qu'il tenait à la disposition de sa clientèle diverses spécialités, et en particulier le Charbon de Belloc (encore commercialisé de nos jours !) qui, bien que ne purgeant pas, constituait « le remède par excellence contre la constipation ».

Le célèbre professeur Broussais (1772-1838) et ses disciples qui défendaient avec fougue la « médecine physiologique » qui, en pathologie, ne voyaient partout que phlegmasies se réduisant presque toujours en dernière analyse au développement d'une inflammation gastrique ou gastro-intestinale, et qui préconisaient une thérapeutique consistant presque exclusivement en diète, saignées et sangsues, assurèrent, durant les premières décennies du XIXe siècle, une grande vogue à ces méthodes simples. En 1822 un de ses élèves donnait les conseils suivants aux Corréziens parmi lesquels il venait de s'installer : *« Avez-vous des fébricitans par lésion aiguë d'un organe soit de la poitrine, soit de la cavité abdominale, soit du cerveau, etc... ? Empressez-vous aussitôt de soustraire tout aliment au malade ; loin de vous ce préjugé grossier et funeste qui aspire, à chaque instant de la maladie, à relever par les excitans les forces du malade ! Les modificateurs de l'homme en santé ne doivent plus être ceux de l'homme en état de maladie...Que la diète soit donc de rigueur chez votre malade...ne présentez au malade que des boissons émollientes, adoucissantes, que dans nos villes vous trouverez, sous forme plus commode, toute préparée de sirop,* dans *les officines des pharmaciens, et que, dans les campagnes, vous pourrez obtenir avec les décoctions de chiendent, de graine de lin, mauve, orge, etc. »*

L'évacuation de sang artificiellement provoquée par l'ouverture d'un ou de plusieurs vaisseaux représente une part importante des actes mentionnés par le docteur Desmon-Fonboisse de Quinsac (24) dans son livre-journal daté de 1824, et de l'activité médicale du docteur Joseph-Benjamin de Valbrune médecin à Saint-Astier (24) en 1833. Pour une pleurésie, une céphalée, une bronchite, une congestion, ce dernier n'hésite pas, il « tire le sang ». L'année suivante, le 9 août 1834, un de ses jeunes confrères périgourdins soutenait à la Faculté de Médecine de Paris une thèse consacrée à cet « agent thérapeutique ». Si l'auteur de ce travail universitaire mettait en garde contre la saignée préventive dite « de précaution » que certains recommandaient pour conserver la santé en épurant le corps, et proscrivait également son usage dans les maladies asthéniques, il préconisait par contre très fortement les émissions sanguines comme traitement dans les maladies inflammatoires ou phlegmasies, et dans les hypertrophies, affections « spécialement caractérisées par la prédominance de la force de nutrition ». Mais, de l'aveu même de ce jeune praticien, cette médication après laquelle on éprouvait en général un sentiment de paresse, de lassitude, une tendance au sommeil, n'était pas sans présenter divers inconvénients. Réalisée trop près d'un repas elle risquait de causer nausées, vomissements, diarrhées. Plus grave, il n'était pas rare de voir chez des individus facilement impressionnables, ou qui avaient perdu beaucoup de sang, les battements du cœur s'affaiblir et se ralentir de plus en plus, la face se décolorer, les extrémités des membres se refroidir, survenait enfin quelquefois une syncope plus ou moins complète parfois accompagnée d'évacuations involontaires d'urine et de matières fécales. Dans quelques cas cette suspension de l'action du cœur se prolongeait et le malade périssait ! D'autres dangers menaçaient encore celui soumis à la phlébotomie : l'hémorragie si une artère était touchée, l'infection si la lancette utilisée n'était pas propre…Pourtant, durant toute la première moitié du XIXe siècle des médecins continuèrent à pratiquer la saignée comme préparatoire à n'importe quel traitement. Dès qu'ils commençaient à cracher du sang les « pneumoniques », c'est à dire les tuberculeux, étaient soumis à « l'évacuation sanguine préalable » tout comme les fous, les hystériques ou les épileptiques dont elle était censée dégager le cerveau. Encore à la fin du siècle, pour certains, les coups de lancette s'imposaient en cas de congestion cérébrale ou même de bronchite avec fièvre, ou de gastrite.

Prenant conscience des abus auxquels les saignées donnaient lieu, Broussais, à compter du début des années 1820, conseilla de leur substituer des sangsues, hirunidées qui, grâce à leur triple mâchoire, se livrent à une succion rapide et boivent avidement le sang. Dans le sillage de ce professeur ces vers supplantèrent peu à peu la saignée pour purger le « mauvais sang. », puis, dans les années 1830-1840, leur utilisation devint, pour reprendre l'expression du médecin guérétois J.B.Lacroix, « si effrayante » qu'il s'avéra indispensable d'en faire venir de l'étranger, de Belgique, de Hongrie, d'Espagne. Différentes raisons expliquent le succès de l'usage de ces annélides dont chacune pouvait tirer jusqu'à environ 16 grammes de sang. Aux praticiens elles donnaient la possibilité de doser plus finement que par la saignée la quantité de sang devant être retirée simplement en faisant varier leur nombre et la durée de leur application, et elles leur permettaient de créer une émission sanguine là où l'emploi de la lancette aurait été d'emploi délicat. Avec grand succès on les appliquait ainsi à l'anus, à la vulve, derrière les oreilles, sur la paupière inférieure. De leur côté les malades pouvaient, après les avoir achetées chez le pharmacien qui les conservait à l'abri de la chaleur dans des bocaux dont l'eau était changée tous les trois ou quatre jours, se les placer eux-mêmes, ce qui économisait le prix d'une visite du médecin, mais, facile en théorie, la mise en place des sangsues s'avérait en pratique souvent pas très simple. Cette thérapeutique qui offrait des avantages indéniables par rapport à la saignée n'était cependant sans présenter certains inconvénients : douleur de la succion, affaiblissement, vertige, suppuration, sans parler de l'entrée inopportune d'un ce des vers dans le vagin ou le rectum !

Bien évidemment, la forte progression de la demande s'accompagna d'une envolée des prix. Alors qu'elles coûtaient de 15 à 60 francs le mille, selon la taille, vers 1810, elles se négociaient en gros, en 1846, d'après le sous-préfet de Nontron (24), de 25 à 35 francs le cent, et se vendaient au détail de 40 à 50 centimes pièce. Répondant aux autres questions de l'enquête menée par le ministre de l'Agriculture ce représentant de l'Etat indiquait que beaucoup des étangs situés dans son arrondissement étaient peuplés de sangsues, mais qu'ils ne faisaient point l'objet d'une pêche régulière, seuls deux propriétaires se livraient au commerce de gros et de demi-gros, fournissaient des pharmaciens, disposaient de correspondants dans certaines villes, et envoyaient aussi un grand nombre de ces animaux vers la Charente. Bien différentes furent les réponses que les sous-préfets de Brive et d'Ussel apportèrent à ce questionnaire. Pour le premier qui avait interrogé tous les pharmaciens du chef-lieu d'arrondissement « dont un très âgé dont les souvenirs remontent loin en arrière », il y aurait eu autrefois des sangsues dans l'étang de Favars ainsi que dans un très grand marais de la commune de Chauffour, à la limite du département du Lot, mais, du fait de la présence de canards très friands de ces vers, elles avaient totalement disparu. De son côté le second répondit laconiquement qu'en raison des fortes gelées il s'en trouvait peu dans les marais et les étangs de sa circonscription, qu'on ne les pêchait pas, et qu'on faisait venir de Lyon celles dont on avait besoin. Dans le formulaire qu'ils renvoyèrent à la préfecture certains maires creusois mentionnèrent l'existence, sur le territoire de leur commune, d'étangs ou de marais dans lesquels, à la belle saison, des enfants et des femmes souvent indigentes pratiquaient encore la pêche aux sangsues selon des méthodes qui variaient d'un lieu à l'autre. A Lussat, comme à La Courtine ou à Flayat, on entrait dans l'eau les jambes nues et on saisissait les vers lorsqu'ils venaient s'attacher sur la peau ; à Malleret les individus pénétraient totalement nus dans l'étang, prenaient avec leurs mains les annélides qui se fixaient sur leur corps, puis les mettaient dans des bouteilles ; à Marsac on fouettait vivement l'eau avec une perche, et les sangsues étourdies paraissaient à la surface. Les prises étaient vendues aux personnes du voisinage qui en réclamaient, ou portées chez les pharmaciens et les médecins les plus proches qui ne les achetaient plus 5 centimes pièce comme 20 ou 30 ans auparavant, mais 25-35 centimes. Presque partout était en effet indiquée une diminution, voire même une chute, des captures : des trois-quarts à Saint Aignan, des 9/10 à Maisonnisses, et même de 99% à Soumans ! Si le maire de Soubrebost voyait dans cette raréfaction le résultat d'une pêche qui avait été trop importante, plusieurs autres accusaient, comme leurs collègues corréziens, les froids des hivers précédents, et plus encore les destructions faites par la volaille plus nombreuse, tout spécialement par les oies et les canards.

En raison du renchérissement des sangsues leur commerce devint une activité si prospère que certains n'hésitèrent pas à se lancer dans l'hirudiniculture. Dès la fin des années 1820 deux docteurs de l'arrondissement de Ribérac (24) changeaient la destination de leurs trois étangs, y remplaçaient l'élevage des poissons par la culture des sangsues. Vers 1850, plusieurs terrains humides du canton de Bergerac étaient transformés en réservoirs à sangsues. Ceux situés dans le vallon de Labeaume et distants d'à peine deux kilomètres de la sous-préfecture se composaient, d'après le rapport établi par le médecin des épidémies, de « deux établissements », l'un qui s'étendait sur environ deux hectares était constitué par des bassins carrés semblables à ceux des marais salants tandis que l'autre consistait en une dizaine de fossés d'environ cent mètres de longueur sur deux mètres de largeur. Dans le même compte-rendu figure aussi la description des bassins quadrilatères creusés sur 80 ares dans le marais de la vallée du Caudou, et de ceux qui occupaient 60 ares dans le marais de Laraige, commune de Cours-de-Pile. Dans tous ces lieux les sangsues étaient alimentées soit par du sang d'animal jeté dans les carrés, soit au moyen de vieux chevaux selon une méthode que décrit Eugène Le Roy dans *L'Ennemi de la mort* : *« Pauvres bêtes ! On les campe dans le marais, où les retient une corde nouée à un piquet : les sangsues se collent à leurs membres et les saignent peu à peu. Bientôt les genoux de la victime épuisée fléchissent, elle s'affaisse et se couche dans l'eau. Ce serait la mort, la délivrance, mais l'homme est là ! Il met sous la tête du malheureux cheval une pierre qui la soutient et lui défend de se noyer. Alors des milliers de ces bestioles avides s'appliquent à ce misérable corps, et lui tirent ce qui lui reste de sang, goutte à goutte. Ce supplice dure plusieurs jours…Et suprême horreur, quelquefois, l'hiver, des bandes de corbeaux s'abattent sur cette chair torturée jusqu'à l'invraisemblable et la déchiquettent encore vive en commençant par les yeux ! »*

Du fait de la très forte demande une fraude ne tarda pas à se pratiquer dans le négoce des sangsues : elle consistait à livrer, pour l'usage médical, des sangsues contenant dans leurs poches digestives une quantité plus ou moins considérable de sang qu'on leur avait fait absorber afin d'augmenter leur volume et leur poids, et donc leur prix. Seulement, une telle manœuvre représentait un vrai dommage pour la santé publique puisque les sangsues gorgées ne prenaient plus sur le malade qu'une faible quantité de sang, ou même n'en prenaient pas du tout. En conséquence, en juillet 1856, le ministre de l'Agriculture décidait qu'à compter du 1 janvier 1857 il serait interdit de mettre en vente des annélides contenant plus de 15% de leur poids de sang étranger. Pour s'assurer que cette proportion de 15% du poids de l'animal n'était pas dépassée, les personnes chargées de l'inspection devaient prendre au hasard quelques sangsues dans les boutiques et les magasins visités, les essuyer avec du papier ou un linge usé, les peser, les immerger pendant deux minutes dans une dissolution d'eau saline tiède, les presser longitudinalement pour faire sortir tout le sang qu'elles renfermaient, et enfin les peser à nouveau ; la différence des pesées indiquait la proportion de sang qu'elles n'avaient pas encore digéré.

Dans les dernières décennies du XIXe siècle les utilisations de sangsues perdirent de leur importance, mais elles ne disparurent pas totalement. Après le premier conflit mondial des médecins continuaient toujours à les prescrire tout spécialement contre les « maladies de poitrine » (pneumonie, pleurésie) et contre les « coups de sang » (syncope, hémorragie cérébrale). D'autre part, ventouses, vésicatoires et frictions aussi destinés à soulager les organes internes en attirant le sang vers la peau conservaient toujours une grande popularité.

2 . 2 – Opérer

Comme tous ses confrères qui exerçaient dans des régions rurales le médecin Léonard Moreau dont nous avons déjà utilisé le livre de comptes ne se déplaçait jamais sans sa trousse chirurgicale dont les instruments lui permettaient de se livrer à des opérations de petite chirurgie comme l'incision d'une tumeur, l'ouverture d'un abcès, l'arrachage d'une dent, mais aussi à des actes beaucoup plus importants comme l'amputation de plusieurs phalanges « à la suite d'une plaie par l'éclat d'un fusil ». Sous le Premier Empire le très officiel *Bulletin du département de la Dordogne* n'hésitait même pas parfois à consacrer une page à certaines de ces opérations délicates réalisées avec succès par d'habiles praticiens. Ainsi pouvait-on lire dans le numéro du 8 décembre 1807 que le sieur Faure venait, quelques semaines auparavant, de réduire une hernie inguinale après en avoir retranché les parties gangrenées, et que maintenant le malade, parfaitement rétabli, se livrait à ses travaux accoutumés sans ressentir la moindre gêne.

Si l'intervention s'annonçait vraiment très difficile le praticien sollicitait l'assistance d'un confrère, mais, en règle générale, il se débrouillait seul, avec les moyens du bord, après avoir fait allonger le malade sur une table qu'on avait recouverte d'un drap de lit. Tout au plus demandait-t-il l'aide d'une personne pour orienter la lampe, lui passer ses instruments, ou de solides voisins pour remettre en place une articulation « démanchée ».

Même réalisée par un homme habile et expérimenté toute opération constituait toujours une aventure redoutable à la conclusion incertaine du fait de la douleur ainsi que des risques d'hémorragie et d'infection. Jusqu'à l'invention de l'anesthésie générale par inhalation d'éther (1846), ou de chloroforme (1847), n'exista aucun moyen d'insensibilisation. Pour diminuer les souffrances du patient qui ne cessait de crier et de gémir, l'opération devait donc être réalisée le plus rapidement possible, aussi, dans le *Bulletin du département de la Dordogne* du 28 janvier 1807 le docteur Vidal soulignait la dextérité de son confrère Galy qui n'avait mis qu'une minute et demie pour extraire une importante tumeur cancéreuse de près de dix pouces de circonférence située au dessus du sein gauche d'une femme âgée de 56 ans. L'éthérisation et la chloroformisation qui permettaient de réaliser des actes opératoires indolores et de plus longue durée furent rapidement adoptées par certains médecins. Le 12 mars 1847 le docteur Monfanges, médecin à l'hospice de Nontron (24), assisté et aidé par un collègue, par un pharmacien, et par un médecin vétérinaire (!) procédait, sur une femme de 71 ans, à l'ablation d'une « tumeur cancéreuse ulcérée du vagin » après lui avoir fait inhaler de l'éther à l'aide d'un tube conducteur placé dans sa bouche. Si l'on en croit le compte-rendu qui fut fait dans le bulletin de la *Société d'agriculture, sciences et arts de la Dordogne* la malade parut tout d'abord avoir la gorge serrée, puis, « *une minute à peine écoulée, elle humait la vapeur avec autant de plaisir qu'en éprouve un fumeur fumant un excellent cigare* » ; au bout de cinq minutes elle avait cessé de répondre et M. Monfanges commençait alors l'opération. L'état d'insensibilité ne dura que quatre minutes qui furent tout juste suffisantes pour terminer l'opération puisqu'à la seconde cautérisation l'opérée « a dit clairement qu'on la brûlait ». Inversement, comme l'atteste une lettre ouverte adressée le 7 mai 1847 par le docteur Simon de Ribérac (24) à son confrère Numa Dufraisse qui, dans un article qu'il avait publié dans le journal *L'Echo de Vésone*, l'avait qualifié « d'impudent et de déraisonnable », d'autres praticiens montraient beaucoup plus de réticences à l'égard de ces nouveaux procédés : *« L'état actuel de la science, le connaissez-vous ? Au mois d'avril dernier, c'était UN insuccès contesté pour*

DIX MILLE essais heureux. Il n'y a donc pas, de ma part, toute l'impudence que vous avez bien voulu me prêter. Dans quels cas faudra-t-il donc employer l'éther, dans quels cas le rejeter ? Est-ce vous qui, ex professo, trancherez la question ? M. Ritouret annonce que tous les jours il arrache les dents, sans douleur, grâce à l'éther... Y a-t-il plus de danger pour le sujet qui a mal à une dent, qui redoute l'aiguille à séton, que pour celui qui a le mal de Pott ou un cancer au sein ? D'après vous, mieux on se porterait, plus il y aurait de danger. » Aux avantages évidents de ces deux pratiques les praticiens réservés opposaient certaines objections : danger pour les poumons et risque d'hémorragie de la part de l'éther, nocivité pour le foie et possibilité de syncope cardiaque pour le chloroforme. A la fin du siècle l'usage du chlorure d'éthyle, mais surtout de la cocaïne après 1884, permit des insensibilisations bien circonscrites, mais, habitués à la souffrance, beaucoup de gens du peuple allaient, pendant encore longtemps, par souci d'économie, ne pas demander d'anesthésie locale pour des opérations courtes. Mise au point dans les années 1860 la pince hémostatique à compression modifia aussi considérablement la pratique chirurgicale car elle réduisit considérablement les risques d'hémorragie qui représentaient jusqu'alors un problème essentiel. Cet instrument capital remplaça en effet la torsion ou ligature des vaisseaux, les applications de glace, les tamponnements de compresses astringentes imbibées d'alun ou de perchlorure de fer, ainsi que l'emploi du fer rouge, moyens traditionnels imparfaits jusqu'alors utilisés pour éviter les trop grandes pertes de sang. Mais, malgré ces avancées, la mortalité post-opératoire allait rester importante presque jusqu'à la fin du siècle en raison des risques d'infection. En dépit de l'emploi de diverses substances antiputrides – l'alcool camphré, la glycérine, le phénol – le tétanos et la gangrène constituaient des menaces permanentes, aussi, surveillait-on très fréquemment l'aspect et l'odeur des pansements. Dès qu'ils contenaient un pus fétide il convenait, sans plus attendre, de pratiquer la cautérisation par un fer rouge, mais hélas, la plupart du temps, il était déjà trop tard.

2 . 3 – Accoucher

Dans les familles modestes le médecin n'était pratiquement jamais appelé pour les accouchements qui étaient réalisés par les matrones et les sages-femmes. Ce n'était que dans les cas difficiles que l'on se décidait à faire appel aux services d'un praticien.

Dans un mémoire qu'il intitula *Dix ans de pratique d'accouchement dans le département de la Creuse* le docteur Maslieurat-Lagémard installé au Grand-Bourg (23) présenta en 1853 aux membres de l'Académie Impériale de Médecine certaines de ses interventions. Souvent celles-ci étaient réclamées en raison de la longueur insolite du travail, d'autres fois, il était demandé pour procéder à la rupture artificielle des membranes, pour réaliser des manœuvres destinées à modifier la position du fœtus dans l'utérus de la mère, ou pour terminer la délivrance par l'emploi d'un forceps. Certaines opérations se révélaient particulièrement délicates. Au mois de novembre 1847 une femme qui était au terme d'une troisième grossesse et en travail depuis deux jours lui demandait de venir le plus rapidement possible. Comme les membranes étaient rompues depuis longtemps et qu'il s'écoulait du méconium, il crut devoir recourir à une application de forceps. L'introduction des branches n'offrit pas de difficulté, mais à peine eut-il essayé quelques tractions que l'instrument se brisa et qu'il dut donc s'arrêter. Aussitôt, il faisait prévenir son collègue Gilet qui habitait à Bénévent, mais, en raison de la distance à parcourir, ce dernier n'arrivait que plusieurs heures après. Avec un nouveau forceps les deux hommes recommençaient l'opération, mais la tête était trouvée si mobile qu'après quelques tentatives ils se décidaient à pratiquer la version. Il fut facile d'introduire la main, de retourner l'enfant et de l'extraire jusqu'à la tête, mais celle-ci se trouva arrêtée au détroit abdominal, et tous les essais qui furent faits tant avec les mains qu'avec le forceps se révélèrent inutiles. Les deux confrères prenaient alors la décision de recourir à la symphyséotomie, c'est à dire à la section de la symphyse du pubis afin d'agrandir les diamètres du bassin. *« Une incision fut faite sur la ligne médiane de la symphyse, assez étendue pour permettre de couper le cartilage, mais limitée de manière à éviter en haut la paroi antérieure de la vessie, et en bas le corps caverneux. Cette section fut achevée avec un bistouri boutonné. L'écartement des os iliaques ne se fit pas seul ; il fallut l'opérer en appuyant avec chaque main sur l'épine antérieure et supérieure de chaque côté. Nous entendîmes un léger craquement dans les articulations sacro-iliaques, et aussitôt les deux branches du pubis se trouvèrent assez écartées pour pouvoir admettre le doigt. A ce moment, une très légère traction opérée sur le tronc de l'enfant fut suffisante pour entraîner la tête. »* Un bandage de corps suffisamment serré était ensuite réalisé pour ramener au contact les deux parties momentanément séparées. Quinze jours plus tard la femme pouvait se lever et se livrer à ses travaux habituels. Mais, malheureusement, des échecs, le docteur Maslieurat-Lagémard en connut aussi. Une femme de trente ans, d'une constitution délicate et habituellement souffrante, le priait de venir au terme d'une seconde grossesse qui jusqu'alors avait été aussi naturelle que la première. Lorsqu'il arrivait le travail était commencé depuis quarante-huit heures, les membranes rompues depuis longtemps, la tête se présentait et était déjà en partie engagée dans le détroit supérieur. Les conditions paraissant favorables il prescrivait à la parturiente deux doses de seigle ergoté de 50 centigrammes chacune qui ne tardèrent pas à ranimer les contractions. Obligé de partir chez un autre malade alors qu'il était onze heures du matin, il donnait l'ordre de venir le prévenir au plus tard vers quinze heures si la délivrance ne s'était pas produite. On ne vint le chercher qu'à dix-huit heures, et comme il demeurait à deux lieues, il était dix-neuf heures lorsqu'il arriva près de la femme toujours en travail d'accouchement. Pendant son absence les choses avaient bien changé, il trouvait le visage profondément altéré, le nez et les paupières bleuâtres, la respiration courte et saccadée s'opérait avec une extrême difficulté tandis que le pouls filiforme et intermittent était presque impossible à compter. Deux heures après la mort survenait.

Le médecin périgourdin Laroche a également relaté par écrit certaines mises au monde particulièrement difficiles auxquelles il participa. Ainsi, le 9 février 1890, était-il appelé au chevet d'une femme de 45 ans qui ressentait les premières douleurs d'accouchement. Jugeant le travail trop peu avancé pour demeurer auprès de la parturiente il se retirait après avoir recommandé à son entourage de bien la nourrir. Revenu le lendemain il constatait que les douleurs avaient disparu et que le col de l'utérus et la « partie fœtale » n'avaient pas évolué. Le 12, à six heures du matin, on revenait le chercher. Très affaiblie la femme connaissait quelques contractions, mais, en dépit de ses efforts et de quelques prises de seigle ergoté la tête « qui avait un peu pénétré dans le petit bassin » n'avançait pas. Comme la dilatation du col le permettait le praticien décidait alors de recourir au forceps, seulement, à plus de cinq reprises, l'instrument glissait. Alors, il se déterminait à opérer une version, à modifier la présentation fœtale ; « celle-ci se fit péniblement, mais enfin réussit ». Malheureusement, de nouvelles tentatives pour extraire le fœtus à l'aide du forceps se soldaient encore par des échecs. En désespoir de cause, et alors que l'horloge indiquait plus de 18 heures, ne restait plus que la solution de broyer la tête de l'enfant dans l'utérus à l'aide d'un céphalotribe. Un confrère venu rejoindre Laroche tentait alors une dernière manœuvre, il introduisait deux de ses doigts dans la bouche du bébé, tirait légèrement sur le tronc, et alors, à la grande surpise des deux médecins, la tête et l'ensemble du corps suivaient sans difficulté. Seulement, quatre jours plus tard, la maman succombait victime d'une métrite.

C – « Fréquenter les eaux »

1 – En Dordogne : les eaux et les boues de Panassou

A certains de leurs patients qu'ils savaient disposer de temps libre et de ressources financières suffisantes les médecins prescrivaient parfois une cure thermale, mais nombreux étaient aussi les malades qui recouraient de leur propre initiative, sans avis médical préalable, aux vertus guérisseuses de certaines eaux.

Riches en fontaines miraculeuses le Limousin et le Périgord ne comptaient par contre que peu de sources aux propriétés curatives. L'*Annuaire du département de la Dordogne* de 1803 à qui le Conseil d'hygiène de l'arrondissement de Bergerac reconnaissait encore en 1862 une incontestable valeur scientifique en recensait deux dans l'arrondissement de Sarlat, une dans celui de Bergerac, deux dans celui de Ribérac ainsi que dans l'arrondissement de Périgueux ; seul l'arrondissement de Nontron en était totalement dépourvu. Si malgré diverses tentatives aucune de ces sources ne donna naissance à une véritable station thermale, celle dite de Bardicalet dans la commune de Maurens, et plus encore celle de Panassou, bénéficièrent jusque dans les premières décennies du XIXe siècle d'une certaine réputation régionale et populaire, et connurent donc une relative affluence. Alors que la première était renommée pour combattre « plusieurs maladies », la seconde dont quelques personnes consommaient les eaux sulfureuses pour se purger était très fortement recommandée dans le traitement des affections rhumatismales et des problèmes cutanés tels que dartres, vieux ulcères, gale.

Répondant à une invitation du docteur Boissière de Bergerac le pharmacien Gardet effectuait à deux reprises, en mai 1808, puis au mois de septembre 1809, une visite à cette dernière source, et livrait en 1810 une étude concernant le lieu où il s'était rendu. De ce qu'il nomme le « lac de Panassou » il donne la description suivante : *« Ce lac se trouve dans la plaine de Bézenac, arrondissement de Sarlat, à 20 minutes de marche du village, et dans une partie de la plaine dépendante de la commune de Castel...Les habitants du païs le désignent sous le nom de found-caoude. La forme du bassin est un polygone irrégulier qu'on peut comparer à une croix de Malte. Sa circonférence est de 480 pieds...La plus grande partie du lac est couverte de végétaux tels que le nimphéa, l'ache aquatique, le cresson, et le beccabunga qui croissent sur ses bords. L'eau y est très claire à cinq pieds de profondeur. Elle y est fournie par huit sources abondantes, remarquables par un bouillonnement continuel occasionné par le dégagement d'un fluide aériforme, que l'examen nous a fait reconnaître pour un mélange de gaz hydrogène et de gaz acide carbonique. Au dessous de l'eau se trouvent les boues. Dans quelques parties du lac elles forment une couche d'un pied, dans d'autres de six pouces...Ces boues sont d'un brun foncé...Lorsqu'on les remue dans leur lit, elles dégagent du gaz hydrogène presque pur...La température des boues et celle de l'eau qui les surnage est la même. Elle nous a paru constamment à 16 degrés + 0 Réaumur, quelle que fut la température atmosphérique. L'eau du lac de Panassou va se mêler avec celle de la Dordogne. Son canal de fuite forme un ruisseau également abondant en été qu'en hiver. »*.

Si l'hydrothérapie semble avoir débuté à Panassou à partir du milieu du XVIIe siècle, l'emploi des boues n'y commença qu'en 1740 suite à une initiative du seigneur du lieu, monsieur de Carbonnière. Ce baron âgé qui résidait à Bordeaux souffrait de douleurs rhumatismales intenses qu'aucun traitement n'avait pu soulager, et qui lui interdisaient tout déplacement en voiture. Ne pouvant de ce fait se rendre dans aucune station thermale, il en vint à penser que si depuis longtemps les habitants des environs de Panassou bénéficiaient des bienfaits des eaux de la source, le limon déposé dans le bassin devait lui aussi posséder des vertus curatives. Sa résolution fut alors prise, il se rendrait à Panassou grâce à un bateau loué qui lui ferait remonter la Dordogne jusqu'à Bézenac. Après s'être contenté de « prendre les eaux » durant les premiers jours, il demanda ensuite à être couvert de boue. Moins de deux semaines plus tard il retrouvait l'usage de ses membres et pouvait aller à la messe sur une ânesse qu'il venait de faire acheter ; trois semaines furent suffisantes pour qu'il fût totalement guéri. Bien évidemment la nouvelle de cette « cure merveilleuse » ne manqua pas de se répandre rapidement dans toute la région d'où affluèrent bientôt de très nombreux rhumatisants ; la célébrité des boues de Panassou était née.

La cure qui durait douze jours au moins et vingt-et-un au plus se situait essentiellement de la fin juillet au 1er octobre, époque des plus fortes chaleurs de l'été pendant laquelle les « organes étaient plus relâchés », ce qui permettait d'obtenir les plus heureux résultats. Certains malades qui souffraient d'affections cutanées, et en particulier les pauvres, se baignaient simplement dans le bassin tandis que d'autres préféraient se traiter dans leur chambre où ils se plongeaient dans un bain chaud constitué d'eau et de boue avant d'entrer dans leur lit où ils restaient une heure tout en transpirant abondamment. Les uns et les autres urinaient beaucoup et se purgeaient à la fin de leur séjour. Ceux qui venaient soigner leurs douleurs rhumatismales, mais aussi des dartreux et des galeux, commençaient par prendre six bains chauds dans lesquels la boue était mélangée à l'eau, puis étaient soumis à la seule action des boues extraites au moyen de seaux ou de poêles percées, transportées dans des « comportes » jusqu'aux maisons du village de Bézenac où elles étaient, au moment de l'emploi, chauffées dans des chaudrons de cuivre. Selon l'affection à combattre on les appliquait sous forme de cataplasme sur la partie souffrante, ou bien on les mettait en contact avec toute la surface du corps. Sur le plancher du logement on étendait alors une paillasse qu'on couvrait d'un drap sur lequel on étalait une couche de boue chaude d'environ trois quarts de pouce d'épaisseur et dans lequel on enveloppait totalement le malade allongé, exception faite de sa figure. Une couverture était enfin placée par dessus. Entre une et deux heures plus tard on levait le sujet qui était couvert de sueur, on l'essuyait sans peine avec un linge chaud car la boue tombait d'elle-même par écailles sans laisser aucune trace sur la peau, et il se glissait dans son lit où on lui faisait avaler un bouillon gras auquel on avait ajouté quelques cuillerées de vin.

Sur certains malades ces traitements semblent avoir produit des résultats si spectaculaires qu'ils retournaient chez eux presque totalement guéris. La dame Mounier, de Bergerac, qui n'était pourtant âgée que de 28 ans souffrait tellement du poignet gauche et de l'avant-bras qu'elle « ne pouvait tenir le bras que dans une position perpendiculaire et assujettie à une petite planche ». Après avoir, en 1812, appliqué les boues pendant dix jours sur la partie malade, elle avait largement récupéré l'usage de son membre, pouvait exécuter toutes sortes de mouvements, et même se coiffer !

Si on peut estimer qu'à la veille de la Révolution près de 300 curistes venaient annuellement profiter des bienfaits des eaux et des boues de Panassou, ils n'étaient guère plus de 100 sous le Premier Empire. Faute de structure hôtelière tous devaient se loger dans les hameaux voisins, et surtout dans le village de Bézenac, modeste chef-lieu de commune, où beaucoup de maisons qui n'avaient pas été construites pour un pareil emploi et qui manquaient souvent de la plupart des choses nécessaires recevaient les malades aux ressources limitées et qui avaient « besoin de ménager leur bourse ». Les autres, « ceux qui pouvaient faire beaucoup de dépense », prenaient pension chez trois ou quatre familles qui leur offraient un bon logement, une nourriture abondante, et savaient aussi très bien préparer les remèdes. Encore plus crucial était l'absence d'un établissement de bains qui obligeait à traiter les malades sur leur lieu de résidence, ce qui entraînait un transport continuel, donc une perte de boues qui, à terme, risquaient de s'épuiser. Malgré l'intérêt que le baron Maurice, préfet du département durant les dernières années de la période napoléonienne, porta à ce lieu, et du dossier qu'il transmit au ministre de l'Intérieur afin d'obtenir de l'Etat les moyens financiers nécessaires à « la mise en valeur des sources », les choses restèrent en l'état, et, peu à peu, au fil des décennies suivantes, la fréquentation de Panassou n'allait cesser de décliner.

Dans le but de « rapprocher le remède du malade lorsque le malade ne pouvait se rapprocher du remède », les « maîtres en pharmacie » Monzie-Lasserre et Séguy créaient, au début de la Restauration, le premier à Sarlat et le second à Périgueux, un établissement qui offrait la possibilité de faire des « cures merveilleuses » dans des bains de vapeurs sulfureuses et des bains d'eaux minérales artificielles résultats de savantes synthèses mises au point à la suite des analyses des eaux minérales naturelles ! A en croire la publicité, aucune maladie cutanée, musculaire ou « lymphatique », ne résistait à leur action qui permettait même de venir à bout des affections vénériennes jusqu'alors rebelles aux mercuriaux et à tous les moyens curatifs connus ! Aucun document ne permet de savoir si ces arguments réussirent à attirer le public.

2 – En Creuse : la station thermale d'Evaux-les-Bains

« Pays de l'eau », le Limousin ne compte cependant qu'une seule station thermale, celle d'Evaux-les-Bains située à l'est du département de la Creuse, en pays de Combraille, aux confins de l'Allier et du Puy-de-Dôme. Fondés par les Romains, sans doute sous le principat d'Auguste, les thermes connurent pendant plus de deux siècles une importante activité avant d'être détruits par les invasions germaniques aux environs de 260. Après une quarantaine d'années d'abandon la partie ouest des bains dut être remise en service car quelques monnaies du IVe siècle y ont été trouvées lors de fouilles, puis toute activité semble avoir cessé au début du siècle suivant. L'exploitation des eaux thermales ne devait reprendre que vers la fin du XVe siècle puisqu'en 1518 un chanoine de Saint-Etienne de Limoges qui s'était rendu à Evaux y découvrait « quelques bains d'eau chaude dont l'eau sortait de terre comme si elle eût passé par le feu ». En 1698 l'intendant de la généralité de Moulins mentionnait dans un mémoire les eaux d'Evaux « qui ne sont fréquentées que par ceux du voisinage : aussi leur source n'a été honorée d'aucun édifice public, et n'a d'autre bassin que celui des rochers qui l'environnent ». Au milieu du XVIIIe siècle les installations se limitaient à deux petits établissements appartenant à des particuliers et édifiés au village des Bains qui se trouvait à environ un kilomètre de la bourgade. Celui des « bains d'en haut » alimenté par l'eau du puits de César consistait en « bassins dans l'intérieur d'une maison et au levant d'icelle », tandis le second dénommé les « bains d'en bas » comprenait « maison, chambre et grenier...un bain appelé le grand bassin du dehors et autres deux bains dans le bas de la dite maison ». Puis, en 1769, le sieur Deglaude propriétaire d'une maison dans le village détournait à son profit une partie des eaux qui alimentaient le grand bassin, et installait dans sa demeure un troisième établissement qui porta son nom.

Au début du XIXe siècle les installations de la modeste station thermale se limitaient toujours à ces trois établissements que les malades rejoignaient par un chemin très pentu. Si aller de la petite ville aux sources ne présentait pas de difficultés, le retour s'avérait par contre si difficile que des curistes devaient prendre des voitures. Les eaux aux températures variables selon les sources étaient administrées sous forme de boissons, de douches et de bains. Après les avoir laissées refroidir on les buvait soit le matin à jeun, soit peu de temps avant les repas, soit lorsque la digestion était achevée. Le premier jour on se contentait d'un ou deux verres, puis, les jours suivants, on portait progressivement le nombre à six ou sept séparés par des intervalles d'une demi-heure. A en croire Claude Tripier-Dubois qui depuis 1818 exerçait les fonctions de médecin-inspecteur des eaux thermales d'Evaux, des sueurs abondantes, l'augmentation de l'appétit, et un surcroît d'activité des reins constituaient les premiers effets d'une consommation régulière que l'on ne pouvait malheureusement pas poursuivre une fois de retour à son domicile car aucun envoi n'était alors effectué. La douche qui durait une dizaine de minutes était projetée en arrosoir, en lame, en colonne, et on diminuait ou augmentait sa puissance en abaissant ou en élevant le baquet d'où elle partait. D'après Tripier-Dubois elle procurait la cessation des douleurs, la liberté de mouvement des articulations sur lesquelles elle avait été projetée ainsi que « la diminution, voire même la complète résolution, des engorgements contre lesquels on l'avait employée ». Le bain quotidien – car seules les personnes à la constitution robuste pouvaient, disait-on, en supporter deux, et encore n'était-ce jamais sans éprouver beaucoup de fatigue – d'une heure ou d'une heure et demie « dilatait le pouls », assoupissait les douleurs, procurait un sentiment de bien-être général. Enfin, le sédiment boueux que l'on récoltait au fond des bassins constituait un très bon topique contre « les ankyloses incomplètes » et les « engorgements lymphatiques indolents ».

Du Premier Empire à la fin de la Restauration la station évahonienne reçut chaque année, du début du mois de mai à la fin du mois d'octobre, environ 3 à 400 malades (actuellement, elle accueille environ 3500 personnes, dont 8 à 900 Creusois, de début avril à fin octobre). En 1823 ce furent ainsi 286 hommes et 130 femmes qui vinrent y soigner des rhumatismes chroniques et goutteux, des « ankyloses complètes ou incomplètes », des « phtisies dorsales », des « scrophules », des « passions hystériques », des dartres, la gale, et même, pour 10 hommes et 2 femmes, des « affections syphilitiques ».

La clientèle essentiellement populaire, composée de quelques militaires, mais surtout de cultivateurs et d'artisans, pouvait être douchée et même prendre un bain pour moins de 20 centimes, somme très inférieure à celle demandée dans les stations proches de Néris, Vichy ou du Mont-Dore. Mais, en échange, elle devait se contenter d'équipements très sommaires : nombre de douches insuffisant dans chacun des trois établissements, eau des bains pas toujours très propre, baignoires simplement creusées dans le sol, tapissées de briques, et dans lesquelles plusieurs hommes et femmes devaient parfois s'immerger ensemble ! Logés en ville dans des chambres louées aux aubergistes ou à des particuliers – seuls quelques-uns séjournaient dans l'établissement Deglaude – les curistes ne pouvaient même, une fois arrivés aux sources, et en l'absence d'abri, se protéger d'une pluie inopinée qu'en s'entassant dans les salles de bains, pêle-mêle avec les baigneurs des deux sexes. Bien évidemment, en raison de toutes ces incommodités les citoyens aisés répugnaient à se rendre aux eaux d'Evaux, mais, à deux exceptions près, aucun des dix détenteurs des installations thermales ne disposait des capacités financières pour entreprendre d'importants travaux de rénovation. Aussi, pour le médecin-inspecteur, une véritable amélioration ne pouvait consister que dans l'édification d'une nouvelle construction.

Le 28 septembre 1831 se constituait donc une société qui, composée des « citoyens les plus aisés du pays », et qui, parmi ses actionnaires, comptait MM. De La Roche-Aymon pair de France, le députéCornudet, Barraud-Richemont maire d'Evaux, et même le préfet du département, avait pour but l'édification au lieu-dit « Les Bains » d'un nouvel établissement thermal. Dès 1834, alors que son aménagement n'était même pas tout à fait terminé, il accueillait ses premiers clients, et en 1835 il était en pleine activité. Sur des fondations romaines et sur l'emplacement des « bains d'en bas » que l'on avait détruits s'élevaient maintenant deux corps de logis de deux étages unis à angle droit. Tandis que le rez-de-chaussée du plus petit bâtiment était consacré aux remises et écuries, dans celui de l'autre construction se situaient les cabines de bains distinctes pour les hommes et pour les femmes, chacune étant équipée d'une baignoire revêtue de zinc ou de faïence et munie de robinets pour l'eau chaude et l'eau froide ainsi que d'une douche, une salle pourvue de douches destinées à ceux qui désiraient se doucher sans se baigner ou qui ne pouvaient se mouvoir dans une baignoire, et une étuve pour les bains de vapeur. Ce niveau était le domaine des « garçons-baigneurs » qui assuraient le service pour les hommes, et des « baigneuses » qui remplissaient les mêmes fonctions pour les femmes. La totalité des étages était occupée par les cuisines, la salle à manger, un salon et une quarantaine de chambres pouvant recevoir une soixantaine de pensionnaires.

Dans une brochure éditée en 1838, Tripier neveu, le nouveau médecin-inspecteur, présenta non seulement le nouveau bâtiment, mais également tous les bienfaits susceptibles d'être apportés par une cure aux eaux d'Evaux : *« Le rhumatisme y est traité avec le plus grand succès ainsi que les nombreuses paralysies des membres...Elles réussissent très bien dans les rhumatismes goutteux dont elles éloignent les accès ; la goutte elle-même perd de son intensité. Elles s'emploient avec avantage dans l'ozène et contre le coryza chronique...beaucoup de désordres nerveux cèdent à l'action de nos sources...On en retire le plus grand succès dans les affections lymphatiques, les engorgemens scrofuleux des glandes du cou et des aines, les tumeurs blanches, les abcès dartreux, et dans différentes affections de nature psoriasique...elles sont encore employées dans les cas de catarrhe utérin...Journellement nous en faisons usage avec succès dans l'asthme convulsif, l'aménorhée accompagnée de pâleur, de langueur. »* Bue avec toujours un intervalle de quelques dizaines de minutes entre chaque verre l'eau était par contre maintenant additionnée de lait, d'eau de gomme ou de décoction d'orge afin de diminuer son action sur l'estomac ; il est vrai que certaines personnes en absorbaient jusqu'à trois litres par jour ! Pour la douche, comme pour le bain de vapeur, il était recommandé de ne guère dépasser une demi-heure car un temps plus long risquait de fatiguer et de produire une « excitation trop intense ». Celui à qui un bain avait été ordonné descendait soigneusement enveloppé dans un peignoir en laine et un manteau dans la cabine qu'on avait préparée à son intention, puis il se plongeait dans une eau plus ou moins chaude selon sa « constitution » et la maladie dont il souffrait. Si 22 à 24 degrés convenaient à des femmes « aux nerfs très irritables », 45 degrés étaient parfois nécessaires pour des hommes souffrant d'affections rhumatismales particulièrement douloureuses. Au cas où le malade devait en plus prendre une douche, il pouvait la recevoir sans sortir de la baignoire. Puis, quand tout était terminé, le curiste pouvait même, s'il logeait à l'étage, et s'il en ressentait la nécessité, être porté dans sa chambre par des « garçons-baigneurs » ou des « baigneuses » en fonction de son sexe.

Si les personnes aux ressources financières limitées continuèrent à fréquenter « l'hôtel dit Deglaude » qui disparut dès le milieu du siècle, et « les bains d'en haut » qui poursuivirent plus longtemps leur activité, les commodités offertes par le nouvel établissement aussi appelé « Le Grand Etablissement » ou « Les Grands Bains » ne tardèrent pas à attirer à Evaux des gens qui, jusqu'alors, se rendaient dans les stations de l'Allier. Cette nouvelle clientèle apporta bien évidemment des ressources supplémentaires au bourg. En 1850, si chacun des 400 curistes venus de la campagne ou indigents dont le séjour était financé par le conseil général ne dépensa dans le pays qu'environ 25 francs, les 200 autres plus pécunieux y laissèrent près de 40 000 francs.

D – Des éléments favorisèrent la médicalisation de la population

1 – L'assistance médicale en faveur des pauvres

Longtemps exercée par la charité privée et par des religieuses qui distribuaient aux patients indigents des remèdes simples, l'assistance médicale ne reçut le concours des pouvoirs publics qu'à partir des débuts du XVIIIe siècle. En 1710 le roi Louis XIV faisait en effet, pour la première fois, parvenir aux intendants, aux frais de la Ferme Générale des Impôts, des boîtes de remèdes à distribuer aux pauvres des campagnes en cas d'épidémies. Durant les règnes de Louis XV et de Louis XVI les expéditions de médicaments se firent plus nombreuses, mais leur répartition ne fut pas toujours confiée à des personnes très compétentes. A cette institution s'ajouta à compter de 1750 la nomination dans chaque généralité d'un médecin des épidémies chargé, sous l'autorité de l'intendant, de se rendre dans les lieux où une épidémie était signalée pour y soigner gratuitement les malades dépourvus de ressources, et rédiger un rapport sur la maladie et ses propres activités.

Malgré les efforts du clergé et des pouvoirs publics, malgré les dons, l'assistance médicale se trouvait au début de la Révolution dans un état rudimentaire, aussi, la Constituante, puis toutes les autres assemblées révolutionnaires formulèrent-elles ce problème dans toute son ampleur. Un décret-loi pris par la Convention le 14 vendémiaire an II (5 octobre 1793) proclama dans son article 18 que « tout malade qui sera sans ressources, sera secouru ou à son domicile de fait ou dans l'hospice le plus voisin ». Malheureusement, le manque d'argent s'opposa à l'application de ces principes si admirablement posés.

Par la loi du 12 floréal an XIII (5 mai 1805) Napoléon Ier désireux de « faire revivre l'usage salutaire de l'ancien gouvernement » ordonnait aux préfets de nommer dans chaque arrondissement un médecin honorablement connu chargé de suivre « le traitement des maladies épidémiques », de prendre toutes les mesures nécessaires pour arrêter les progrès du mal, et de prodiguer gratuitement aux pauvres qui étaient atteints des soins gratuits qui lui seraient remboursés par l'Etat. En même temps, il ordonnait l'envoi, dans chaque sous-préfecture, d'une « boîte de pharmacie » ou « caisse de pharmacie » qui contenait des médicaments « du meilleur choix, de la meilleure qualité » sélectionnés par la Pharmacie centrale des hôpitaux de Paris et destinés à être distribués gratuitement aux malades indigents des communes rurales où se manifesterait une épidémie. Cette boîte qui devait être tenue dans un endroit sec et frais, dont les remèdes étaient renfermés dans des vases bien conditionnés et étiquetés de manière à éviter toute altération et tout prétexte d'erreur, était renouvelée chaque année au printemps, « avant le semestre d'été qui correspond au temps le plus fécond en épidémies ». Si dans un arrondissement les médicaments venaient à manquer au cours de l'année, avant le renouvellement des boîtes, le sous-préfet était autorisé à en demander à un de ses confrères du même département. Inversement, au moment du remplacement périodique, les médicaments de l'année précédente non employés devaient être partagés entre les bureaux de bienfaisance des cantons ruraux. Régulièrement des circulaires rappelèrent en effet aux autorités locales qu'il convenait de bien réserver ces secours médicaux payés par le Trésor public aux seuls malades indigents des campagnes, et que les pauvres des villes qui bénéficiaient de la charité de personnes riches et qui avaient la faculté de se faire traiter dans les hospices ne pouvaient prétendre à cette générosité.

1 . 1 – Les solutions départementales

Créés sous le Directoire, le dernier régime politique de la Révolution, par la loi du 7 frimaire an V (27 novembre 1796), et de statut municipal, les bureaux de bienfaisance dont les ressources provenaient d'une taxe sur les spectacles, du produit de certaines amendes, d'une part des ventes des concessions des cimetières, mais surtout des dons des particuliers, s'efforcèrent de distribuer, tout au long du XIXe siècle, dans la mesure de leurs moyens souvent très réduits, des secours en nature aux plus démunis, mais quelquefois leurs finances ainsi que la conviction des administrateurs donnèrent aussi à certains la capacité de financer des visites de médecins et l'achat de médicaments. Seulement si la loi avait, de manière optimiste, envisagé la formation d'un, voire même de plusieurs bureaux dans chaque commune, en réalité, beaucoup de lieux en furent toujours dépourvus. Au milieu du siècle, seules 21 des 199 communes de la Haute-Vienne disposaient d'un tel organisme, en Creuse on en comptait le même nombre pour 262 communes, 33 en Dordogne pour 584 communes, et en Corrèze où ils étaient les plus nombreux, 52 pour 286 communes. Encore faut-il préciser que l'existence de certains n'était que théorique, qu'ils ne fonctionnaient que sur le papier ! D'autre part, parmi ceux dont l'activité était réelle, beaucoup ne pouvaient, vu la modestie des sommes dont ils disposaient, que livrer quelques produits de première nécessité à un nombre limité d'individus. En 1847 si les 54 centres de la Creuse et de la Dordogne achetèrent pour 1734 francs de médicaments sur un total de dépenses de 65 821 francs, aucun ne déboursa la moindre somme pour régler les honoraires d'un médecin. La même année les 52 bureaux de Corrèze distribuaient 947 francs pour l'acquisition de médicaments et 150 francs pour rémunérer des praticiens tandis qu'en Haute-Vienne, du fait de l'importance de l'activité du bureau de Limoges, 10 583 francs étaient consacrés à l'achat de remèdes et 1600 francs versés à des médecins sur un total de charges s'élevant à 124 928 francs. En 1872 les 145 bureaux dont était pourvu le Bas-Limousin distribuaient 16 904 francs de denrées alimentaires, 1306 francs de vêtements, 553 francs de combustibles et s'acquittaient de 3112 francs en soins médicaux. A la même époque les bureaux de la Creuse destinaient 4% de leurs dépenses à ce dernier type de secours, ceux du Périgord 5,7% tandis qu'en Haute-Vienne le pourcentage atteignait la valeur record et presque incroyable de 40,3% !

A côté de certaines communautés de religieuses qui consacraient une part plus ou moins importante de leur activité à donner des soins au domicile des malades nécessiteux fonctionnèrent aussi, en quelques lieux, des institutions charitables catholiques, telle celle des Dames de la présentation de la Vierge à Saint-Yrieix-la-Perche (87), qui visitaient les indigents qui souffraient, les soignaient, leur procuraient du bouillon, des vêtements et aussi des médicaments. En dépit des efforts déployés par leurs membres, les résultats de ces « bonnes œuvres » peu nombreuses et aux recettes bien maigres, demeurèrent très limités d'un point de vue strictement médical. Mais, comme les religieuses, ces dames d'œuvres cherchaient autant, sinon plus, à soigner les âmes que les corps. Très louables, mais animées par de profonds sentiments religieux, leurs actions visaient aussi largement à « répandre au lit des malades la bonne odeur de Jésus-Christ ».

Durant la Révolution la Convention qui voulait faire de l'assistance jusque-là communale ou privée un devoir social dont les charges seraient financées par la Nation adopta, rappelons-le, le décret-loi du 14 vendémiaire an II. Malheureusement, celui-ci n'avait pas pourvu à l'organisation, au fonctionnement du nouveau service, il ne mettait les dépenses d'exécution à la charge d'aucune collectivité. Il se bornait à proclamer un principe juste, mais il n'eut aucune efficacité. Aucun des régimes politiques qui se succédèrent jusqu'à la Troisième République n'ayant adopté une législation qui organiserait d'une manière uniforme les secours médicaux aux pauvres chaque département mit en place son propre système de médecine gratuite. En 1810 le Bas-Rhin donna le premier exemple. En Limousin-Périgord les réalisations furent plus tardives, voire nulles. En 1856 le Conseil d'hygiène publique et de salubrité de l'arrondissement de Périgueux repoussait les sollicitations pressantes des services ministériels qui, désireux de combattre le charlatanisme et de mettre fin à l'abandon médical des villages, souhaitaient créer des médecins cantonaux qui, désignés et rétribués par les autorités départementales, seraient, tout en conservant leur clientèle privée, chargés du traitement des indigents des campagnes « trop souvent exposés à souffrir isolés ». Pour les membres de cette assemblée cette institution risquait en effet de se révéler à l'usage beaucoup plus nuisible qu'utile car *« les secours médicaux ne manquent à personne, ni aux pauvres, ni aux riches. S'il existait des médecins cantonaux, comme il n'est pas probable qu'il leur fut toujours possible de satisfaire à tous les besoins, il pourrait arriver que beaucoup de familles se verraient privées de secours médicaux dans le moment même où elles en auraient le plus besoin car les autres médecins se reposant sur les médecins cantonaux se renfermeraient alors exclusivement dans le cercle de leur clientèle. »* La même année le Conseil général de la Dordogne faisait lui aussi savoir qu'il n'était absolument pas nécessaire d'instituer des médecins cantonaux puisque « sans ce titre officiel, MM. Les médecins s'empressent de donner gratuitement leurs soins aux pauvres de nos villes et de nos campagnes ». Il allait même jusqu'à s'opposer au principe de toute assistance publique, estimant que « c'est d'ailleurs sur la charité chrétienne qu'il faut compter pour soulager les misères et les infirmités ; c'est à elle qu'il faut recourir plutôt qu'aux mesures administratives ». Malgré tout, il accordait une somme de 2000 francs – qui devait rapidement être réduite de moitié – dans le but de fournir des remèdes aux malades miséreux des campagnes. En Corrèze où l'assemblée départementale qui avait en 1856 repoussé l'établissement de médecins cantonaux et abrogé le crédit de 2000 francs ouvert au budget de l'année précédente pour acheter des médicaments pour les plus nécessiteux se contentait, en 1892, d'émettre un vœu en faveur du vote de la loi sur l'assistance médicale ! Suite à une lettre datée du 15 août 1854 dans laquelle le ministre de l'Intérieur invitait le préfet de la Creuse à insister auprès du conseil général pour l'organisation de médecins cantonaux une commission de cette assemblée chercha à chiffrer le montant d'un tel service. Elle conclua qu'un seul médecin, lors même qu'il suffirait par canton, et ne serait rétribué qu'à 500 francs par an, ne déterminerait pas moins, pour les 25 circonscriptions, une dépense de 12 500 francs. Le fonctionnement des 25 pharmacies cantonales devenues alors indispensables pouvait être évalué à 25 000 francs, et l'établissement dans chaque chef-lieu de commune d'un petit dépôt des médicaments les plus nécessaires, à 23 600 francs. Le total s'élevant à 61 I00 francs l'assemblée départementale suivit les recommandations de la commission et déclara qu'il n'y avait pas lieu de procéder à la création de tels médecins, décision qu'elle renouvela l'année suivante. Cependant, dès le 19 mai 1858, un service médical gratuit était organisé par arrêté préfectoral. Les dispositions en étaient assez simples : dans chaque commune le maire, un conseiller municipal et le curé établissaient la liste des indigents qui pouvaient prétendre à cette assistance ; toute personne retenue recevait ensuite une carte qui lui permettait, en se présentant chez un médecin, d'obtenir une ordonnance en échange de laquelle on lui remettait tous les médicaments prescrits et dont le prix était ensuite payé au pharmacien. Très rapidement ce service connut une extension hors de proportion avec les ressources qui s'y rattachaient. L'exercice 1859 qui présentait 8470 francs de recettes se soldait par un excédent de dépenses de 986 francs, et les droits constatés par les mémoires fournis du 1er janvier au 1er juillet 1860 s'élevaient déjà à 5846 francs ! En présence de tels résultats qui laissaient présager en fin d'exercice un déficit très important le préfet décidait, le 26 juillet1860, de suspendre les distributions de médicaments qui, faute d'un contrôle régulier, n'avaient pu soutenir l'expérience d'un fonctionnement de deux années. Elles ne reprirent, après avoir été réorganisées sur de nouvelles bases, que le 1er août 1862. Si le préfet refusa de donner satisfaction aux conseillers qui souhaitaient voir limiter la liste des remèdes pouvant être délivrés car « les cas de maladies peuvent être très nombreux et très différents », il exigea par contre la confection de nouveaux états nominatifs desquels devaient être éliminés tous ceux qui n'étaient pas réellement dans le besoin, et il imposa à tous les bénéficiaires de désormais faire signer leurs ordonnances par le maire de manière à empêcher qu'ils ne se rendent successivement chez plusieurs médecins et se fassent prescrire de nombreux médicaments que, parfois, ils n'hésitaient pas à revendre. En 1866, alors que le nombre de malades secourus s'élevait à 264 le corps médical réalisait 773 visites gratuites ; l'année suivante, 509 indigents recevaient, à la suite de 1206 examens, les médicaments nécessaires, tandis qu'en 1868, 517 soit environ 20% de ceux qui figuraient sur les listes communales, consultaient 1624 fois un médecin. Vu qu'une ordonnance était presque systématiquement délivrée à la suite d'une consultation, il s'ensuivit bien évidemment une forte augmentation des dépenses relatives au service médical gratuit : alors qu'en 1862 elles se montaient à 1646 francs, elles atteignaient 5199 francs en 1868. En raison de cette envolée des frais le service régulier de médecine gratuite devait cesser de fonctionner avant 1872. Toutefois, peu de temps après, un crédit de 2000 francs était ouvert au budget du département pour permettre au préfet de se procurer chaque année, avant la saison où régnaient ordinairement « les fièvres », du sulfate de quinine et des tisanes amères destinés aux indigents, et qui devaient être stockés chez les pharmaciens des chefs-lieux de canton où, à défaut, dans les mairies de ces chefs-lieux. En Haute-Vienne les pauvres recevaient de tels médicaments depuis le milieu du siècle puisque ce fut en 1849 que, pour la première fois, des petits sachets de 25 grammes de quinine furent déposés dans les presbytères, et que les curés furent chargés de les donner gratuitement à tous ceux qui leur présenteraient une ordonnance et un certificat d'indigence. Deux ans plus tard s'ajoutèrent des paquets de houblon, d'absinthe, de gentiane, destinés à la préparation de tisanes d'ailleurs peu appréciées par les paysans qui les estimaient nocives pour l'estomac. Puis, dans la séance du 26 août 1855, les conseillers généraux « s'associant à la pensée philanthropique du gouvernement » votaient une somme de 1000 francs pour acheter des remèdes divers consacrés aux malades nécessiteux des communes rurales. Seize curés du département devenaient dépositaires d'un lot composé de 600 grammes d'extrait de Saturne, de 500 grammes d'eau-de-vie camphrée, de 150 grammes d'ammoniaque liquide... Chacun de ces seize ecclésiastiques qui ne devait fournir de médicaments qu'après avoir lu l'ordonnance du médecin visée par le maire ou un adjoint, était aussi tenu d'indiquer sur un registre, lors de chaque remise de remèdes, le nom de ceux-ci, l'identité du bénéficiaire et la date. La distribution de certains médicaments dans des dépôts dont le nombre s'accrut au fil des années resta en vigueur jusqu'à l'organisation complète à l'intérieur du département d'une médecine gratuite à compter du 1er janvier 1890. Le règlement de ce service prévoyait que le conseil municipal de chaque commune participante dressait la liste des familles indigentes susceptibles de recevoir gratuitement les soins du médecin ou de la sage-femme, les remèdes, et exceptionnellement des aliments destinés à rendre aux convalescents les forces nécessaires pour reprendre leur travail, tels que le lait et la viande. Les membres de chaque famille figuraient individuellement sur cette liste, et, pour chaque personne inscrite, la municipalité versait une somme annuelle de 1,5 franc, le département acquittant le surplus éventuel de la dépense. Le malade qui était libre de choisir le médecin, la sage-femme, ou le pharmacien, parmi ceux ayant accepté les tarifs réglementaires ne devait toutefois s'adresser qu'à un médecin ou à une sage-femme exerçant habituellement dans la commune de son domicile. Les notes du personnel médical étaient payées à la fin de l'année après vérification par une commission composée de quatre docteurs en médecine et de deux pharmaciens de première classe élus par leurs confrères appartenant au service. Durant l'année qui suivit la mise en place de l'assistance médicale gratuite 77 communes adhérèrent à l'organisation, 2101 indigents figurèrent sur les listes des ayants droit, et parmi ceux-ci 500 reçurent gratuitement des soins médicaux et pharmaceutiques.

1 . 2 – Les débuts de l'assistance médicale gratuite obligatoire

Au niveau national, à l'approche de la fin du XIXe siècle, l'institution de la médecine gratuite avait donné tout ce qu'il était possible d'obtenir d'un service facultatif. C'était encore pour les autorités locales un fait tout à fait licite que d'abandonner à lui-même, sans médecin, sans médicaments, un indigent en proie à une affection aiguë qui mettait ses jours en danger. Des malades pauvres, tout particulièrement ceux des campagnes qui contrairement à ceux des villes ne pouvaient pas recourir à un bureau de bienfaisance, à un hôpital, ou à un hospice, étaient abandonnés à leur triste sort, condamnés à souffrir et à mourir sans être secourus. Pour que la médecine gratuite atteignît totalement son but, c'est à dire faire en sorte qu'aucun Français pauvre et malade ne fût privé des secours médicaux faute de ressources pour indemniser les hommes de l'art, il lui manquait l'obligation d'assurer ces secours. Ce fut par la loi du 15 juillet 1893 que la Troisième République généralisa les services de médecine des indigents, fit de l'assistance médicale un grand service public financé de manière complexe par les communes, les départements et l'Etat : *« Tout Français malade, privé de ressources, reçoit gratuitement de la commune, du département ou de l'Etat, suivant son domicile de secours, l'assistance médicale à domicile ou, s'il y a impossibilité de le soigner utilement à domicile, dans un établissement hospitalier. Les femmes en couches seront assimilées à des malades. »* Deux idées dominèrent cette loi : unité dans le but et diversité dans les moyens. Le but unique indiqué dans l'article premier était d'assurer des soins médicaux et pharmaceutiques à tous les pauvres et nécessiteux dont la détermination par le bureau d'assistance et le conseil municipal de chaque commune fut parfois malaisée. Pour ce qui était des moyens, le législateur s'était abstenu d'entrer dans les détails d'organisation pour lesquels il s'en rapportait à l'initiative des conseils généraux à qui il laissait toute liberté pour établir ce nouveau service, se bornant simplement à leur demander d'assurer convenablement l'assistance des malades. Ce fut donc un service départemental que la loi fit de l'assistance médicale. Deux articles ouvraient particulièrement la porte aux initiatives locales. D'après l'article 4 chaque conseil général élaborait pour le département un règlement qui fixait l'organisation du service, et l'article 35 précisait que *« les communes ou syndicats de communes qui justifient remplir d'une manière complète leur devoir d'assistance envers leurs malades peuvent être autorisées par une décision spéciale du ministre de l'Intérieur...à avoir une organisation spéciale. »*

Invitées à exercer leur pouvoir réglementaire beaucoup d'assemblées départementales ne délibérèrent que durant la session d'août 1894, après avoir reçu la circulaire du 18 mai 1894 qui précisait de nombreux points et, quelques semaines plus tard, des règlements modèles préparés à titre de simple indication par le Conseil supérieur de l'assistance publique. En Haute-Vienne l'organisation du service fut adoptée dans son ensemble le 23 août 1894, le lendemain en Corrèze et en Creuse, aussi, dans ces trois départements, l'assistance médicale gratuite put entrer en vigueur dès le 1er janvier 1895. Par contre, la Dordogne fut un des derniers départements de France à la mettre en place puisque les conseillers généraux très inquiets devant la perspective de dépenses nouvelles ne votèrent le premier règlement que le 25 avril 1895.

L'organisation des services de l'assistance médicale gratuite se présentait sous deux formes : l'assistance à domicile et l'assistance hospitalière. Ce fut pour cette dernière que la loi de 1893 innova le moins. Alors que jusqu'à présent la plupart des hôpitaux ne s'ouvrait qu'aux indigents de leur commune, le conseil général de chaque département dut désormais rattacher chaque commune à un « centre hospitalier » existant ; ce fut presque toujours le plus proche qui fut choisi. La Haute-Vienne en comprit 9, la Creuse 12, la Corrèze 15 et la Dordogne 22 ! Mais il convient de ne pas se laisser abuser par ces nombres élevés car parmi les établissements désignés comme hôpitaux de circonscriptions beaucoup n'étaient pas en réalité vraiment des hôpitaux, mais de simples hospices qui manquaient de salle d'opérations, de maternité, de moyens d'isolement. L'article 3 de la loi précisait que l'envoi d'un malade du service de l'assistance médicale gratuite vers un hôpital devait rester une exception, qu'il ne devait avoir lieu que dans le seul cas où il était vraiment impossible de soigner utilement le patient à son domicile, et que cette impossibilité devait être établie par un certificat médical délivré par un médecin. Contresigné par le président du bureau d'assistance ou son délégué, ce document s'avérait aussi indispensable pour permettre à l'hôpital d'obtenir le remboursement des frais de séjour. Le prix de journée des malades placés dans les hôpitaux aux frais des communes, des départements ou de l'Etat, était fixé par un arrêté préfectoral pris suite à *« la proposition des commissions administratives de ces établissements et après avis du conseil général du département sans qu'on puisse imposer un prix de journée inférieur à la moyenne du prix de revient constaté pendant les cinq dernières années.* » En Corrèze l'hôpital de Tulle demanda 1,10 franc, l'assemblée départementale proposa 1 franc, valeur finalement imposée par le préfet ; pour l'hôpital de Guéret tout le monde se mit d'accord sur la somme de 1,50 franc qui fut aussi celle accordée à l'hôpital de Périgueux alors que le conseil d'administration aurait souhaité 1,75 franc et que le conseil général avait conseillé 1,71 franc !

Pour l'organisation de l'assistance médicale à domicile il ne fallut pas simplement, comme pour l'assistance hospitalière, rectifier une institution dont le fonctionnement avait fini par avoir une certaine homogénéité, mais réglementer, pour la première fois en France, une pratique certes ancienne elle aussi, mais qui n'avait jamais été fixée, même dans ses lignes principales, parce qu'elle n'avait jamais été élevée au rang d'institution légale.

La mise en pratique du service comprit d'une part la désignation des praticiens (médecins, sages-femmes, pharmaciens) qui participaient aux traitements, et, d'autre part, la détermination de leurs rémunérations. En Creuse, Dordogne et Haute-Vienne, comme dans près des deux tiers des départements français, les assistés eurent la liberté de choisir leurs médecins, leurs sages-femmes et leurs pharmaciens parmi tous ceux ayant accepté les conditions du règlement départemental, avec toutefois parfois certaines restrictions. En Haute-Vienne le malade ne pouvait changer de médecin pendant la même maladie, et en Dordogne il avait obligation de s'adresser à un médecin résidant dans sa.localité, ou, s'il n'en existait pas, dans la localité la plus proche, sauf cas de force majeure. Seule la Corrèze opta pour le système des circonscriptions médicales. Le Préfet choisissait un ou plusieurs médecins, pharmaciens et sages-femmes pour chaque circonscription ; les malades ne pouvaient s'adresser qu'à ces personnes qui, à leur tour, étaient tenues de donner leurs soins à tous les malades inscrits sur les listes, et qui pouvaient être révoquées en cas de négligence.

Pour la rétribution des médecins la Corrèze fut le seul des quatre départements à pratiquer le système de l'abonnement à raison de 10 centimes par habitant de chaque circonscription médicale. L'abonnement qui permettait d'évaluer à l'avance les frais médicaux, qui rendait inutiles tout contrôle ainsi que les carnets et les feuilles de maladie, augmentait par contre les hospitalisations car les médecins avaient alors plus ou moins tendance à envoyer à l'hôpital les malades qui leur demandaient beaucoup de soins. D'autre part, suite à l'établissement des circonscriptions par le préfet, les médecins se trouvèrent aux prises les uns avec les autres, et en guerre contre l'administration. Chaque praticien aurait en effet souhaité un morceau à sa convenance ; un réclamait telle commune dans sa circonscription tandis qu'un autre refusait purement et simplement tel lot ! Il s'en trouva même certains qui, trouvant leurs collègues plus favorisés, protestèrent de manière si violente que les autorités départementales durent fermement les rappeler aux convenances.

Comme près des 2/3 des départements français, la Creuse, la Dordogne et la Haute-Vienne appliquèrent le paiement à la visite en prenant en compte divers éléments d'évaluation qui proportionnaient les honoraires aux services rendus. En effet, si la visite médicale se bornait parfois à une simple consultation au cabinet du médecin, elle pouvait, d'autres fois, exiger un déplacement plus ou moins considérable, ou bien se compliquer de pansements ou même d'opérations. Toutes ces modalités faisaient l'objet de tarifs spéciaux inscrits dans les règlements. La visite au cabinet médical, gratuite dans la Haute-Vienne, était payée 0,75 franc en Dordogne et un franc en Creuse tandis que celle effectuée de jour au proche domicile du malade était partout fixée à un franc, prix qui doublait en cas de visite de nuit. Corollaire du paiement à la visite l'indemnité kilométrique avait été fixée à 0,5 franc par kilomètre parcouru par les trois assemblées départementales avec toutefois en Dordogne une réduction à 0,25 franc au delà de cinq kilomètres. Par contre, si en Creuse un praticien percevait 10 francs pour un accouchement simple, et 20 francs pour un accouchement difficile, son confrère de la Haute-Vienne ne recevait que 5 francs après avoir assisté une femme dont la délivrance n'avait pas posé de problèmes mais, à ce tarif de base, il ajoutait 10 francs s'il avait dû faire usage de forceps, et il était en droit d'exiger jusqu'à 35 francs pour une mise au monde particulièrement laborieuse. Toujours en Haut-Limousin les opérations de petite chirurgie qui désignaient tous les pansements et opérations que le médecin pratiquait facilement sans l'assistance d'un confrère et qui constituaient des soins supplémentaires plutôt que des opérations proprement dites – extraction de dents, saignées, suture de plaies, ligature d'artères…– étaient facturées de un à 3 francs, et pour les opérations de chirurgie qui comprenaient le pansement des fractures et des luxations ainsi que les « opérations sanglantes d'urgence » comme les trachéotomies ou les amputations l'homme de l'art percevait 5 francs, 10 francs, et même 30 francs.

A l'exception de l'Aube et du Morbihan les accouchements et les soins qui suivaient étaient partout payés aux sages-femmes d'après un tarif inséré au règlement départemental. En Corrèze comme en Haute-Vienne l'accoucheuse touchait 5 francs par enfantement, 6 francs en Dordogne, et 10 francs en Creuse. Dans les trois derniers départements était aussi attribuée une indemnité de déplacement égale à celle des médecins, par contre, en Bas-Limousin, ce dédommagement dont le montant total ne pouvait excéder 5 francs n'était versé qu'au delà du quatrième kilomètre.

Produits, substances et accessoires délivrés par les pharmaciens étaient remboursés selon un tarif détaillé qui variait d'un département à l'autre. En Haute-Vienne ils percevaient 2,5 francs pour un litre d'huile de foie de morue, un franc pour deux grammes de sulfate de quinine, 10 francs pour une paire de bas à varices.

En 1896, c'est à dire au tout début de l'application de la loi, en Haute-Vienne le nombre des inscrits sur les listes d'assistance s'élevait à 5663 personnes qui représentaient 1,9% de l'ensemble de la population. Les bénéficiaires femmes étaient légèrement plus nombreuses que les hommes puisqu'elles constituaient 53% de l'effectif, ce qui témoignait d'une position sociale et professionnelle inférieure à celle des hommes. Les vieillards de plus de 60 ans représentaient 18,5% du groupe, les moins de 15 ans près de 20%, et les 15-60 ans environ 61,5%. Jusqu'aux premières années du XXe siècle toutes ces valeurs ne devaient connaître que peu de changements.

En Creuse, durant l'année de la mise en place du service de l'assistance médicale gratuite – 1895 – les bureaux d'assistance des communes portèrent 5553 noms sur les tableaux, soit 2% de la totalité des habitants du département. Mais, d'un lieu à un autre, les situations présentaient de grandes diversités Si dans certaines communes on n'inscrivit personne ou à peu près, soit que les indigents y fussent en très petit nombre, soit qu'on rechignât et qu'on se refusât à assister, dans d'autres, au contraire, les états étaient manifestement trop chargés. Aussi, durant les années suivantes, des radiations furent opérées, abaissant le nombre des ayants droit à 4347 en 1896 et à 2588 en 1899. Mais, à compter de cette date, le nombre des inscrits ne cessa de progresser passant de 3700 en 1900 à 6022 en 1911 avant de connaître un léger fléchissement à la veille du premier conflit mondial, 5939 en 1912, 5708 en 1913.

En 1896, année durant laquelle la Dordogne commença à mettre en vigueur l'assistance médicale gratuite, parmi les 464 822 habitants du département, 17 869 – 3,8% de la totalité de la population – furent retenus pour être soignés aux frais de la collectivité. Mais, en ces premiers temps, des abus indéniables furent commis concernant l'établissement des listes d'assistance. Des communes peu favorables à l'obligation de venir au secours des malades pauvres firent tous leurs efforts pour éluder l'application de la loi, soit en ne portant sur leurs états qu'un nombre excessivement réduit d'assistés, soit en adressant des listes en blanc, soit encore, malgré de nombreux rappels, en refusant systématiquement de dresser la liste demandée. En janvier 1911 les deux villes les plus importantes du département, Périgueux et Bergerac continuaient toujours, sans y être nullement autorisées, à remplir leurs devoirs d'assistance comme elles le faisaient avant la loi nouvelle, refusaient obstinément de fournir des tableaux, et ne secouraient que les seuls malades inscrits à leurs bureaux de bienfaisance. Ce qui surtout retint bien des conseils municipaux dans l'organisation de l'assistance fut la perspective peu rassurante des charges à supporter, le désir d'éviter des dépenses nouvelles aux contribuables ; la difficulté de désigner les individus à secourir de même que la crainte de faire des jaloux, des mécontents, en arrêtèrent aussi d'autres. Inversement, en d'autres endroits, on tomba dans un excès contraire et les inscriptions se firent sans soin et sans aucun contrôle, on admit au bénéfice de la loi des personnes parfaitement capables de payer leur médecin et leur pharmacien, et même parfois des conseillers municipaux ! A La Chapelle-Saint-Jean et à Sainte-Foy-de-Longas ce fut ainsi près du tiers de la population communale qui fut inscrit, 27% à Lusignac. Face à ces exagérations, l'année suivante la gratuité des soins ne fut plus accordée qu'à 14 686 personnes, 15 131 en 1898, 13 944 en 1899, 12 450 en 1911, 13 142 en 1912, 13 755 en 1913.

Même si la Corrèze se montra un peu plus libérale que ses voisins en inscrivant par exemple 7,5% de sa population en 1896 et un peu moins de 7% les années suivantes, il apparaît nettement que les départements du Limousin-Périgord furent loin de figurer parmi les départements généreux où, comme dans le Calvados ou le Nord, le taux d'inscription pouvait largement dépasser les 10% !

Durant la première décennie d'application de la loi, avant 1905, le pourcentage des malades soignés s'éleva chaque année à environ la moitié des inscrits pour la Haute-Vienne, et aux alentours du tiers pour la Corrèze et la Dordogne qui connut une nette augmentation dans l'immédiat avant-guerre, 4216 visités à domicile et 340 hospitalisés en 1907, 5729 et 391 en 1912.

Pendant la même période le coût moyen annuel d'un malade traité à domicile connaissait une importante progression. En 1896 l'assistance médicale consacrait pour une telle personne 7,85 francs en Corrèze, 17,25 francs en Haute-Vienne, 10,81 francs en Dordogne ; en 1905 elle dépensait respectivement 9,20 francs, 25 francs et 14,65 francs dans ces trois départements alors que la moyenne nationale s'établissait à environ 12 francs. Les causes de cet accroissement étaient diverses. Des malades devenus exigeants, au lieu de se rendre à la consultation du médecin, l'appelaient de plus en plus souvent chez eux même quand leur état de santé leur aurait parfaitement permis de se déplacer. Certains dont l'affection ne présentait pourtant pas un caractère de gravité exceptionnelle exigeaient de très nombreuses visites. Conséquence de ces soins trop assidus, des assistés étaient mieux soignés que des malades qui payaient avec leur argent. De leur côté des maires constataient de véritables gaspillages dans la prescription des médicaments ordonnés par des médecins avec une largesse et une prodigalité excessives. Sur les mémoires envoyés par les pharmaciens s'alignaient parfois des séries d'ordonnances s'élevant à 4, 5, 6, 10 francs et plus. Au cours du premier trimestre 1903 un pharmacien de Dordogne produisit même un compte de 124 francs pour objets de pansements fournis dans une opération de hernie étranglée ! Non seulement les médecins donnaient parfois trop de médicaments, mais ils le faisaient aussi quelquefois d'une façon trop dispendieuse inscrivant par exemple la fourniture de litres d'eau boriquée ou d'eau phéniquée alors que le malade ou sa famille aurait très bien pu préparer la solution en ajoutant de l'eau au principe actif. En d'autres circonstances, c'étaient des eaux minérales, des spécialités, des produits nullement indispensables comme l'eau de Cologne ou des vins de liqueur fournis à des assistés, et comme les règlements n'autorisaient pas ces dépenses inutiles, le médecin, grâce à une entente avec le pharmacien, faisait figurer sur les ordonnances des médicaments ordinaires pour une valeur égale. Pas étonnant que de nombreux pharmaciens n'hésitaient alors pas à déclarer que leur meilleure clientèle était celle des assistés pour lesquels les médecins prescrivaient presque sans compter et beaucoup plus que pour leurs malades qui payaient ! Il n'est pas douteux que si l'assistance médicale avait été instituée pour les malheureux qui en ont certes bien tiré des bénéfices, ce furent surtout les médecins et les pharmaciens qui en ont profité dans une très large mesure, percevant par exemple en Dordogne, de 1896 à 1907, la somme considérable de 763 565 francs. Toujours dans le même département, elle rapportait pour la seule année 1911 2300 francs au docteur Deguirat de Sarlat, 1698 francs à son confrère Queyroi de Badefols-d'Ans, 2348 francs au pharmacien Petit de Thiviers.

Au fil des années des communes eurent aussi tendance à abuser de l'article 19 de la loi de juillet 1893 qui prévoyait qu'en cas d'urgence le bureau d'assistance pouvait admettre provisoirement un malade non inscrit sur la liste. Si le bureau était dans l'impossibilité de se réunir à temps le maire seul avait la possibilité de prononcer l'admission à condition d'en rendre compte, en comité secret, à la prochaine séance du conseil municipal. L'exagération fut particulièrement évidente en Dordogne où les inscriptions d'urgence passèrent de 225 en 1896 à 1118 en 1900 avant, il est vrai, de s'abaisser à 522 en 1905. Néanmoins, en quelques lieux, ces malades purent constituer près de la moitié de ceux soignés au compte de l'assistance médicale. En 1907 une commune du Périgord alla même jusqu'à délivrer dans un semestre 16 feuilles à des inscrits, et 32 à des non inscrits ! Nombreuses, ces admissions étaient aussi assez souvent faites irrégulièrement, les maires ne remplissant aucune des formalités prescrites. De leur propre volonté, ou sous la pression du malade ou du médecin, ils délivraient la feuille de maladie sans justifier l'urgence, signaient plus tard le mandat, et tout le monde ignorait ce qui s'était passé, aucun contrôle n'était exercé par les bureaux d'assistance ou les conseils municipaux.

2 – Les œuvres patronales et les sociétés de secours mutuels

Si l'assistance permit à de nombreuses personnes des milieux populaires de recourir aux services des médecins et des pharmaciens, des institutions contribuèrent également à la médicalisation de la population.

L'initiative provint parfois des patrons d'importantes entreprises. Dans les dernières années du XIXe siècle les responsables de la manufacture porcelainière Gérard-Dufraisseix-Morel établissaient un service de consultations gratuites hebdomadaires. Chaque dimanche matin un médecin de la ville se tenait, dans une pièce spéciale de la fabrique, à la disposition du personnel. Il examinait non seulement les hommes, les femmes et les enfants employés dans l'établissement, mais aussi les épouses des ouvriers, les maris des ouvrières et leurs enfants. La société prenait totalement en charge le prix des médicaments prescrits à ces derniers et payait la moitié de ceux fournis aux adultes. D'autres patrons créèrent des caisses de secours en faveur de leurs salariés. A Limoges la plus ancienne fut celle fondée en août 1870 par le manufacturier de porcelaines Haviland. Alimentée par une retenue de 1% sur les salaires des ouvriers ainsi que par une contribution patronale égale à ce prélèvement, elle permettait en cas d'accident ou de maladie de recevoir gratuitement les soins d'un médecin ainsi que tout ou partie de son salaire, de plus, elle accordait aux femmes qui venaient d'accoucher un repos payé de quinze jours. Si la caisse de secours de chez Haviland était administrée par une commission formée d'ouvriers sans nulle intervention du patron, il en allait très différemment de celle de la manufacture Guérin totalement gérée par le directeur qui n'admettait aucune ingérence de ses employés.

Associations de prévoyance qui, en échange d'une cotisation, prenaient en charge les risques sociaux de leurs adhérents (maladies, accidents, obsèques, et peu à peu retraites), les sociétés de secours mutuels permettaient, selon leurs propagandistes, contrairement à l'assistance, de secourir la personne « sans l'humilier, puisque c'est par le fruit de son travail qu'elle trouve un soulagement dans sa détresse ». Ce fut à Limoges, ville la plus industrialisée de la région, qu'elles furent les plus nombreuses. La plus ancienne des sociétés limougeaudes, celle dénommée *Société des ouvriers porcelainiers*, fut fondée en mai 1829 par des « artistes », c'est à dire des ouvriers les plus qualifiés, des spécialistes du décor. Durant les années suivantes se créèrent celles des typographes en 1835, des cordonniers en 1842, des tisserands, teinturiers et fileurs en 1843, des employés de magasin des fabriques de porcelaine en 1844. En 1855, pour une population totale de 46 564 habitants, le chef-lieu de la Haute-Vienne comptait 16 sociétés regroupant 1118 participants à qui étaient destinés les secours, et 113 membres honoraires qui, bien que payant une cotisation, ne participaient à aucun des bénéfices prévus par les statuts. Pour ces derniers les sociétés de secours mutuels constituaient une œuvre philanthropique à laquelle ils apportaient leurs soins et leur argent. En 1870 on recensait 30 sociétés présentant un effectif total de 216 membres honoraires et de 2852 membres participants (2692 hommes et 160 femmes). Au début de la dernière décennie du XIXe siècle, suite à des restructurations, il ne restait plus que 21 sociétés fortes de 217 membres honoraires et de 3961 associés participants. En 1889 les 15 sociétés approuvées dont les statuts avaient été soumis au préfet, qui possédaient un président nommé par le représentant du gouvernement, et dont le nombre des adhérents s'élevait à 3217 participants, secouraient 969 membres pour maladie, dépensaient 4881 francs en honoraires de médecins, et 5375 francs en fournitures pharmaceutiques. La même année, les six sociétés simplement autorisées comptaient 289 membres malades parmi leurs 980 participants, payaient 1668 francs aux médecins, et 2946 francs aux pharmaciens.

Au lendemain de la chute du Second Empire, alors que pour l'ensemble de la France la population mutualisée correspondait à 7,5% de la totalité des habitants, en Haute-Vienne le pourcentage n'était que de 1,2%, et en 1911, en dépit de progrès indéniables, l'implantation mutualiste dans le département demeurait encore modeste puisque seuls 5,5% des Haut-Viennois adhéraient à une société de secours mutuels.

En Corrèze où, à en croire une lettre adressée en janvier 1908 par le préfet au ministre du Travail et de la Prévoyance sociale, « le conseil général ne s'est pas préoccupé jusqu'ici des moyens de favoriser le développement du mouvement mutualiste dans le département » et où, dans un rapport daté du 9 août 1913, le représentant de l'Etat écrivait que les lois sociales dont celles sur l'hygiène, la mutualité et la prévoyance sociale, n'étaient pas « d'une application toujours facile », les sociétés de secours mutuels furent toujours en nombre réduit. En septembre 1870 il en existait 7 qui regroupaient 1137 adhérents, en octobre 1891 on en dénombrait 12 avec 1858 sociétaires, et 25 à la fin de l'année 1904. Durant les années suivantes leur nombre augmenta un peu, de sorte qu'en 1909, parmi une population départementale de 317 430 habitants, on comptait 9319 mutualistes.

Suite au décret du 26 mars 1852 qui favorisait la fondation de groupements mutualistes à compétence territoriale se créa à Tulle dès le 18 janvier 1853 une société municipale présidée par le secrétaire général de la préfecture, puis une autre à Brive le 4 décembre 1856. Dans les communes rurales l'organisation de telles institutions s'avéra impossible. Ainsi, le 12 novembre 1854, le conseil municipal de Bilhac justifiait son refus par le fait que « la population de la commune est agricole et non industrielle, et que chaque individu aime mieux travailler son petit bien, se suffire avec le produit de son travail comme il peut, être indépendant ». Presque toutes les municipalités des campagnes avancèrent les mêmes arguments.

A la différence des sociétés communales, d'autres sociétés recrutaient leurs membres à partir de critères strictement professionnels. Ainsi, en mai 1886, vit le jour à Brive l'*Union fraternelle des ouvriers sabotiers, tanneurs et corroyeurs* ; auparavant étaient nées la mutuelle des cantonniers du service vicinal de la Corrèze, celle des instituteurs et des institutrices du département...Fondée en septembre 1868, la *Société de secours mutuels des ouvriers des ardoisières de Travassac*, commune de Donzenac, ne fut inscrite à la préfecture qu'en décembre 1882. Jusqu'en 1928, date à laquelle fut formée une société de secours sur le modèle de celles des mineurs de charbon, cette société rendit de grands services à ses adhérents à qui elle payait les honoraires des médecins, les factures des pharmaciens, versait des indemnités maladie et prenait en charge les frais d'obsèques qui comprenaient le cercueil, les porteurs, le curé, le fossoyeur et le veilleur de mort ! Pour réduire le nombre de fraudes de la part des sociétaires, elle institua à partir d'août 1902 deux surveillants désignés pour un mois, mais avec possibilité de renouvellement, dont la tâche consistait à contrôler si les malades déclarés ne se livraient pas, en cachette, à certains travaux. Condamné une première fois à payer une amende, le tricheur était exclu en cas de récidive. Toujours dans le but de réduire les dépenses elle avait, dès 1878, demandé au curé de diminuer le prix des obsèques. Ayant fait savoir qu'en cas de refus l'enterrement se ferait civilement, l'homme de Dieu accepta les nouvelles valeurs qui lui étaient proposées. En 1902, cherchant à payer les soins et les médicaments au prix le plus bas possible, c'est au médecin et au pharmacien qu'elle réclamait une baisse de leurs tarifs. Pour régler toutes les diverses charges qui lui incombaient la Société disposait des versements des membres honoraires qui avaient droit à la présence de la bannière et d'une délégation lors de leurs funérailles, des cotisations de ses membres – un franc par mois en 1902 –, et du produit des amendes. Non seulement étaient condamnés à une pénalité ceux qui avaient feint une maladie, mais devaient s'acquitter d'un versement de deux francs ceux absents sans motif valable à une réunion, aux obsèques d'un sociétaire, à la messe du mercredi des Cendres, à la messe de saint Roch et à celle de sainte Barbe. Si dès la fin du Second Empire les ardoisiers de Travassac s'étaient groupés dans une société de secours mutuels, il fallut attendre 1907 pour voir les ouvriers des ardoisières d'Allassac et de celles du village du Saillant, commune de Voutezac, constituer à leur tour une telle société dénommée *L'Union Fraternelle*.

Inscrite, après la loi de mars 1852, avec le numéro 2 sur le registre de la préfecture corrézienne, la *Société de la ville de Brive* n'admettait que des sociétaires âgés de plus de 21 ans et de moins de 50 ans, et exigea d'eux, à partir de 1859, un droit d'entrée dont le montant augmentait avec l'âge, 2,5 francs pour les demandeurs de 21 à 30 ans, 5 francs pour ceux de 30 à 45 ans, et 10 francs pour les 45-50 ans.

En Bas-Limousin, comme partout ailleurs, les femmes furent, jusqu'à la Grande Guerre, peu présentes dans les sociétés de secours mutuels. En 1896, parmi les 13 sociétés mutualistes existantes et leurs 1674 membres participants ne se trouvaient que 3 associations mixtes et 51 femmes. Mais, toutefois, il convient de préciser qu'épouses et enfants des sociétaires bénéficiaient souvent de certains avantages mutualistes. La *Société de la ville de Tulle* accordait ainsi aux conjointes et même aux fils et aux filles de ses membres la gratuité des visites médicales ainsi que la fourniture des médicaments. Par contre, la *Société de la ville de Brive* ne prenait en charge que le paiement des soins des médecins, et celle d'Egletons exigeait de ses adhérents mariés un supplément mensuel de cotisation de 20 centimes pour payer les services médicaux aux personnes de leur famille.

Parmi les 13 sociétés corréziennes de la fin du XIXe siècle, 4, dont la société municipale de Meyssac, rétribuaient les médecins avec lesquels elles traitaient selon un forfait annuel de l'ordre de 100 francs. Les 9 autres payaient les praticiens à la visite, mais si la société municipale d'Egletons versait un franc, celle d'Argentat n'accordait que 50 centimes.

3 – L'envoi d'indigents dans les établissements thermaux

Ce fut bien avant la mise en place de l'assistance médicale gratuite que des personnes sans ressources bénéficièrent du droit inscrit dans l'arrêté du 23 vendémiaire an VI (14 octobre 1797) qui octroyait aux indigents la gratuité du traitement tant dans les établissements thermaux de l'Etat que dans ceux du secteur privé.

Si le département de la Creuse accorda parfois durant le XIXe siècle des crédits pour envoyer des malades pauvres prendre les eaux à Néris (03), à Vichy, au Mont-Dore, ou même à Bourbon-L'Archambault (03), il donna, de manière tout à fait logique, sa préférence à la station locale d'Evaux-les-Bains où, par exemple, 50 personnes démunies purent profiter des bienfaits des sources en 1849, 65 l'année suivante, 80 en 1860, 120 en 1868. Néanmoins, en dépit de la très forte augmentation des sommes allouées qui passèrent de 450 francs en 1840 à 5500 francs en 1869, toutes les demandes ne pouvaient pas être satisfaites ; en 1866, sur 240 présentées seulement 110 recevaient une réponse positive, 115 sur 170 en 1869. En avril 1873, au nom du conseil général, le préfet signait avec MM. le marquis de la Roche-Aymon et Picaud propriétaires des bains d'Evaux un traité valable pour l'année en cours destiné à assurer l'accueil des malades indigents. L'établissement s'engageait à recevoir ces curistes en trois séries égales en nombre : la première du 20 mai au 9 juin, la seconde du 10 au 30 juin, et la troisième du 20 août au 10 septembre. Moyennant une somme de 2 francs par journée de présence de chaque malade les deux possédants s'engageaient à *« fournir une nourriture saine, suffisamment abondante, bien préparée et qui se composera par tête et par jour de un kilo de pain blanc cuit de la veille, un demi-litre de vin, bonne qualité, 300 grammes de viande, 250 grammes de légumes qui varieront tous les deux jours, une soupe le matin et une le soir ; de plus, les malades recevront le traitement nécessaire à leur état, les bains, douches, prescrits par le médecin ; ils seront logés convenablement ; chacun d'eux aura son lit, et les linges nécessaires pour la médication seront fournis par l'établissement.* » Une commission de surveillance composée de trois membres de l'assemblée départementale, mais aussi de MM. le Médecin-inspecteur des eaux d'Evaux et de l'Inspecteur des enfants assistés, devait effectuer au moins un contrôle pendant la saison des bains et pouvait aussi prononcer l'expulsion des malades qui commettraient des abus, qui n'observeraient pas « le plus grand ordre et la plus parfaite tranquillité », ou qui refuseraient systématiquement de regagner leur chambre à 21 heures précises. Dès les premiers jours de juin elle effectuait sa première visite à l'improviste et ne trouvait rien à redire si ce n'est que le vin de qualité médiocre et peut-être étendu d'eau n'était pas donné en quantité suffisante – chaque malade ne recevait qu'un quart de litre au lieu du demi-litre prévu par le traité – et que le bouillon gras n'était jamais ou presque jamais servi aux repas du soir. Deux autres inspections rendirent des rapports un peu plus critiques, mais aucun des indigents interrogés ne se plaignit, tous se déclarèrent globalement satisfaits de l'alimentation qui leur était fournie, et tous ceux qui avaient eu la chance de déjà fréquenter les bains avouèrent qu'ils se trouvaient mieux nourris que les années précédentes. L'expérience ayant donc été grandement satisfaisante une nouvelle convention consentie pour trois ans et renouvelable fut établie au printemps 1874. Elle devait être reconduite sans interruption jusqu'en 1898 avec MM. De la Roche-Aymon et Picaud, puis avec la *Société anonyme des eaux thermales d'Evaux* qui leur succéda à partir de cette date. Seulement, dans le courant de juillet 1905, le préfet recevait une plainte de plusieurs malades au sujet du mauvais état d'entretien de l'hôtel de Rome où ils séjournaient. Effectivement, les inspecteurs délégués par le conseil général pour visiter les locaux constatèrent que l'immeuble se trouvait dans un état d'entretien lamentable, que les femmes étaient logées dans une pièce « affectant la forme d'une mansarde » et dans laquelle se trouvaient dix-huit lits qui se touchaient presque. Seulement éclairée et aérée par deux fenêtres le volume d'air y était notoirement insuffisant, et, de plus, cet air se trouvait vicié par les émanations de l'écurie qui se trouvait juste au dessous. Le matériel de couchage laissait lui aussi beaucoup à désirer, et les deux compartiments de cabinets d'aisances d'ailleurs dépourvus de sièges s'avéraient insuffisants pour le nombre de malades. La Société thermale ne daigna pas répondre aux observations présentées par la commission de surveillance, et lorsqu'au cours de l'année 1906 le préfet lui écrivit pour lui demander de lui faire parvenir ses propositions pour un éventuel renouvellement du traité, elle fit savoir que « vu l'attitude de l'administration préfectorale, vu les agissements de la mairie d'Evaux et la conduite des indigents » elle n'envisageait pas de reconduire le contrat. Toutefois, elle consentirait, par faveur, à toujours accueillir des indigents comme par le passé, « mais en restant maîtresse absolue de ses actions, de ses admissions et de la façon de les recevoir ». Jugeant que les conditions proposées ne différaient de l'ancien traité que par la suppression des délégués du conseil général, et qu'un nouveau rapport constatait la remise en état des locaux destinés aux malades, les conseillers généraux décidaient, en 1907, de prolonger au moins pour un an l'envoi d'indigents dans l'établissement thermal creusois.

Chapitre III

UN PERSONNEL DE SANTE PLUS OU MOINS QUALIFIE ET PLUS OU MOINS NOMBREUX

A – Les médecins

En Limousin-Périgord, comme dans toutes les régions de France, l'art de soigner fut au XIXe siècle exercé par des personnes aux formations, aux titres, et aux statuts bien différents.

1 – Plusieurs catégories de praticiens

Dans le domaine médical, comme en bien d'autres, la Révolution s'attaqua aux institutions communautaires et bouleversa les hiérarchies. Après que dans son impérieux désir de liberté et d'égalité l'Assemblée Constituante eût, dès le printemps 1791, supprimé toutes les corporations, maîtrises et jurandes et décrété que chacun serait désormais libre d'exercer telle profession, art ou métier qu'il trouvera bon, l'Assemblée Législative puis la Convention abolirent en 1792 et 1793 les collèges de médecins, les communautés de chirurgiens, les corporations d'apothicaires, les facultés de médecine. Débuta alors sur toute la surface de la République une période de liberté totale où n'importe qui, aux seules conditions de se pourvoir d'une patente et de se conformer aux règlements de police, pouvait exercer la médecine ; « la réussite thérapeutique devait tenir lieu de diplôme ». Seulement, cette anarchie médicale dont profitaient pleinement les « empiriques » et les charlatans représentait un danger manifeste pour les malades qui se plaçaient entre les mains d'une foule d'individus peu ou pas instruits, sans compétence, mais qui, de leur propre autorité, s'étaient érigés en maîtres de l'art, compromettant ainsi l'existence de très nombreux citoyens. Cette situation se révélant préjudiciable à la santé publique, il devint rapidement urgent de mettre fin à cet état de choses catastrophique et de reconstruire la médecine française. Dès le 14 frimaire an III (4 décembre 1794), soit guère plus d'un an après la suppression des facultés, étaient créées par décret trois Ecoles de Santé qui prirent bientôt le nom traditionnel d'Ecoles de médecine à Paris, Montpellier (à cause de son passé), et Strasbourg (en raison de la proximité de la zone des combats). Au cours des études qui duraient trois ans la pratique dans les hôpitaux l'emportait nettement sur la théorie, mais cet enseignement ne débouchait sur aucun examen, concours ou diplôme. Puis de très nombreux projets aboutissaient finalement à l'adoption de la loi du 19 ventôse an XI (10 mars 1803) qui devait réglementer l'exercice de la médecine pendant presque tout le XIXe siècle, jusqu'en 1892. La séparation entre médecins et chirurgiens était désormais supprimée, et « l'art de guérir » n'était désormais plus libre, le monopole des soins se voyait rétabli au profit de ceux qui avaient obtenu, après études et examens, un titre officiel et s'étaient inscrits sur les listes dressées par les tribunaux de première instance et les bureaux des sous-préfectures des arrondissements dans lesquels ils désiraient s'établir. Tous ceux qui pratiqueraient sans remplir toutes ces conditions seraient poursuivis devant les tribunaux de police correctionnelle pour exercice illégal de la médecine ou de la chirurgie, punis par une amende doublée en cas de récidive, et même pourraient être condamnés à un emprisonnement n'excédant pas six mois. La loi qui ne faisait pas table rase du passé puisqu'elle reconnaissait le droit d'exercer aux praticiens reçus sous l'Ancien Régime créait deux grands corps parmi les nouveaux médecins, les docteurs en médecine et les officiers de santé.

Les docteurs en médecine et les chirurgiens admis avant la Révolution, « selon les formes anciennes », par les facultés et collèges de médecine, les collèges de chirurgie et les communautés de chirurgiens, purent donc continuer à se livrer à leur profession comme auparavant. En septembre 1806 la Dordogne comptait ainsi 53 docteurs et un licencié en médecine formés sous la monarchie absolue : deux avaient obtenu leur grade à la faculté de Paris, 4 à Bordeaux, 9 à Toulouse, 37 – dont le licencié – à celle de Montpellier, et les deux autres à Caen et Louvain. En plus de ces docteurs on dénombrait aussi 154 chirurgiens « reçus par les communautés, par les lieutenants du premier chirurgien du Roi, exerçant aux conditions fixées par leur acte de réception ». Parmi ces derniers beaucoup n'étaient à l'origine que des chirurgiens de « légère expérience », de petits chirurgiens installés dans les zones rurales et qui n'avaient satisfait qu'à un examen sommaire ce qui, en 1787, amenait le médecin Lascoux-Germinac domicilié à Juillac (19) à écrire avec un mépris certain que du fait de leur « ignorance crasse qui surpasse toute imagination » leurs seuls moyens de guérir se limitaient à la saignée, aux émétiques et aux purgatifs. Bien évidemment, au fil des ans, en raison des retraites et des décès les effectifs de ces praticiens ne cessèrent de décroître. En 1830 on ne recensait plus que 16 docteurs et 25 chirurgiens ; en janvier 1851 ne restaient qu'un seul docteur et 4 chirurgiens.

Pour devenir docteur en médecine ou en chirurgie selon les « nouvelles formes » fixées par la loi étaient d'abord nécessaires quatre années d'études effectuées après le baccalauréat-ès-lettres ou es-sciences dans une des trois Ecoles de médecine qui reprirent leur nom de Faculté le 10 mai 1806 suite à la création de « l'Université Impériale ». Durant ces années l'étudiant passait oralement cinq examens publics dont deux devaient nécessairement être soutenus en latin. Le premier portait sur l'anatomie et la physiologie, le second sur la pathologie et la nosologie, le troisième sur « la matière médicale », la chimie et la pharmacie, le quatrième sur l'hygiène et la médecine légale, le cinquième sur la clinique interne ou externe suivant le titre de docteur en médecine ou en chirurgie que l'aspirant désirait acquérir. Après avoir satisfait à tous les examens le postulant au doctorat était tenu de rédiger une thèse écrite en latin ou en français puis de la soutenir devant l'Ecole, « en grand costume ». Outre la réussite à toutes ces épreuves intellectuelles il convenait aussi d'acquitter des « frais d'étude et de réception » qui pouvaient, à l'origine, s'élever jusqu'à 1000 francs, et coûtaient cent francs de plus à la fin de la monarchie de Juillet.

Au cours du siècle la formation médicale connut certaines réformes qui visèrent en particulier à accorder aux sciences une place plus importante, plus en rapport avec le développement qu'elles connaissaient depuis le Consulat. A partir de 1823 la possession du baccalauréat ès-sciences fut obligatoire pour être admis dans une faculté de médecine. Redevenu facultatif de 1830 à 1836, il fut à nouveau indispensable à partir de cette date. Par le décret du 20 juin 1878 furent institués des travaux pratiques de physique, de chimie, et de sciences naturelles, puis un décret de juillet 1893 imposa pour déposer une première inscription en faculté de médecine un certificat d'études physiques, chimiques et naturelles dit C.E.P.C.N. ou « P.C.N. » délivré par les facultés des sciences. Enfin, en 1909, une cinquième année de formation fut ajoutée avant la thèse soutenue devant un jury composé de trois juges.

Après avoir suivi cet enseignement qu'à l'aube du XXe siècle dispensaient sept facultés de médecine le nouveau docteur nanti de son diplôme pouvait s'installer sur toute l'étendue du territoire national, bénéficiait de la liberté de prescription curative, et du montant de ses honoraires.

Il n'en allait pas de même pour les officiers de santé, ces médecins subalternes du second ordre pour qui la possession du baccalauréat n'était pas obligatoire, et qui avaient suivi des études moins approfondies fixées par l'article 15 de la loi de ventôse : *« Les jeunes gens qui se destineront à devenir officiers de santé ne seront pas obligés d'étudier dans les écoles de médecine ; ils pourront être reçus officiers de santé après avoir été attachés, pendant six années, comme élèves, à des docteurs, ou après avoir suivi, pendant cinq années consécutives, la pratique des hôpitaux civils ou militaires. Une étude de trois années consécutives dans les écoles de médecine leur tiendra lieu de la résidence de six années chez les docteurs ou de cinq années dans les hospices.* »

Tout au long du XIXe siècle furent fondées 22 écoles secondaires de médecine qui, suite à l'ordonnance du 13 octobre 1840, devinrent des « écoles préparatoires de médecine et de pharmacie ». Mais au fil des décennies quelques-unes, parmi les plus importantes, se virent promues au rang de faculté. Le Périgord ne fut jamais pourvu d'un tel établissement, et en Limousin il fallut attendre 1841 pour voir l'ouverture de l'école de Limoges.

Après avoir terminé leur formation dans une école, dans un hopital, ou auprès d'un docteur, les candidats à l'officiat de santé passaient un examen simplifié devant un jury départemental constitué à l'origine par deux docteurs réputés domiciliés dans le département, et d'un professeur désigné parmi ceux des écoles de médecine. Le 30 septembre 1821 Joseph-Léonard Morin était ainsi admis par le jury de la Haute-Vienne après avoir répondu à des questions portant sur « les connaissances les plus indispensables » de la médecine, de la nosologie, de la pharmacie et de la chirurgie, et avoir traité par écrit la question suivante : « qu'est-ce qu'une fièvre intermittente insidieuse, et quel traitement exigent les maladies de ce genre ? » Tout candidat était astreint à payer des frais d'examen qui ne pouvaient dépasser deux cents francs et auxquels il devait ajouter 50 francs de droit de diplôme en cas de réussite. Cette somme, certes nettement inférieure à celle du doctorat, représentait tout de même presque l'équivalent du salaire annuel d'un manœuvre.

La loi de ventôse an XI permettait également à ceux qui, depuis le début de la période révolutionnaire, avaient soigné sans diplôme pendant une durée supérieure à trois ans, d'accéder à l'officiat : *« les médecins ou chirurgiens établis depuis la suppression des universités, facultés, collèges et communautés, sans avoir pu se faire recevoir, et qui exercent depuis trois ans, se muniront d'un certificat délivré par les sous-préfets de leurs arrondissements, sur l'attestation du maire et de deux notables des communes où ils résident, au choix des sous-préfets ; ce certificat qui constatera qu'ils pratiquent leur art depuis l'époque indiquée, leur tiendra lieu de diplôme d'officier de santé.* » Des individus sans instruction ayant réussi avec une grande facilité à obtenir des maires et des notables de leur commune le certificat d'exercice qui leur permettait de devenir automatiquement officier de santé, le ministre de l'Intérieur adressait dès le 13 fructidor an XI (31 août 1803) une lettre aux préfets par laquelle il leur demandait de prendre des mesures pour faire cesser les abus qu'aurait pu faire naître l'exécution de cet article 23 de la loi du 19 ventôse an XI, et exiger en particulier des preuves de la formation antérieure (attestations de docteurs dont le candidat avait été l'élève, de médecins ou de chirurgiens en chef des hôpitaux dans lesquels il avait pu travailler). Rivet, le préfet du département de la Dordogne, saisissait avec empressement cette occasion de mettre fin à l'activité de personnes aux connaissances médicales parfois très limitées, et le 28 ventôse an XII (19 mars 1804) il prenait un arrêté qui annulait provisoirement « les diplômes accordés trop légèrement à des officiers de santé non porteurs de titres qui constatent leurs études », et ordonnait aux sous-préfets de ne délivrer de nouveaux certificats qu'à ceux qui présenteraient des actes authentiques démontrant « sinon qu'ils connaissent leur art, du moins qu'ils l'ont étudié soit comme élèves de médecins ou chirurgiens légalement reçus, soit comme ayant suivi la pratique des hospices, soit enfin comme ayant étudié dans les écoles ». Mais le ministre jugeait ces mesures trop rigoureuses et les annulait. Seulement, après que le conseil général eût fait connaître son plus entier soutien aux décisions préfectorales le membre du gouvernement semble avoir revu sa position puisque le 9 fructidor an XIII (18 août 1805) le préfet faisait savoir à tous les officiers de santé qui avaient obtenu un certificat leur tenant lieu de diplôme et qui ne s'étaient pas présentés l'année précédente devant le jury médical du département pour exhiber leurs preuves d'étude et de pratique qui leur avaient permis d'obtenir ce titre qu'ils devaient impérativement paraître cette année devant cette instance qui allait siéger du 23 au 26 fructidor. Il avertissait que le refus de remplir cette formalité serait sanctionné par le retrait du diplôme et l'interdiction de se livrer à « l'art de guérir ». Au niveau national, en 1809, le ministre Fouché s'appuyait sur une argutie juridique pour contester la validité de beaucoup de ces certificats ainsi délivrés et obliger ainsi leurs détenteurs à passer les examens de l'officiat.

Médecins à l'incomplète instruction les officiers de santé étaient soumis à diverses restrictions professionnelles : ils ne pouvaient pratiquer que dans le département où ils avaient été reçus et, en cas de déménagement hors de celui-ci, ils se voyaient contraints de repasser leurs examens et repayer les frais connexes, ils ne pouvaient exercer comme médecins hospitaliers, et il leur était interdit de pratiquer, hormis en cas d'extrême urgence, sans l'assistance et le contrôle d'un docteur « les grandes opérations chirurgicales », c'est à dire celles dont l'exécution était difficile et celles qui « s'appliquaient à des organes intérieurs, profondément situés, difficilement accessibles...placés dans le voisinage de vaisseaux et de nerfs qu'il importe de respecter ». Ainsi, si l'ouverture d'un abcès relevait de la compétence des officiers de santé, la réalisation d'une amputation leur était formellement défendue.

En instituant des « sous docteurs » à l'instruction incomplète la loi du 10 mars 1803 mettait en place une médecine à deux vitesses, aux riches des villes les soins des docteurs, aux pauvres et aux habitants des campagnes les traitements des officiers de santé. A l'époque cette disposition non seulement ne choqua personne, mais fut, au contraire, perçue comme permettant à la plus grande partie de la population d'accéder à un thérapeute. La pensée dominante n'était-elle d'ailleurs pas que les paysans souffraient de maux simples comme leur genre de vie, et n'avaient donc pas besoin pour guérir de recourir à des praticiens ayant accompli de longues études !

Toutefois, tout au long de la première moitié du XIXe siècle, les officiers de santé firent l'objet de sévères critiques de la part de nombreux docteurs qui ne voyaient en eux que des confrères ignorants, « pauvres et crottés, incompétents et encombrants » qui constituaient non seulement des concurrents, mais représentaient presque un déshonneur pour la profession, et même, aux yeux de certains, « un véritable fléau pour l'humanité ». Tel était aussi au début de la monarchie de Juillet l'avis du maire de Valojoux (24) qui écrivait que les six officiers de santé des environs de sa commune étaient « beaucoup trop nombreux et souvent beaucoup trop près pour la sécurité du malade », et, en 1845-1846, celui des autorités de la Creuse et de la Corrèze qui adressaient des rapports inquiétants à Salvandy alors ministre de l'Instruction publique. A ces attaques les défenseurs des officiers de santé répondaient que pour ces médecins l'expérience pratique acquise ultérieurement auprès des malades compensait en partie leur médiocre instruction, qu'ils gagnaient facilement la confiance des familles, et se contentaient d'exercer dans les milieux modestes dont ils pouvaient parfois être les conseillers et presque les compagnons !

Pour atténuer les insuffisances cognitives des officiers de santé furent prises durant la seconde moitié du siècle diverses décisions destinées à améliorer leur formation et à élever leur niveau intellectuel. Le 22 août 1854 un décret supprimait les jurys départementaux jugés souvent trop laxistes, reproche qui n'était pas toujours sans fondement puisque par exemple dans sa séance du 3 novembre 1812 celui de la Dordogne avait reçu 17 aspirants sur les 20 qui avaient été examinés vraiment très brièvement dans la même journée. Désormais la réception des nouveaux officiers de santé incombait aux facultés de médecine ou aux « écoles préparatoires de médecine et de pharmacie » créées par l'ordonnance royale du 13 octobre 1840 et dont un des buts était de former les médecins du second ordre. Dans celle de Limoges qui avait vu le jour en 1841 la première session d'examen se déroula le 10 septembre 1855 sous la présidence du professeur Denonvilliers de la faculté de médecine de Paris. A partir de 1858 l'apprentissage chez un docteur ou dans un hôpital ne permit plus d'obtenir le diplôme, et les candidats furent désormais obligés d'accomplir trois années d'études dans une faculté ou une école préparatoire, durée qui fut augmentée d'un an par un décret de Jules Ferry d'août 1883 qui exigea aussi que le candidat à ce grade justifie en prenant sa première inscription d'un diplôme de bachelier ou, à défaut, du « certificat d'études de l'enseignement secondaire spécial ou du certificat d'examen de grammaire » complété par un examen passé devant un jury de trois membres nommés par le recteur et portant sur les éléments de physique, de chimie et d'histoire naturelle. Peu à peu l'officiat de santé se rapprochait du doctorat tant au niveau des études que du coût du diplôme qui passait en 1887 à 1190 francs contre 1390 pour celui du doctorat. Tous ceux qui souhaitaient la disparition des praticiens du second ordre firent alors valoir que dans ces conditions l'institution des officiers de santé ne se justifiait plus et, le 30 novembre 1892, le Parlement votait l'abolition de l'officiat que réclamait déjà en 1811 le célèbre professeur Guillaume Dupuytren né à Pierre-Buffière (87) et qui fut un des fondateurs de l'anatomie pathologique. Cette loi dont l'article 1er stipulait que nul ne pourrait dorénavant exercer la médecine en France s'il ne possédait un diplôme de docteur en médecine délivré par le gouvernement français à la suite d'examens subis devant un établissement d'enseignement supérieur médical de l'Etat permettait toutefois aux officiers de santé déjà en place de continuer à exercer leur profession, et aux aspirants à l'officiat en cours d'études de terminer leur formation.

Bien évidemment, toutes ces dispositions législatives causèrent au cours du siècle d'importantes modifications dans la composition du corps médical. La loi du 19 ventôse an XI ayant imposé aux praticiens de « présenter dans le délai d'un mois après la fixation de leur domicile les diplômes qu'ils auront obtenus au greffe du tribunal de première instance et au bureau de la sous-préfecture de l'arrondissement dans lequel ils voudront s'établir », chaque administration préfectorale put régulièrement publier des listes du personnel médical exerçant dans son département. Mais, pendant longtemps, ces prescriptions furent loin d'être scrupuleusement exécutées par un personnel de santé soit négligent, soit peu désireux de donner des renseignements aux autorités. Plus indicatives qu'exactes les statistiques officielles permettent néanmoins de dégager les grands traits de l'évolution. Docteurs en médecine et chirurgiens reçus avant la Révolution se firent moins nombreux d'année en année ; les derniers disparurent peu après le milieu du siècle laissant totalement la place aux docteurs et aux officiers de santé diplômés « selon les formes nouvelles ». Dans le Périgord de 1830 les seconds au nombre de 222 l'emportaient nettement sur les premiers cités qui n'étaient que 105. Vingt ans plus tard la situation avait totalement changé, la supériorité numérique des docteurs – 193 – sur les officiers de santé – 113 – était incontestable. En 1870 l'écart entre les deux catégories était encore plus grand puisqu'on dénombrait 166 docteurs et seulement 56 praticiens du second ordre. Au début de 1914 on recensait 176 médecins-docteurs dans le département, mais seulement 4 officiers de santé puisque depuis la loi du 30 novembre 1892 plus aucun n'était recruté. Il fallut toutefois attendre 1933 pour voir les deux derniers cesser leur activité ! Identiques furent les changements à l'intérieur de la population médicale de la Corrèze où, en

1821, outre les maîtres et les docteurs en chirurgie, exerçaient 19 médecins et 67 officiers de santé, valeurs qui, par la suite, devinrent 118 et 53 en 1841, 128 et 47 en 1855, 111 et 20 dix ans plus tard, 89 et 12 en 1880, 87 et 6 en 1903, puis 107 et un au lendemain du premier conflit mondial.

En Limousin, pas plus que dans le Périgord, la croissance de l'effectif des docteurs ne permit de totalement compenser le recul du nombre des officiers de santé. A la fin du XIXe siècle l'encadrement médical de ces provinces était donc nettement inférieur à ce qu'il était sous la monarchie de Juillet. En 1845, alors que la densité médicale était pour l'ensemble de la France d'environ un médecin pour 1750 habitants, 120 docteurs et 54 officiers de santé soignaient les 317 500 Corréziens, soit un médecin pour 1825 habitants, et, à la même époque, la Haute-Vienne comptait environ un praticien pour 1920 personnes (à titre de comparaison, en 2005, en Dordogne, en Creuse comme en Corrèze on trouvait entre 140 et 170 généralistes pour 100 000 personnes, et la Haute-Vienne était encore mieux pourvue ; en plus, et toujours pour 100 000 individus, si les deux premiers départements possédaient moins de 100 spécialistes, en Corrèze et en Haute-Vienne on en dénombrait entre 100 et 200). Trente ans plus tard moins de cent docteurs et seulement une douzaine d'officiers de santé officiaient dans le Bas-Limousin, soit environ un médecin pour 3000 personnes. Dans le même laps de temps la Haute-Vienne gagnait 8 docteurs mais perdait 37 officiers de santé et donc, au début de la Troisième République, l'encadrement n'y était plus que de un praticien pour 2500 habitants, valeur peu différente de la moyenne nationale. Durant la seconde moitié du siècle la Dordogne connut également une diminution du nombre des praticiens et donc, par conséquent, une dégradation de l'indice de médicalisation qui avoisinait un médecin pour 1550 individus en 1850, mais qui n'était plus que de un pour 2600 dans les dernières années du siècle. Comme presque toutes les régions de France le Limousin et le Périgord connurent donc une « démédicalisation » entre 1850 et 1880.

Plus ou moins nombreux le personnel médical fut toujours très inégalement réparti sur le territoire régional et, en certaines contrées, l'accès aux soins s'avérait difficile. En avril 1832 alors que le choléra se répandait dans diverses contrées de France dont la capitale, le maire de Saint-Priest-Ligoure (87) informait le préfet que, si par malheur l'épidémie venait à frapper le département, sa commune et sept autres voisines « se trouveraient sans médecins expérimentés », qu'une « population de plus de 12 000 âmes ne recevrait presque aucun secours de la médecine » puisqu'elle ne pourrait compter que sur un seul chirurgien. Dans le Haut-Limousin des années 1850 le sud-ouest du département ainsi que les monts de Blond et certains cantons de la Basse-Marche apparaissaient particulièrement défavorisés. Une situation identique se retrouvait à la même époque dans certaines parties de la Corrèze où en 1849 le sous-préfet d'Ussel écrivait que *« l'arrondissement d'Ussel possède trente médecins ou officiers de santé. Ce nombre serait suffisant pour assurer éventuellement le service des secours médicaux s'il était mieux réparti. En effet, si le canton d'Ussel, par exemple, compte sept praticiens, celui d'Eygurande est desservi par un seul médecin, le canton de Sornac n'en compte également que deux. »* Quelques années plus tard, en juin 1853, le Conseil d'hygiène et de salubrité de l'arrondissement de Sarlat (24) déplorait que sur l'étendue de sa circonscription le nombre de praticiens ne fût pas proportionné à la population respective de chaque canton. En 1895 certaines parties du sud de la Dordogne se montraient toujours très peu dotées en personnel médical : dans les cantons du Bugue, de Saint-Cyprien, de Villefranche, ne résidaient que deux docteurs, et un seul vivait dans le canton de Carlux. Pour le Conseil supérieur de l'Assistance Publique une telle insuffisance facilitait l'envahissement de ces campagnes par les empiriques de toutes sortes dont les pratiques constituaient l'unique espoir de guérison des pauvres gens, les riches seuls pouvant se payer le luxe de faire venir un médecin éloigné. Inversement, dans les villes, l'encadrement médical se situait au dessus de la moyenne. En 1831, 7 docteurs et autant d'officiers de santé exerçaient à Périgueux où vivaient 9700 personnes ; vingt ans plus tard, 13 docteurs et 3 officiers de santé étaient installés dans le chef-lieu de la Dordogne où 12 500 habitants avaient été recensés ; l'année de la chute du Second Empire la ville comptait un officier de santé et 12 docteurs pour 21 000 personnes, 15 docteurs pour 32 000 personnes à l'aube du XXe siècle, et 19 pour 33 500 résidents à la veille du premier conflit mondial. En 1897, à Limoges qui comptait alors officiellement 73 098 habitants, on avait la possibilité de faire appel à 5 officiers de santé et 38 docteurs dont un spécialisé dans les maladies du larynx, et deux occulistes. De plus, les habitants des principales villes pouvaient, de temps à autre, recourir aux soins de praticiens de passage qui faisaient connaître leur arrivée par des affiches ou par des communiqués dans les journaux locaux. Durant le Premier Empire le *Bulletin du département de la Dordogne* annonça ainsi à plusieurs reprises la venue au chef-lieu du département de Nicolas-Jean Faure, fils du docteur Faure de Périgueux. Sur place il opérait les ovaires, la pierre, les hernies, attaquait le cancer au fer rouge, mais sa spécialité était surtout l'ophtalmologie, aussi n'hésitait-il pas à déclarer que si après avoir traité les fistules lacrymales, et, « quoique cette maladie soit très difficile à guérir », aucun succès complet n'était obtenu dans un délai de trois mois, il renonçait à tout payement. Comme beaucoup de ses confrères qui se rendaient ainsi dans les villes Faure ajoutait à sa fonction médicale une activité commerciale, proposant par exemple l'acquisition de « bandages anglais ».

2 – Les conditions de l'exercice du métier

Avant même d'avoir obtenu le diplôme qui lui donnerait l'autorisation d'exercer le jeune praticien qui ne pouvait compter succéder à son père ou à un proche parent devait choisir le lieu où il allait s'installer, l'endroit où il allait chercher, et, espérait-il, se constituer une clientèle. Si quelques médecins trouvèrent un cabinet après avoir consulté les annonces dans la presse médicale ou avoir répondu à une demande d'autorités locales ou de notables, le nouveau diplômé décidait généralement de s'établir dans le canton dont il était originaire afin de bénéficier des relations de sa famille et de ses amis, ou bien dans le pays de sa femme dont il devait toutefois connaître ou acquérir rapidement le parler car pendant une grande partie du XIXe siècle le français n'était parfaitement compris que par une minorité de gens. Jean-Baptiste-Henri Bimbard ne connut pas ce problème puisque une fois ses études terminées il vint s'établir à Saint-Pierre-le-Bost (23) dans la propriété paternelle de La Brousse où il demeura quatre ans avant d'ouvrir en 1857, suite à son mariage, son cabinet à Ahun, petite ville où résidaient les parents de son épouse et où il exerça jusqu'à sa mort en 1895, c'est à dire pendant 38 ans. Certains annonçaient leur installation par voie d'affiches ou par des encarts publiés dans les journaux. En 1822 ce fut par une plaquette de huit pages que Félix Vidalin « médecin de la doctrine physiologique » fit connaître sa prochaine arrivée aux habitants de la Corrèze dont, écrivait-il, il n'hésiterait pas à combattre les préjugés depuis longtemps enracinés dans les esprits : *« Quelle a dû être ma douleur, Concitoyens, lorsqu'étudiant votre département sous les points de vue de la science médicale, je l'ai trouvé encore sous l'influence de l'aveugle empirisme, ce monstre redoutable qui a fait tant de mal au genre humain...Il est donc vrai, douloureusement vrai, que ces belles connaissances nouvelles sur la nature des maladies, et plus spécialement sur celles des maladies aiguës...sont ici généralement ignorées ; que le traitement rationnel et salutaire qui découle facilement de cette nature mieux connue n'a point encore ici été adopté. »*

L'arrivée d'un confrère plus jeune et donc, au moins en théorie, mieux informé des progrès de la médecine, pouvait brutalement ébranler la situation d'un médecin installé depuis longtemps et jouissant jusqu'alors d'une situation de monopole. Dans le roman de Jules Sandeau publié en 1841 et intitulé *Le Docteur Herbeau*, le personnage principal dont l'ouvrage porte le nom, et qui, depuis de nombreuses années, sans rivaux et sans collègues, « régnait seul » à Saint-Léonard (87) où « on ne vivait, on ne mourait que par le docteur Herbeau », voit brusquement sa vie s'obscurcir lorsque le docteur Savenay vient se fixer dans la petite ville : « *Débarqué de la veille, Henri Savenay avait à peine ouvert ses malles, qu'on exaltait déjà ses talents...Il rendait la vue aux aveugles, la parole aux muets, le mouvement aux paralytiques...Il avait à peine montré le bout de son nez sur la place et sur les boulevards qu'on célébrait déjà sa grâce, son esprit, l'élégance de ses manières. Certes, le docteur Herbeau était un habile docteur, mais il avait fait son temps...puis la médecine avait dû faire bien des progrès et laisser le cher docteur Herbeau dans l'ornière. »*

Mais les débuts professionnels du jeune praticien pouvaient aussi se solder par un échec qui l'obligeait à changer de lieu d'exercice. Telle est la mésaventure que dans *Le curé de village,* œuvre de Balzac, connaît Roubaud *« jeune homme de vingt-sept ans...un de ces jeunes médecins absolument instruits, comme il en sort actuellement de l'Ecole de médecine de Paris, et qui certes aurait pu briller sur le vaste théâtre de la capitale ; mais, effrayé du jeu des ambitions à Paris, se sentant d'ailleurs plus de savoir que d'intrigue, plus d'aptitude que d'avidité, son caractère doux l'avait ramené sur le théâtre étroit de la province, où il espérait être apprécié plus promptement qu'à Paris. »* Seulement, à Limoges où il avait ouvert son cabinet, il se heurte rapidement à « des habitudes prises et des clientèles inébranlables ». Ne pouvant réussir dans le chef-lieu de la Haute-Vienne, il prend la décision de tenter sa chance dans un bourg de la région, à Montégnac qui *« ne possédait qu'un ancien chirurgien de régiment, beaucoup plus occupé de sa cave que de ses malades, et trop vieux d'ailleurs pour continuer le dur métier de médecin de campagne. »*

En ville comme en campagne les médecins recevaient chez eux des patients qui n'avaient pas l'habitude de se plier à des horaires précis de consultation, qui arrivaient avant ou après leur journée de travail, c'est à dire très tôt le matin ou très tard le soir, et de manière continue les jours de foire et de marché ! Par contre, ils ne devaient pas être nombreux ceux qui, comme le très populaire mais original docteur Vergniaud de Chénérailles (23), pratiquaient, sans doute pour éviter de souiller leur logis, certaines opérations sur le pas de leur porte, la saignée entre autres ! Ainsi, pouvait-on parfois voir aux abords de sa maison plusieurs personnes alignées avec un bras ligaturé et dénudé d'où jaillissait un jet de sang ! Très souvent, il procédait aussi dehors à l'arrachage des dents, et les passants pouvaient juger de l'habileté de l'opérateur ainsi que du courage des patients. Mais surtout, appelés par lettre ou par commissionnaire, par les malades ou par leur famille, les praticiens passaient la plus grande partie de leur temps à effectuer des visites à domicile. Leur périmètre d'action était souvent étendu. L'officier de santé Léonard Moreau, déjà plusieurs fois cité, se déplaçait parfois à plus d'une dizaine de kilomètres de sa résidence de Saint-Sylvestre (87) et ce, à cheval ou en voiture attelée, par des chemins très souvent défoncés et boueux. Dans les dernières années du XIXe siècle quelques-uns adoptèrent la bicyclette moins coûteuse que l'achat et l'entretien d'un cheval, mais socialement peu prestigieuse, contrairement à l'automobile dont certains se dotèrent peu avant la Première Guerre mondiale. Brisure des harnais ou des brancards, blessure du cheval, renversement de la carriole, s'égarer par les nuits sans lune en tentant de rejoindre des hameaux ou des fermes isolées, ou même possibilité de mauvaises rencontres, étaient toujours à redouter. Jules Sandeau, dans le *Docteur Herbeau* dépeint avec attendrissement la dure vie de cet homme dévoué qui, *« en été, à trois heures du matin, à six heures en hiver, par la bise, par la pluie, par la glace »* cheminait courbé sur sa jument Colette, *« trottait dans les sentiers, gravissait les monts, côtoyait les eaux de la Vienne. »*

En raison du temps consacré aux déplacements le nombre des interventions journalières était relativement peu important. Très souvent Léonard Moreau ne visitait dans sa journée que deux ou trois malades. Dans son livre de comptes, assez rares sont les dates en face desquelles figurent quatre ou cinq consultations en dehors de son cabinet. Si l'on consulte le « livre courant » que tint le docteur Valbrune de Saint-Astier (24) pour l'année 1833, et dans lequel il a noté chacune de ses visites ainsi que la date, le nom du malade, sa profession, son adresse, la nature du mal, les prescriptions pharmaceutiques, les actes chirurgicaux, et le montant des honoraires, on ne dénombre par exemple que 54 déplacements sur l'ensemble du mois de janvier, 51 en février, 62 en mars, 78 en avril. Dans certains cas, en raison de la gravité du mal, il n'hésitait pas à se rendre plusieurs fois dans la journée au domicile d'un patient. Le 10 janvier, à deux reprises, il chevauchait jusqu'au village de Labatut pour prodiguer ses soins à Marguerite Dalesme qui souffrait d'une pleurésie ; le 18 mars, il effectuait deux voyages chez sa tante dont la servante souffrait d'une « céphalite » qu'il jugeait inquiétante. Au médecin il arrivait même parfois de rester au chevet de ses malades : « fait deux voyages, passé la nuit, et fourni un gros de quinquina, un gros de crème de tartre » inscrit ainsi Moreau en face d'un nom. La lecture des registres dans lesquels le médecin Delage installé à Saint-Viance près de Brive nota de 1831 à 1861 toutes les consultations qu'il effectua hors de son cabinet montre que l'activité professionnelle de ce praticien présentait beaucoup d'analogie avec celle de ses confrères : nombre relativement limité de consultations au domicile des malades – 276 en 1849, 237 en 1854, 259 en 1857, 291 en 1858 –, trajet parfois important pour rejoindre le domicile de la personne qui souffrait – il chevauchait sur près de 20 km lorsqu'il devait se rendre au village du Bariolet –, visites pluri-quotidiennes lorsque la situation l'exigeait comme ce fut le cas pour madame de Jouvenel qu'il examina deux fois le dimanche 13 novembre 1860, le mercredi 23, le jeudi 8 décembre, et même surveillance nocturne du malade lorsque celui-ci allait vraiment très mal. Du 10 novembre au 2 décembre 1860 non seulement il se rendit 40 fois chez un nommé Villard, mais, en outre, il y passa deux nuits.

Toute cette existence laborieuse, tous ces efforts étaient-ils au moins récompensés par de substantiels revenus ? Dans ces deux provinces, à défaut de la fortune, la profession médicale procurait-elle au moins l'aisance ? Pas du tout si l'on en croit la lettre qu'en 1848 le docteur Pomarel de Nadaillac

(24) adressait au *Journal de médecine et de chirurgie pratiques* : « *L'Assemblée nationale vient d'ordonner une enquête dans le but de constater les souffrances des travailleurs industriels et agricoles. Les travailleurs médicaux, on n'en parle pas. Pourquoi cet injuste et dédaigneux oubli ? Parce que, sans doute, les médecins n'ont de repos ni le jour ni la nuit ; que la plupart d'entre eux, après avoir dévoré leur patrimoine pour acquérir les connaissances nécessaires à leur profession, ruinent leur santé en la pratiquant. Les médecins qui exercent à la campagne et même dans les petites villes, parce qu'ils sont mal ou pas payés, sont dans un état d'infériorité aux avocats, aux notaires, aux huissiers, aux curés, aux instituteurs primaires...Nous sommes remplis d'humanité, de dévouement pour nos frères que la douleur opprime...Pas plus que les autres travailleurs, les médecins et leurs familles ne peuvent vivre de l'air du temps : leur position n'est plus tenable.* » Cinquante ans plus tard le docteur Jammes qui, lui aussi, résidait en Périgord, reprenait à peu près les mêmes termes pour dépeindre la situation financière du médecin de campagne « peu ou pas rétribué et dont les maigres honoraires suffisent à peine à ses besoins et à ses charges de famille ». Ces plaintes sont-elles confirmées par les sommes qui figurent sur les livres de comptes ou ne sont-elles que des jérémiades provenant d'hommes qui voulaient pleurer misère ?

Le praticien établissait le montant de chaque visite en prenant en considération plusieurs paramètres : son titre – les honoraires des docteurs étaient plus élevés que ceux des officiers de santé –, la distance parcourue, le temps consacré au malade, les pansements et les actes effectués, mais aussi les capacités financières du patient qui, à l'époque, ne bénéficiait ni d'aucune aide ni d'aucun remboursement. En 1833 le docteur Valbrune fixait généralement entre un franc et 1,5 franc le prix d'une consultation ordinaire à son cabinet où à une faible distance du bourg de Saint-Astier (24) soit, à titre de comparaison, à peu près l'équivalent du salaire journalier moyen versé à un ouvrier. Ce tarif qui était aussi celui de ses confrères devait rester grossièrement inchangé jusqu'à la fin du siècle. Bien évidemment, un long trajet, des soins particuliers ou des actes chirurgicaux augmentaient le prix à payer. En janvier 1816 le praticien Laroche de Bassillac (24) demandait 12 francs à un habitant d'Escoire après avoir procédé à la réduction d'une fracture du péroné tandis qu'en août 1819 il facturait 24 francs un accouchement réalisé sans problèmes particuliers, et, en janvier 1826, faisait payer 30 francs une délivrance difficile, l'enfant s'étant présenté par les pieds. En 1833 son collègue Valbrune ne réclamait que 15 francs pour une intervention grossièrement similaire. En haut de la première page de son « livre courant » ce dernier a même écrit « j'ai porté sur ce cahier plusieurs personnes que mon intention n'est point de faire payer », preuve que, comme le stipule le serment d'Hippocrate, il prodiguait gratuitement ses soins aux familles nécessiteuses. Désintéressé, le docteur Jean Michaud qui, avant de s'installer à Guéret en 1833, avait pendant cinq ans exercé la médecine à Saint-Sulpice-le-Guérétois (23) où sa mère tenait auberge, le fut sans aucun doute. Ce praticien aux pratiques insolites qui, paraît-il, montait, sans enlever ses bottes, dans le lit des patients et s'étendait assez longtemps à leurs côtés afin de formuler le meilleur diagnostic, devait en effet être qualifié par le peuple de « médecin des pauvres ». Dans *L'Ennemi de la mort,* roman d'Eugène Le Roy, la générosité du médecin père du héros est même telle qu'elle le conduit à se mettre dans les dettes : *« S'il s'était contenté de soigner les malades pour rien, encore, à la garde de Dieu !...mais il s'était donné à fournir des drogues à ceux qui étaient pauvres...Même des fois, comme le pain manquait dans une maison, le brave homme qu'il était faisait porter de la mouture aux gens par le meunier du Prieur. »*

Le paiement comptant, à l'acte, après chaque visite, qui est aujourd'hui la règle, mit très longtemps à s'imposer. Pendant la plus grande partie du XIXe siècle le médecin adressait une ou deux fois par an ses relevés d'honoraires aux familles solvables qui n'hésitaient pas à marchander et qui réglaient la somme réclamée presque selon leur seule bonne volonté. Certaines attendaient un long moment avant de s'acquitter de leur dette. Après avoir soigné le 29 mai 1833 un jeune agriculteur pour une plaie au front et à l'épaule le docteur Valbrune ne recevait son dû que le 1er juin 1835 ; le nommé Pradel et son beau-père ne soldaient que le 13 août 1863 des sommes qu'ils devaient au médecin Delage pour des traitements dispensés entre février et août 1857, et que dire du docteur Missant qui exerçait à la limite de la Creuse et de l'Indre et qui ne perçut qu'en 1838 la coquette somme de 496 livres pour des soins prodigués entre 1807 et 1826 à une famille de notables locaux, donc nullement dans la gêne, les Pelletier ! D'autres procédaient à des paiements fractionnés en fonction de leurs disponibilités en argent. Ainsi se comporta le métayer Etienne Brue qui, après avoir versé 18 francs le 24 décembre 1821 au médecin de Bassillac (24), ne soldait les 15 francs restants que le 26 décembre 1825. Pour sa part, le nommé Eymart débiteur de 60 francs envers le même médecin suite à un coup de feu qu'il s'était tiré dans la main remettait au praticien, peu après la fin des soins, un acompte de 27 francs, mais aussi sept boisseaux d'avoine, preuve qu'en cas de gêne dans leur situation pécuniaire les malades n'hésitaient pas à offrir des prestations en nature à celui qui avait tenté, et parfois réussi, de réduire leurs souffrances. Marchander sur la somme demandée considérée comme une simple proposition, ou même ne pas la payer complètement, furent aussi pendant longtemps des pratiques courantes et nullement déshonorantes dont n'hésitaient même pas à user des clients qui ne connaissaient aucun problème financier. Au début de la monarchie de Juillet un exploitant-propriétaire de la région de Vélines (24), septuagénaire et sans doute un peu pingre, mentionne dans son livre de comptes devoir 68 francs à son chirurgien, mais, selon ses termes, il décide de lui faire « remise » de 18 francs, c'est à dire, en clair, de ne lui régler que 50 francs.

Mais, tous les médecins n'acceptaient pas de renoncer, ne serait-ce qu'en partie, à leurs créances. En avril 1844 le praticien de Saint-Viance (19) réclamait en justice de paix du canton de Brive 158 francs plus les intérêts de cette somme à un cultivateur de Varetz (19) et à son fils pour « visites, soins et médicaments faits et fournis », mais non payés. Les deux hommes reconnurent sans problèmes être débiteurs de cet argent, mais se déclarèrent « être incapables de se libérer en ce moment », ce qui n'empêcha pas le magistrat de les condamner à régler le plus rapidement possible le montant que réclamait le sieur Delage qui obtenait également l'inscription d'une hypothèque judiciaire « sur tous les immeubles présents et à venir des dits Jouvenel-Marcilhac père et fils qui sont ou pourront être situés dans l'arrondissement du bureau des hypothèques de Brive ».

Durant les premières années du règne de Louis-Philippe, alors qu'un manœuvre gagnait annuellement entre 300 et 400 francs, un haut fonctionnaire environ 4000 francs, le médecin Delage encaissait pour prix de son activité 2338 francs en 1830, 1966 francs l'année suivante, et 2276 francs en 1839. En 1833 la totalité des honoraires du docteur Valbrune s'élevait à 2767 francs. Mais, au total, sur l'ensemble de cette somme, il ne perçut pendant les douze mois que 121 francs, d'où l'amère réflexion qu'il inscrivit à la fin du mois de décembre : « Avec cela, faîtes de la médecine à la campagne ! » Un si faible revenu ne lui permettant pas de vivre, il devait forcément joindre d'autres rentrées d'argent à celles provenant de son activité professionnelle.

Une fois installés, nombreux étaient les praticiens qui s'enlisaient dans la routine, peu éprouvaient le désir de compléter leur formation initiale en s'abonnant à des revues corporatives ou en adhérant à une société médicale comme celle que fonda à Bergerac, sa ville natale, en 1806, le philosophe Maine de Biran, fils de médecin, et qui venait d'être nommé sous-préfet de l'arrondissement. A la séance de fondation qui se tint le 15 novembre participèrent le penseur qui fut élu président, et quinze autres personnes, docteurs, officiers de santé, chirurgiens, et un pharmacien dans la maison duquel fut organisée cette première rencontre. Les articles réglementaires provisoires que le président et les deux secrétaires rédigèrent les jours suivants indiquaient que le but de la société était essentiellement de s'intéresser à « tous les objets qui ont un rapport plus ou moins direct avec l'art de guérir », que le nombre de ses membres devait être porté à 40, et qu'une réunion se tiendrait chaque trimestre. La séance d'inauguration qui eut lieu le 15 février 1807 débuta par l'adoption du procès-verbal de la séance précédente et se poursuivit par un long discours de Maine de Biran qui exposa toutes les raisons qui avaient déterminé la création de la société qu'il avait l'honneur de présider, et les objectifs de cette institution. Les membres présents adoptèrent ensuite le règlement définitif de la *Société médicale* qui prévoyait que celle-ci devrait être composée de 32 membres titulaires pris dans l'étendue de l'arrondissement, et de 12 membres correspondants résidant dans le département ou des départements voisins, et que chacune de ces personnes aurait annuellement à payer une contribution de 12 francs « pour abonnement de journaux, frais d'impression et de correspondance ». Enfin, le président reprit la parole pour inviter chacun à redoubler d'efforts pour assurer la propagation de la vaccination jennerienne contre la petite vérole. Durant les autres mois de l'année 1807 deux autres rencontres étaient organisées, le 28 juin et le 15 novembre. A chaque fois les assistants durent écouter pendant des heures, et sans pouvoir discuter, la lecture d'articles de journaux et la présentation de rapports, mémoires et observations rédigés suite à des travaux réalisés par des membres de la Société. Rapidement la lassitude gagna. De plus en plus nombreux furent les membres qui n'assistaient pas aux séances et qui ne réglaient pas leur cotisation. En 1808, puis en 1809, ne se tinrent pas quatre réunions annuelles comme le prévoyait le règlement, mais seulement deux qui, d'ailleurs, en raison de la négligence des secrétaires, ne firent pas toutes l'objet d'un compte-rendu. Lors de la séance du 10 avril 1810 Maine de Biran tenta un suprême effort pour sauver la *Société médicale* à l'agonie, proposant même de lui donner une activité humanitaire et sociale, de faire d'elle « un cabinet de consultation gratuite, où les malades indigents pourraient venir à certaines époques fixes, comme dans le temple d'Epidaure, implorer utilement tous les secours de l'art, et trouver...les moyens d'une guérison plus assurée ». Les efforts du sous-préfet se révélèrent vains, la *Société médicale* de Bergerac avait vécu. Il fallut attendre le 20 octobre 1867 pour voir se constituer en Dordogne une autre société médicale, la *Société médicale d'observation* dont les membres se réunissaient le premier jeudi de chaque mois à l'Hôtel-de-Ville de Périgueux pour débattre de « toutes les questions qui intéressent l'art médical », et tout particulièrement des « questions hygiéniques qui intéressent chaque localité du département ».

En 1841, parallèlement à la création de l'Ecole préparatoire de médecine et de pharmacie de Limoges, une *Société médicale de la Haute-Vienne* voyait le jour et se fixait pour objectif de traiter toutes les questions relatives aux sciences médicales. En peu de temps elle compta 36 adhérents, mais son fonctionnement fut éphémère ; après quelques séances ses membres cessaient de se réunir. Reconstituée en 1850, elle se dotait d'un règlement très précis de 70 articles qui la cantonnait dans un rôle strictement scientifique et interdisait d'aborder les questions d'ordre purement professionnel.

B – Les pharmaciens

La loi du 21 germinal an XI (11 avril 1803) fut à la pharmacie ce qu'avait été peu de temps auparavant la loi de ventôse pour la médecine, à savoir une réorganisation totale de la profession.

1 – Deux classes ayant la même formation

Comme la première avait distingué parmi les médecins docteurs et officiers de santé, la seconde créait des pharmaciens de première classe et d'autres de deuxième classe. Appartenaient au premier groupe les hommes de plus de 25 ans qui, après « avoir exercé pendant huit années au moins leur art dans des pharmacies légalement établies », ou après avoir suivi pendant trois ans les cours donnés dans une des trois écoles de pharmacie établies auprès des trois facultés de médecine et « résidé trois autres années dans des pharmacies », avaient été reçus à l'examen organisé par les trois écoles. Celui-ci comportait trois épreuves : « deux de théorie, dont l'une sur les principes de l'art, et l'autre sur la botanique et l'histoire naturelle des drogues simples », la troisième, de pratique, durait quatre jours et consistait en au moins neuf opérations chimiques et pharmaceutiques que devait réaliser l'aspirant qui devait également verser 900 francs pour frais d'examen. Les pharmaciens de deuxième classe avaient eux aussi plus de 25 ans, avaient suivi la même formation que leurs collègues, passé le même type d'examen après avoir versé la somme de 200 francs, mais non pas dans une école de pharmacie, mais devant un jury départemental constitué de professeurs des facultés de médecine, de docteurs en médecine, et de pharmaciens nommés par le préfet pour cinq ans. Cette différence dans la réception qui reposait avant tout sur l'argent était lourde de conséquence car si le pharmacien de première classe pouvait librement s'installer sur toute l'étendue du territoire national, son confrère de deuxième classe voyait son implantation réduite aux limites du département où il avait obtenu son diplôme.

Quelques semaines plus tard l'arrêté du 25 thermidor an XI (13 août 1803) « contenant règlement des écoles de pharmacie » imposait aux élèves désirant se faire recevoir par une école de pharmacie ou par un jury départemental la fourniture d'une « attestation de bonne vie et mœurs signée de deux citoyens domiciliés et de deux pharmaciens reçus légalement », puis l'ordonnance du 27 septembre 1840 subordonnait l'inscription aux examens à la possession du diplôme de bachelier ès-lettres, mais, afin de laisser aux candidats dont le stage était avancé le temps de se présenter aux épreuves cette condition ne fut réellement mise en pratique qu'à partir du 1er janvier 1844 et même, après cette date, suite à de nombreuses réclamations, des dispenses devaient encore être accordées pendant plusieurs années à des personnes qui n'envisageaient que de devenir pharmaciens de deuxième classe. A compter du 22 août 1854 il en fut pour la pharmacie comme pour la médecine, les jurys départementaux furent supprimés et les écoles préparatoires bénéficièrent désormais du droit de conférer le diplôme de pharmacien de deuxième classe « pour les départements de leur circonscription ». Durant toute la période pendant laquelle avaient fonctionné ces jurys souvent très peu exigeants les autorités avaient été, à plusieurs reprises, confrontées au cas de postulants qui avaient obtenu du préfet de leur département l'autorisation de se faire recevoir par le jury d'un autre département, vu que par insuffisance de candidats le représentant de l'Etat n'avait pas jugé utile d'organiser une session. Une fois leur diplôme en poche pouvaient-ils, au sens strict de la loi, exercer dans leur région ? Bien que s'écartant un peu des termes rigoureux du droit ce type de dérogation fut finalement admis par la justice, et la jurisprudence s'ensuivit comme l'indique la réponse faite le 21 octobre 1842 par le procureur du roi de Limoges à son collègue de Brive qui l'avait questionné sur ce point dans une procédure d'exercice illégal de la pharmacie : *« Vous pensez que la délégation faite par le Préfet de la Corrèze au jury du Puy-de-Dôme est contraire aux dispositions de la loi de Germinal, les termes de l'article 24 semblent justifier votre opinion. Cependant, les délégations de ce genre sont conformes à un usage qui est général et qui se fonde sur la force des choses. En effet, les jurys d'examen ne se réunissent qu'une fois chaque année... aussi exige-t-on pour que le jury se réunisse dans un département qu'ils s'y présentent au moins 5 candidats. Lorsqu'il s'en présente moins, le jury n'est point convoqué et le Préfet autorise le jury du département voisin à examiner les candidats de son département qui viendront ensuite prêter serment devant lui. S'il en était autrement vous concevrez que les jeunes gens qui voudraient exercer leur profession dans un département qui n'aurait que cinq candidats, seraient exposés à attendre bien longtemps la faveur d'être admis à passer un examen, aussi, il existe des circulaires ministérielles qui autorisent les Préfets à agir ainsi. »* Suite au décret du 12 juillet 1878 qui n'évoquait plus les huit ans accomplis dans une officine, mais parlait seulement de trois années de stage et de trois années de cours suivis « soit dans une école supérieure de pharmacie ou une faculté mixte, soit dans une école de plein exercice », les deux premières années pouvant toutefois avoir été effectuées dans une école préparatoire de médecine et de pharmacie, tous ceux qui désiraient entreprendre des études dans le but de devenir pharmacien de première classe devaient au moment de leur première inscription soit de scolarité, soit de stage, produire leur diplôme de bachelier ès-lettres ou de bachelier ès-sciences, et payer des frais de scolarité et d'examens qui s'élevaient au total à 1420 francs. En 1885 fut aussi admis le diplôme de bachelier secondaire spécial tandis que pour le grade de pharmacien de deuxième classe le diplôme de bachelier pouvait être remplacé soit par le certificat d'études de l'enseignement secondaire spécial, soit par le certificat d'examen de grammaire complété par un contrôle des connaissances portant sur des éléments de physique, de chimie et d'histoire naturelle. En même temps le montant des droits à acquitter pour les aspirants au titre de pharmacien de première classe étaient réduits à 1085 francs et fixés à 875 francs pour le grade de deuxième classe, alors qu'à la même époque un ouvrier agricole non nourri gagnait par jour, selon les différentes régions du Limousin, entre 1,5 franc et 2,5 francs. Ce ne fut qu'en avril 1898 que fut unifiée la profession de pharmacien ; désormais ne fut plus délivré qu'un seul diplôme qui correspondait à celui de première classe.

En Corrèze le nombre des officines augmenta régulièrement mais de manière lente tout au long du XIXe siècle, passant de 11 en 1821 à 22 en 1841, 24 en 1855, 35 en 1866, 47 en 1877, avant d'atteindre 67 en 1921. Au milieu du siècle le département ne comptait donc qu'un pharmacien pour près de 13 500 personnes ! En 1849 le sous-préfet d'Ussel déplorait que dans son arrondissement quatre cantons sur sept fussent totalement « dépourvus de secours pharmaceutiques qu'ils sont obligés d'aller chercher soit à Ussel, soit à Bort, soit à Meymac ». A peu près identique était la situation dans l'arrondissement de Tulle. En 1837 le Périgord comprenait 40 pharmaciens, 55 en 1851, 95 en 1891, 107 en 1930, ce qui correspondait à un pharmacien pour 9200 habitants au début du Second Empire, un pour 5040 vers la fin du siècle, un pour 3600 peu avant le Front Populaire. Tant que furent reçus des pharmaciens de deuxième classe leur nombre s'avéra toujours très supérieur à celui de leurs confrères admis par les écoles de pharmacie. Dans la Corrèze de 1821 la totalité des 11 apothicaires avait été diplômée par un jury départemental ; en Périgord ils représentaient 90% des pharmaciens en 1837, et 84% en 1851. Comme pour le personnel médical les villes présentaient un net avantage par rapport au monde des campagnes. En 1841, 9 des 22 pharmaciens corréziens résidaient à Tulle et Brive, les plus importantes cités du département, et les 13 autres vivaient dans les petites villes et bourgs d'Ussel, d'Uzerche, de Bort, d'Argentat, de Treignac, Juillac, Lubersac, Meyssac. Au début de la Seconde République, dans l'arrondissement de Limoges, alors que des officines ne se trouvaient qu'à Saint-Léonard, à Eymoutiers, et bien sûr dans le chef-lieu où l'on comptait environ un apothicaire pour 2500 habitants, la famille d'un malade de Laurière devait parcourir 72 kilomètres pour lui procurer des médicaments.

La pharmacie n'étant pas comme la médecine une activité vendant des services mais des produits, les lois réglementèrent régulièrement les principales modalités de l'exercice professionnel. C'est ainsi que les officines devaient, dans le but de vérifier la bonne qualité des drogues et des médicaments débités, être inspectées au moins une fois par an par le jury départemental, puis, après leur disparition, par une commission constituée dans chaque arrondissement par un docteur et deux pharmaciens ou par un docteur, un pharmacien et un chimiste, tous membres du conseil d'hygiène publique et de salubrité, et désignés par le préfet. Il n'était sans doute pas aisé pour ces personnes de dénoncer des confrères, toutefois, elles ne pouvaient pas se dérober lorsque les négligences se révélaient trop importantes. En 1825 la pharmacie du sieur Beauvieux à Saint-Yrieix (87) était trouvée dans un grand état de malpropreté et de désordre, et, chose encore plus grave, nombre de préparations ne contenaient pas les substances exigées. De même, l'année suivante, étaient observées diverses falsifications dans la composition de plusieurs produits pharmaceutiques réalisés par le pharmacien Defaye de Saint-Junien (87), du sirop de gomme n'incluait pas un atome de cette matière, du sirop de rhubarbe ne comportait pas de rhubarbe ! En 1899 la pharmacie Bourbon à Ussel laissait beaucoup à désirer au point de vue de la propreté, et le livre-copie des ordonnances n'était pas régulièrement tenu tandis qu'à Seilhac (19) l'apothicaire David, absent comme de coutume au moment de la visite, avait confié à une vieille femme la garde de son établissement.

2 – Des concurrents légaux et illégaux

Outre les pharmaciens d'autres personnes étaient aussi autorisées à vendre des remèdes. Comme il a été indiqué dans le chapitre précédent l'article 27 de la loi de germinal an XI permettait aux médecins « établis dans les bourgs, villages ou communes où il n'y aurait pas de pharmaciens ayant officine ouverte » de « fournir des médicaments simples ou composés aux personnes près desquelles ils seront appelés, mais sans avoir le droit de tenir une officine ouverte ». Toutefois, pendant longtemps, de nombreux médecins colportèrent pour leur pratique journalière des drogues en toute impunité, aussi, régulièrement, des plaintes étaient déposées contre certains de ces médecins propharmaciens qui continuaient à préparer et à délivrer des remèdes bien après l'ouverture d'une officine dans leur secteur. C'est par exemple en 1806 l'apothicaire de Nontron (24) qui n'hésite pas à écrire au ministre de l'Intérieur, ou en 1835 le sieur Eyrolle pharmacien à Argentat qui envoie au préfet de la Corrèze une lettre dans laquelle il se plaint qu'en dépit de la création de sa pharmacie les médecins de la région continuent à fournir des médicaments, et ce, bien qu'il leur ait laissé le temps nécessaire pour écouler leurs stocks.

Le commerce des herboristes portait aussi ombrage à celui des pharmaciens alors que leur activité aurait dû se limiter à vendre des herbes et des plantes médicinales après avoir satisfait à un examen dont l'arrêté du 25 thermidor an XI (13 août 1803) avait fixé les modalités. Passé dans une école de pharmacie ou devant un jury départemental constitué par un docteur et deux pharmaciens, il portait uniquement sur la connaissance des plantes médicinales ainsi que sur les précautions nécessaires pour assurer leur dessiccation et leur conservation, et était soumis au versement d'une somme de 50 francs à l'Ecole de Paris et de seulement 30 francs dans les autres écoles ainsi qu'aux jurys. En Limousin, comme en Périgord, le nombre de ces personnes dont la fonction était limitée à une seule partie de l'art pharmaceutique fut toujours très faible. En Dordogne, on n'en recensait qu'une installée dans le petit bourg de Mareuil en 1836, et plus aucune dix ans plus tard. Puis, pendant une longue période, aucun nom ne figura sur les listes préfectorales à la suite des docteurs, officiers de santé, pharmaciens et sages-femmes. La profession reparut dans la période de l'entre-deux guerres. Deux femmes et trois hommes sont ainsi portés sur le tableau de 1931. Ce métier nécessitant de disposer d'un certain volume de clientèle capable d'acheter assez vite ces produits facilement périssables, leurs boutiques se situaient dans les principales villes du département, trois à Périgueux, une à Bergerac et une à Sarlat. Seulement, en 1941, le gouvernement de Vichy répondait favorablement à la demande des pharmaciens et supprimait le diplôme d'herboriste ; ces professionnels qui rendaient pourtant d'indéniables services allaient donc désormais peu à peu disparaître.

Mais les concurrents des pharmaciens ne se limitaient pas aux médecins propharmaciens et aux herboristes. De nombreux illégaux, par souci philanthropique, mais surtout par espoir de réaliser des bénéfices financiers, empiétaient aussi considérablement sur leur terrain. Pour certains de ceux-ci le commerce des drogues ne représentait qu'un complément à leur activité principale. Tel était le cas du maréchal-ferrant Mazeau de Mareuil (24) chez qui, en 1885, la commission d'inspection des pharmacies trouva un dépôt de médicaments, mais qui ne reçut qu'un simple avertissement de l'administration. Pour accroître leurs revenus, des curés qui avaient leurs secrets n'hésitaient pas à proposer, de manière totalement illicite, des produits destinés à soigner. Un prêtre des environs du Buisson (24) qui fabriquait des pilules contre les brûlures connut une gloire locale. Dans le même département Joseph Marton était « détenteur d'une formule d'antiseptique » qui devait être utilisée dans les armées tandis que l'activité pharmatico-commerciale des trois frères, les abbés Emile, Henri et Léon de Segonzac causait beaucoup de soucis à l'administration diocésaine. Si les diverses « pommades » qu'ils inventèrent leur valurent vingt-neuf procès-verbaux pour exercice illégal de la médecine et de la pharmacie ainsi qu'une condamnation par le tribunal de Nontron le 20 novembre 1881, le succès populaire de ces préparations était indéniable. En 1898 elles étaient distribuées dans quatre pharmacies parisiennes et dans une douzaine de grandes villes de France. En Dordogne, particulièrement dans le Nontronnais, les ventes étaient vraiment très importantes ; en 1888 les sœurs de la paroisse de Beaussac écoulèrent pour 2100 francs de ces onguents ! Pour d'autres personnes dépourvues de diplôme la vente de remèdes constituait la seule rentrée financière. En 1826 un habitant de Magnac-Laval

(87) exerçait la profession de pharmacien bien que n'en ayant aucunement le titre, et, à la même époque, à Saint-Léonard (87), le nommé Arnaud qui n'avait jamais passé le moindre examen tenait depuis plus de trente ans une officine à la « malpropreté dégoûtante » où se trouvaient de nombreux médicaments totalement avariés. Encore plus étonnant est le cas du nommé Coste qui, pendant 43 ans, fut, sans y être autorisé, à la tête d'une pharmacie à Beaulieu (19), et dont l'irrégularité de la situation ne fut seulement découverte par l'administration qu'à la suite de la plainte déposée par un pharmacien ! Chargés dans leurs communes de la surveillance de la vente des médicaments et devant donc se faire présenter les diplômes, les maires faisaient souvent preuve d'un grand laxisme car pour eux, comme pour leurs administrés, mieux valait une pharmacie illégale qui permettait de répondre à la demande de la population locale que l'absence d'officine.

Très souvent les épiciers et les droguistes que la loi avait d'abord chargés de la vente en gros des matières premières exotiques puis autorisés à pratiquer le commerce en gros des drogues simples, mais interdit d'en « débiter aucune au poids médicinal » et de vendre, sous peine d'une forte amende, aucune composition ou préparation pharmaceutique, outrepassaient leurs attributions légales. Mettant à profit l'ambiguïté de la législation qui n'établissait pas de limite vraiment précise entre les professions, ils empiétaient fréquemment sur le domaine des apothicaires. En 1832 plusieurs épiciers et droguistes de Bort (19) exerçaient un commerce illicite de préparations pharmaceutiques et fournissaient même des officiers de santé qui venaient s'approvisionner à bon marché dans leurs boutiques. Condamné en septembre 1860 à une amende de 500 francs par le tribunal correctionnel de Nontron (24) pour exercice illégal de la pharmacie, Laguionie Louis épicier à Lanouaille voyait finalement sa pénalité réduite à 100 francs à la suite d'un recours en grâce formé auprès du ministre de la Justice. Quelques mois plus tard, la commission d'enquête des pharmacies du département de la Dordogne avertissait le préfet que la dame Pindray de Mareuil causait un important préjudice au pharmacien Sicaud établi dans la même rue. « Sous le titre de herboriste et de droguiste » cette femme vendait en effet de nombreuses substances qui ne devaient être débitées qu'en pharmacie, et, pour mieux abuser la clientèle, elle avait, à l'instar d'une vraie pharmacie, pourvu son établissement de boiseries, comptoirs, balances, bocaux. Certains droguistes se transformaient même en colporteurs et parcouraient les campagnes où ils distribuaient à tous venants leurs préparations pharmaceutiques. A en croire un rapport concernant la Haute-Vienne de 1825 ils inondaient le département de médicaments composés de mauvaise qualité qu'ils écoulaient à bas prix. Pour faire face à cette concurrence déloyale des pharmaciens peu délicats n'hésitaient alors pas à employer les mêmes moyens de fraude et de falsification afin de mettre leurs prix à l'unisson de ceux des droguistes.

Plus importante encore que celle des épiciers et des droguistes était la concurrence des religieuses. En effet, les sœurs chargées de gérer les pharmacies hospitalières ne se contentaient souvent pas de distribuer les médicaments aux malades de l'établissement, mais se livraient aussi au commerce pharmaceutique. En 1808, dans la *Statistique générale de la France,* le préfet de la Haute-Vienne Texier-Olivier écrivait que l'extrême propreté de la pharmacie de l'hôpital de Limoges dont des sœurs de la communauté de saint Alexis étaient responsables, ainsi que « la qualité supérieure des drogues, engagent beaucoup de particuliers de la ville, et de ses environs, à y prendre de préférence les remèdes qui leur sont nécessaires ». Durant la Restauration, il était de notoriété publique que les sœurs des hospices de Bellac et du Dorat (87) vendaient des médicaments au dehors. La pratique était si répandue sur l'ensemble du territoire national qu'en 1828 une circulaire ministérielle reconnaissait que « *beaucoup d'hospices et d'établissements de bienfaisance sont desservis par des sœurs de charité qui, non seulement préparent des médicaments pour les malades confiés à leurs soins, mais encore en distribuent et en vendent en dehors.* » Alors que sous l'Ancien Régime une déclaration royale d'avril 1777 défendait expressément aux communautés séculières ou régulières, même aux hôpitaux, de vendre et de débiter aucune drogue simple ou composée, à peine de cinq cents livres d'amende, les sœurs de charité obtenaient en 1828, et après avis favorable de la Faculté de médecine, la tolérance légale, et ce en contradiction avec l'article 25 de la loi du 21 germinal an XI, de préparer elles-mêmes et de commercialiser à bas prix des remèdes simples désignés dans la pharmacie sous le nom de « magistraux », tels que sirops, tisanes. Par contre, il leur était toujours refusé le droit d'élaborer des médicaments composés. Seulement, les autorités qui craignaient le mécontentent des populations mirent peu de zèle à faire appliquer strictement cette interdiction, et les pharmacies hospitalières purent encore pendant longtemps écouler toutes sortes de médicaments. Ainsi, le 17 février 1875, le trésorier de la société de secours mutuels des ouvriers ardoisiers de Travassac réglait la somme de 139,65 francs aux sœurs chargées de l'hôpital-hospice de Donzenac (19) pour fourniture de remèdes entre janvier 1871 et décembre 1874. D'autre part, les communautés religieuses établies dans les petits bourgs ruraux se livraient souvent aussi, et à la grande satisfaction de populations isolées, au commerce clandestin des remèdes. Suite à des indications qui lui avaient été sans doute fournies par un pharmacien, la commission d'inspection de la Corrèze se transportait en 1899 dans l'établissement des sœurs de Meilhards et constatait « que ces dames possédaient une pharmacie approvisionnée de médicaments de toutes sortes ». L'année suivante, la même commission faisait une découverte identique chez les religieuses de la Providence à Salon-la-Tour. De leur côté, les sœurs du Verbe-Incarné d'Azérables (23) tinrent, dans le cadre de leurs bonnes œuvres, une pharmacie qui fonctionna de la fin du Second Empire jusqu'à sa fermeture en 1900 suite à un arrêté préfectoral. Elles distribuaient gratuitement les remèdes aux pauvres et à prix réduit aux autres habitants qui éprouvèrent un grand dépit lorsqu'elles durent mettre fin à leur activité.

Un autre danger qui menaçait les officines venait non pas de l'extérieur, mais bien de l'intérieur, car certains apothicaires se livraient à des pratiques abusives. Désireux d'augmenter leurs profits, certains d'entre eux se fournissaient en médicaments chez des droguistes peu scrupuleux et les revendaient bien plus cher. Cette pratique qui transformait le pharmacien en simple commerçant qui se contentait d'écouler des produits qu'il ne fabriquait plus pouvait aussi parfois se révéler dangereuse pour la santé publique en raison du manque de sérieux avec lequel les remèdes avaient été confectionnés. Dans les dernières années du règne de Louis XVIII les médecins des environs de Périgueux se plaignaient fréquemment de ce que les médicaments qu'ils prescrivaient à leurs malades n'agissaient pas toujours avec l'efficacité qu'ils en espéraient. Comme ils n'en pouvaient attribuer la cause qu'à la mauvaise qualité de ces médicaments, ils demandèrent, en 1824, aux membres du jury médical, de visiter « avec un soin religieux » les pharmacies qui relevaient de leur inspection. Le résultat fut probant car les contrôleurs constatèrent que si des officines étaient pourvues de remèdes de bonne qualité, d'autres en contenaient de détériorés et de nature à faire supposer qu'ils avaient été achetés chez des marchands qui en faisaient « un commerce clandestin et coupable ». Effectivement, une perquisition opérée le 25 juin chez certains de ces fournisseurs permettait de découvrir de très importantes quantités de produits et de préparations qu'ils n'avaient absolument pas le droit de détenir.

3 – Remèdes secrets et remèdes nouveaux

Comme l'indique son nom, un « remède secret » était un remède découvert par une personne qui refusait d'en rendre publique la composition afin de se réserver le profit de sa commercialisation. Alors que l'article 36 de la loi du 21 germinal an XI faisait « défense d'annoncer et de vendre des remèdes secrets », le décret du 25 prairial an XIII (14 juin 1805) restreignait cette interdiction puisqu'il précisait que cette défense ne concernait pas les préparations et remèdes qui avaient été autorisés avant la publication de ladite loi, et qu'elle ne s'appliquait pas non plus à ceux qui, « d'après l'avis des écoles ou sociétés de médecine ou de médecins commis à cet effet depuis ladite loi, ont été ou seront approuvés, et dont la distribution a été ou sera permise par le gouvernement, quoique leur composition ne soit pas divulguée ». Par le même texte les propriétaires de ces remèdes obtenaient la possibilité de les vendre eux-mêmes ou de les faire distribuer, par des préposés, dans les lieux qu'ils auraient choisis, après accord des autorités locales. Cinq ans plus tard, un autre décret, celui du 18 août 1810, mettait fin à cette tolérance car, à partir du premier janvier suivant, devaient « cesser les permissions accordées aux inventeurs ou propriétaires de remèdes ou compositions dont ils ont seuls la recette ». Mais, dès le mois de décembre ce délai était prorogé jusqu'au mois d'avril suivant, et en 1828, du fait de « diverses circonstances », le texte législatif de 1810 n'était toujours pas appliqué, et les remèdes autorisés avant 1810 pouvaient donc toujours être débités, ce qui permettait, par exemple, à la pommade anti-ophtalmique de la veuve Farnier de continuer sa brillante carrière.

Ce remède inventé vers le milieu du XVIIIe siècle par le chanoine Entraygues de Bordeaux pour soulager les pauvres qui souffraient d'affections oculaires avait été, après la mort de l'ecclésiastique, exploité par les deux personnes qui, pendant plusieurs années, avaient été à son service, l'avaient aidé dans la fabrication du médicament dont elles connaissaient donc parfaitement la composition, à savoir Dominique Farnier et son épouse née Gabrielle Theulier, toutes deux originaires de Thiviers en Dordogne. En 1764 le lieutenant du premier chirurgien du Roi à Bordeaux attestait « des bons effets qu'en ont obtenu ceux qui l'ont employée », et conférait ainsi à la pommade sa première consécration officielle. Après la disparition de Farnier et de son épouse, le frère, puis le neveu de cette dernière, Jean Theulier, poursuivaient la production. Pour se conformer aux dispositions du décret impérial du 25 prairial an XIII qui prescrivait aux détenteurs de remèdes secrets antérieurement approuvés de demander aux préfets une autorisation pour conserver le droit de les vendre, Theulier fils soumettait la pommade à l'examen de la Société médicale d'émulation de Bordeaux afin de pouvoir continuer à en faire commerce dans le département de la Gironde. Suite au rapport très favorable rendu le 14 juin 1806 par cette dernière, le préfet accordait l'agrément demandé. Puis, dans les mois qui suivirent, de nouvelles démarches permettaient de diffuser le produit dans divers autres départements, et tout un réseau de vente était alors organisé. Des affiches collées sur les murs, des prospectus, des annonces publiées dans la presse et les almanachs, faisaient connaître le remède et les lieux où l'on pouvait se le procurer. Si des pharmaciens furent dépositaires, le furent aussi des particuliers totalement étrangers à « l'art pharmaceutique », comme le nommé Lataille aubergiste à Brantôme (24), ou madame Marie, peintre en miniatures, qui résidait 37 rue Traversière St-Honoré à Paris. En même temps des exportations étaient organisées vers l'Espagne, l'Italie, la Suisse, la Belgique, mais aussi le Liban et l'Amérique Latine ! La pommade, d'une belle couleur rose saumon après sa préparation, était conditionnée dans des petits pots d'environ 8 grammes en faïence blanche de Thiviers portant en lettres noires (quelquefois bleu cobalt ou violet manganèse) les initiales V.F. Vers 1810 chaque pot se vendait à peu près trois francs, mais les habitants du canton de Thiviers ainsi que les pauvres qui en faisaient la demande bénéficiaient de distributions gratuites. Quelle était la composition de ce médicament à la si grande renommée ? De l'oxyde rouge de mercure, de l'acétate de plomb, et du beurre frais lavé à l'eau de roses. Jusqu'aux lendemains de la Première Guerre mondiale l'histoire de la pommade allait se confondre avec celle de la famille Theulier. Puis, en 1924, la veuve d'Albert Theulier qui n'avait pas d'enfant cédait ses droits à Maurice Réjou pharmacien à Thiviers qui, sans changer la nature des principes actifs, procéda à un rajeunissement du vieux remède. Il remplaça le beurre que l'on faisait venir de la Creuse et qui, malgré toutes les précautions que l'on pouvait prendre, rancissait rapidement, ce qui donnait assez vite à la pommade une vilaine couleur gris verdâtre, par un mélange de lanoline et de vaseline, confia la fabrication à un façonnier de Seine-et-Marne, et seul le conditionnement dans des tubes d'aluminium qui remplacèrent les petits pots en faïence s'effectuait à Thiviers. S'ensuivit pendant une courte période une assez forte progression des ventes mais, après le second conflit mondial, la pommade de la Veuve Farnier n'allait pas pouvoir résister à la concurrence des collyres et des pommades antibiotiques à l'efficacité bien supérieure. En 1952 Maurice Réjou décédait, et son officine était vendue. Son fils, assisté d'une pharmacienne d'Angoulême, décidait de poursuivre la diffusion du produit, mais, deux ans plus tard, il en abandonnait définitivement l'exploitation. La pommade de la veuve Farnier disparaissait après avoir, pendant deux siècles, soulagé et guéri des milliers de personnes.

Mais, toutes les « inventions pharmaceutiques » ne connaissaient pas la réussite. Paul Chabanas, agriculteur « distingué, actif et intelligent » qui demeurait en Corrèze au lieu-dit La Châtaigne, dans la commune de Saint-Ybard, avait mis au point un remède qui, d'après lui, guérissait radicalement les maux des yeux tant des humains que des animaux. Il s'agissait d'une poudre composée avec une plante « connue dans toute la France » dont une prise de la grosseur d'un grain de blé devait, le plus rapidement possible, être placée dans l'œil affecté et larmoyant. S'ensuivait une impression de « cuisson » plus ou moins intense selon la gravité du mal, puis la guérison intervenait rapidement. Fin décembre 1829 le découvreur chargeait son voisin, personne bien en cour, de faire connaître son remède au préfet et au gouvernement ; plusieurs témoignages d'habitants et de maires du canton d'Uzerche qui attestaient de l'efficacité du produit étaient joints à la missive. Il lui fut répondu que selon les dispositions du décret du 18 août 1810 il devait, s'il jugeait son remède susceptible de subir l'examen et les épreuves des gens de l'Art, en faire l'envoi au ministre de l'Intérieur. Il ne semble pas que ce conseil ait été suivi. Toutefois, en 1836, le ministre du Commerce et des Travaux Publics informait le préfet de la Corrèze qu'il venait de recevoir des attestations en faveur du remède du sieur Chabanas, mais que le dossier était incomplet par faute de recette et d'échantillon, et il ajoutait qu'il convenait d'avertir l'intéressé que, sans autorisation, il devait cesser toute nouvelle application. Chabanas a-t-il arrêté là ses efforts pour faire officialiser sa découverte ou bien celle-ci n'a-t-elle pas convaincu les autorités médicales et pharmaceutiques, toujours est-il que, par la suite, aucune mention n'en est faite dans les formulaires officiels. Le nommé Bellisle qui résidait au village de Macaud, dans la commune de Lubersac (19), avait, lui aussi, inventé un médicament propre à guérir les maux des yeux. Pour se conformer aux décrets d'août 1810 et du 3 mai 1850 il sollicitait en 1859 l'examen de son remède par l'Académie nationale de médecine ; la conclusion fut négative. La même année, c'était également un verdict négatif qui était rendu à l'encontre du remède qu'un surnuméraire des impôts de Brive avait confectionné pour venir à bout des dartres.

Inversement, en 1872, le pharmacien Elie Teyssèdre installé rue Penneveyre à Limoges recevait l'autorisation de commercialiser la spécialité pharmaceutique qu'il venait de mettre au point pour prévenir et garantir les maladies de la première enfance. Préparé à base de bromure de calcium hydrate, de chloral et hydrolat de calament, le « Trésor des Berceaux » présenté dans un flacon vendu à l'origine 1,60 franc, allait, pendant de longues années, contribuer à calmer les jeunes enfants ; en 1992 il figurait encore dans l'édition du Guide National de Prescription ! A compter du début des années 1930 un autre remède régional, la « Lotion Ciella », connut également un beau succès. Conçu par le pharmacien Bareau d'Excideuil (24) ce collyre antiseptique et astringent se vit pendant longtemps recommandé en cas d'inflammation des paupières et des yeux, de conjonctivites, d'orgelets.

C – Des sages-femmes inégalement formées

Décriées par les autorités administratives et médicales qui ne cessaient de dénoncer leur ignorance et leur inexpérience, leur impéritie et leurs imprudences, les matrones conservèrent malgré tout, comme nous l'avons présenté, pendant une grande partie du XIXe siècle, la confiance d'une importante fraction de la population mais, néanmoins, au fil des décennies, elles cédèrent peu à peu le pas aux sages- femmes.

Dans la Haute-Vienne de 1845 on recensait 78 accoucheuses diplômées, et parmi elles une trentaine exerçait à Limoges et dans les environs ; inversement, trois cantons en étaient totalement dépourvus. Dix ans plus tard on en dénombrait 107, puis 120 en 1875. Cette augmentation très modeste, 13 en vingt ans, ne permettait pas de faire face à tous les besoins. En 1871, sur les 201 communes dont se composait le département, seulement 48 bénéficiaient d'une sage-femme diplômée, et sur les 153 qui en étaient privées s'en trouvaient huit dont la population dépassait 2000 habitants ((Bessines, Verneuil, La Croisille, Bujaleuf, Peyrat-le-Château, Vayres, Dournazac et Vicq). Aux mêmes dates la Corrèze en comptait 95, 101, 92, et

126 en 1895, mais, pendant tout le siècle, leur présence dans les communes de la Montagne limousine fut encore plus insuffisante que dans les autres parties du département. En Dordogne leur nombre passait de 15 en 1806 à 94 en 1836, et à 135 au milieu du siècle. Cependant, en dépit de cette progression, aucune ne résidait alors dans les cantons de Belvès, Carlux et Salignac. Puis, après avoir été de 168 en 1891, leur effectif redescendait à 131 juste avant la Grande Guerre.

Toutes ces femmes qui aidaient les parturientes lors de l'accouchement n'avaient pas été formées de manière identique. La loi du 19 ventôse an XI (10 mars 1803) relative à l'exercice de la médecine et qui consacrait cinq articles aux sages-femmes prévoyait pour celles-ci deux possibilités de formation.

Une consistait à recevoir l'instruction dans les trois facultés de médecine de Paris, Montpellier et Strasbourg auxquelles s'ajouta l'Ecole de l'hospice de la Maternité de Paris qui avait le même rang. Créée par un arrêté pris le 11 messidor an X (30 juin 1802) par Chaptal, conseiller d'Etat que Bonaparte avait placé en décembre 1799 à la tête de l'Instruction publique, cette école avait accueilli ses premiers élèves, au nombre de 80, quelques mois plus tard, le 1er nivôse an XI (22 décembre 1802). Puis, peu après la loi de ventôse, les préfets recevaient de Chaptal, devenu ministre de l'Intérieur, de nombreuses circulaires qui les encourageaient à faire pression sur les conseils généraux pour les inciter à envoyer des élèves boursières dans cet établissement qui devenait ainsi la première école nationale d'accouchement, une école pilote destinée à rayonner sur l'ensemble du territoire national. Les élèves devaient être âgées de 18 ans au moins et de 35 ans au plus, appartenir à d'honnêtes familles, ce que devait attester un certificat de bonne vie et mœurs délivré par le maire de la commune de résidence, et à celles mariées étaient aussi demandés un extrait de mariage ainsi que l'autorisation maritale. Savoir lire et écrire était également jugé indispensable. En réalité, l'obligation de posséder une instruction minimum fut loin d'être toujours respectée, et les préfets encoururent souvent le reproche d'envoyer des élèves qui « n'avaient reçu aucune éducation », qui « ne possédaient pas les premiers éléments de l'instruction primaire », et qui, en conséquence, n'étaient pas en mesure de profiter des leçons qui leur étaient faites. Si pendant les premières années la maîtresse sage-femme put accorder des autorisations de loger en ville à condition que ce fût dans une maison réputée « sûre et honnête » et située près de l'hospice, dès 1810, pour des raisons de commodité, fut imposé le système de l'internat. Moyennant un prix de pension initialement fixé à 250 francs par semestre, mais qui, dès 1807, passait à 300 francs avant de s'élever à un peu plus de 700 francs par an en 1820, puis à 1100 francs à partir de 1875, les jeunes femmes étaient logées, chauffées, éclairées et nourries, mais pas blanchies. Du fait de la somme relativement élevée qui était demandée, la plupart des postulantes qui appartenaient à des milieux souvent très modestes ne pouvaient envisager de venir à Paris sans une totale prise en charge de leurs frais par leur département. A l'origine, la durée des cours était de six mois ; une promotion nouvelle était accueillie le premier messidor (juillet), et une autre le premier nivôse (janvier) de chaque année. Des redoublements étaient toutefois possibles après avis favorable du jury de l'Ecole. En 1807 un nouveau règlement portait le temps d'étude à un an, mais maintenait la faculté d'effectuer, le cas échéant, une nouvelle année, possibilité qui fut de plus en plus facilement accordée par l'administration de l'Ecole et dont bénéficièrent par exemple en 1868 les deux élèves originaires de la Creuse. Puis, suite à la loi du 22 novembre 1892 et au décret du 25 juillet 1893, les aspirantes sages-femmes qui ne pouvaient désormais être inscrites sans être pourvues du brevet de capacité élémentaire de l'enseignement primaire ou du certificat d'études secondaires durent, comme partout ailleurs, suivre un enseignement de deux ans comportant un examen de passage de première en deuxième année. La formation tant théorique que pratique dispensée à l'Ecole de la Maternité ayant toujours été d'une grande qualité, celles qui en étaient issues avaient pleinement conscience de constituer une élite au sein de la profession. D'ailleurs, dès 1816, figurait dans le *Code de la Maternité* une circulaire qui recommandait aux préfets de favoriser la carrière des sages-femmes formées à l'Ecole de la Maternité et qui, par la suite, figurèrent dans la catégorie des sages-femmes de première classe.

En 1804 huit départements sélectionnaient leurs élèves pour l'Ecole, parmi ceux-ci figurait la Creuse. Ensuite, en raison de l'absence d'une école départementale, une à deux jeunes femmes résidant dans ce département devaient annuellement obtenir une bourse du conseil général pour aller se former à Paris. Au total, elles furent 80 à bénéficier de cette aide jusqu'en 1875. A cette date l'entretien d'une élève à la Maternité de Paris coûtait 1150 francs, soit 1100 francs de frais de pension et 50 francs d'indemnité de voyage. Ayant calculé que l'admission d'une aspirante à l'école de la Maternité de Montpellier ne reviendrait qu'à 550 francs l'assemblée départementale décidait alors de réserver son assistance financière à l'établissement du chef-lieu de l'Hérault auquel fut préféré à compter de 1900 l'école d'accouchement de Limoges, ville plus proche de la Creuse et qui n'occasionnait pas une dépense supérieure à Montpellier.

A la fin du mois de septembre 1764 Madame du Coudray qui avait été à partir de 1740, et pendant une quinzaine d'années, accoucheuse à Paris puis avait, en 1759, obtenu un brevet royal qui l'autorisait à enseigner l'art des accouchements dans tout le royaume, terminait un cours de deux mois à Bourdeilles (24). Quatre ans plus tard elle revenait en Périgord. Le 24 décembre 1768 elle arrivait à Périgueux, et, dès le 10 janvier 1769, elle débutait ses leçons qui incluaient des exercices pratiques réalisés sur des mannequins de tissu et de son qu'elle avait mis au point. Son enseignement allait se poursuivre jusqu'à son départ pour Agen en juillet. Sous la

Révolution, un de ses adeptes, Antoine Germilhac, médecin au chef-lieu du département, allait, à son tour, mettre en place un cours d'accouchement qui se poursuivit de 1792 à l'an VIII. Bien que Germilhac ait été un homme énergique qui, pour assurer la diffusion des connaissances, avait écrit un manuel, l'administration estimait alors que son cours « réduit à la simple théorie » ne répondait pas au but de son institution et décidait de le supprimer. Deux ans plus tard le préfet proposait au conseil général de rétablir un cours et, dans ce but, demandait au ministre de l'Intérieur l'envoi d'une habile accoucheuse propre à former des élèves. Mais, ayant peu de temps après été informé de la création d'une école d'accouchement près l'hospice de la Maternité à Paris le préfet Rivet renonçait à l'idée d'une formation locale et, dès le 25 thermidor an X (13 août 1802), arrêtait qu'il y serait, autant que possible, envoyé annuellement une élève par arrondissement, soit cinq au total, aux frais du département qui, en échange, exigerait d'elles d'exercer dans leur arrondissement respectif une fois leurs études terminées. Obligation était faite aux communes où elles se fixeraient de leur fournir un logement ou une indemnité suffisante pour leur en tenir lieu. D'autre part, chaque année, cinq fillettes de plus de douze ans destinées à la profession d'accoucheuse et prises de préférence parmi les enfants abandonnés ou, à défaut, appartenant à des familles « absolument indigentes », devaient être placées à l'hospice de Monpazier où, jusqu'à l'âge de dix-huit ans, elles recevraient l'instruction préliminaire nécessaire avant leur départ pour l'école d'accouchement de la capitale. La pension de chacune fixée à 250 francs pour la première année, et à 200 francs pour les autres, devait être prise sur les fonds affectés aux enfants trouvés. Dès l'an XI quatre élèves sages-femmes étaient envoyées à Paris pour apprendre leur métier ; toutes obtenaient leur diplôme, et même deux d'entre elles, les demoiselles Belivier de Montpon et Deschamps d'Excideuil, remportaient un accessit. Seulement, « l'exiguïté des fonds » allait pendant plusieurs années empêcher le remplacement de ces quatre élèves. Mais, le 20 juin 1810, quatre autres jeunes filles partaient de Périgueux et ne revenaient que deux ans plus tard après avoir été jugées capables de pratiquer l'art de la mise au monde. Au début du printemps 1813 elles n'étaient que onze sages-femmes diplômées de la Maternité de Paris à exercer dans un canton du Périgord. A cette date le préfet arrêtait d'ailleurs que, « jusqu'à ce qu'il en soit autrement ordonné », il ne devrait y avoir qu'une seule sage-femme pensionnée par canton à qui devait désormais être allouée une somme de 50 francs pour frais de retour et de premier établissement ainsi qu'une indemnité annuelle de logement fixée à 150 francs pour les cantons de Périgueux, Sarlat, Bergerac, et à 100 francs pour tous les autres. En contrepartie, ces accoucheuses s'engageaient à donner gratuitement leurs soins aux pauvres femmes en couches que leur désigneraient les bureaux de bienfaisance. Bien entendu, cette allocation annuelle serait refusée à une élève qui, à son retour de l'hospice de la Maternité, passerait outre les directives préfectorales et s'établirait dans un canton déjà pourvue d'une sage-femme pensionnée. En septembre 1819 un nouveau préfet décidait que désormais l'indemnité de logement accordée aux sages-femmes placées par l'administration dans les cantons serait de 150 francs pour chacune des deux premières années, et de 100 francs pour la troisième année, à l'expiration de laquelle elle cesserait de leur être payée. Deux ans plus tard, en 1821, le représentant de l'Etat mettait fin au fonctionnement de l'école préparatoire de Monpazier où les élèves apprenaient à lire, à écrire et à coudre avant d'être admises à l'école d'accouchement de Paris. Il avait en effet constaté qu'en général beaucoup d'entre elles n'en sortaient que très peu instruites sur les deux premiers rapports et n'étaient donc guère à même de tirer parti des leçons théoriques données à l'hospice de la Maternité par les plus célèbres professeurs du royaume. Dorénavant les jeunes filles qui envisageraient d'exercer le métier d'accoucheuse « seraient choisies quelque temps avant l'envoi à l'école d'accouchement parmi celles qui réuniraient à un plus haut degré les qualités nécessaires pour profiter des leçons de cette école, et qu'il serait ouvert, à une époque fixée, un concours ». Mais, pendant une décennie, ce mode de sélection ne semble pas avoir été réellement appliqué, et durant tout ce temps la faveur présida très souvent au choix. Le véritable premier examen eut lieu en 1833, et ne purent se présenter à celui-ci que les jeunes personnes qui savaient lire couramment l'écriture manuelle et les caractères imprimés, qui pouvaient écrire facilement et correctement sous la dictée, et qui, enfin, étaient capables d'opérer les quatre règles de l'arithmétique. En 1838 treize candidates se disputaient les cinq places offertes ; en 1840, à la suite des épreuves, cinq inscrites étaient retenues parmi les 17 qui avaient concouru ; en 1842 six des quatorze aspirantes étaient admises. Conséquence de cette sélection, en 1839 le préfet avait le plaisir d'annoncer aux conseillers généraux que les administrateurs de l'école de Paris venaient de lui faire savoir que la Dordogne était, de tous les départements, celui qui y envoyait « les sujets les plus intelligents et les mieux pourvus d'éducation première ». Mais la prise en charge de la formation de sages-femmes instruites et dignes de la confiance publique coûtait cher au département. D'une année à l'autre la dépense variait de 4000 à près de 5500 francs comme en 1849 année durant laquelle il avait fallu régler la pension de cinq élèves, fournir à chacune un trousseau d'une valeur de 150 francs, et payer 800 francs pour les frais de voyage de celles qui partaient et de celles qui revenaient. Aussi, à partir de 1851, chaque candidate dut, lors de son inscription au concours de recrutement, fournir, comme les années précédentes, son acte de naissance qui attestait qu'elle avait plus de 18 ans mais n'avait pas dépassé sa trente-cinquième année, un certificat de bonne vie et mœurs délivré par le maire de sa commune, un certificat de médecin constatant qu'elle avait été vaccinée ou qu'elle avait eu la petite vérole, qu'elle était d'une bonne constitution physique et n'était atteinte d'aucune infirmité incompatible avec l'exercice de la profession d'accoucheuse, mais, chose nouvelle, elle se vit aussi dans l'obligation de procurer une déclaration par laquelle elle s'engageait, au cas où elle serait nommée sage-femme, à fixer sa résidence et à exercer dans le canton qui lui serait assigné par le préfet dès qu'elle aurait obtenu son diplôme, le tout sous peine d'être tenue de rembourser au département les frais auxquels son entretien à l'école de Paris aurait donné lieu. L'accomplissement de cette obligation était garanti par le père de l'aspirante au moyen d'un engagement formel consigné au bas de la déclaration de sa fille. Quelques années plus tard ce fut une promesse de servir pendant dix ans dans les communes qui leur seraient désignées par l'autorité préfectorale que les postulantes durent souscrire sur papier timbré. Une raison aussi financière, un but d'économie, avait amené en 1842 un membre du conseil général à proposer à ses collègues que les élèves sages-femmes fussent envoyées à l'école de Bordeaux plutôt qu'à celle de Paris. On lui répondit que celle-là ne possédait ni les ressources ni les moyens d'instruction dont disposait l'établissement de la capitale, et que, par conséquent, un tel changement ne s'imposait pas. Mais en 1873 l'assemblée départementale reconsidérait sa position, décidait de ne plus entretenir d'élèves à Paris où depuis le début du siècle 149 Périgourdines avaient étudié, et de désormais diriger vers le chef-lieu de la Gironde les futures sages-femmes. Les élus justifièrent leur nouvelle attitude par plusieurs considérations Pour eux l'école d'accouchement de Bordeaux était maintenant parfaitement organisée et présentait donc toutes les garanties d'études sérieuses. Les élèves reçues étaient pensionnaires internes comme à la Maternité de Paris, et la durée des cours était de deux ans. Il n'était donc pas à redouter que les sages-femmes qui seraient formées dans cet établissement fussent moins bien initiées aux pratiques obstétriques que leurs devancières. Par contre, la proximité de Bordeaux rendait les voyages beaucoup moins dispendieux, et surtout le prix mensuel de la pension n'était pas de 50 francs comme à Paris, mais seulement de 45 francs, d'où une économie annuelle de 60 francs par élève, ce qui permettrait de verser une demi-bourse à une élève supplémentaire. Suite au concours organisé en mars 1874 le préfet accordait une bourse entière à mesdemoiselles Galatrin de Carlux, Vertol de Lussac (33), Valety de Villefranche-de-Belvès, et une demi-bourse à mesdemoiselles Gervaise de Saint-Vincent-de-Connezac et Lacaton des Graulges afin d'aller accomplir leurs études de sage-femme sur les bords de la Gironde. Ce crédit devait être reconduit sans interruption jusqu'en 1896. Mais l'année suivante, après avoir écouté le rapport du préfet qui avait fait observer que les sages-femmes se plaignaient d'être trop nombreuses dans la Dordogne, et de ne pouvoir vivre de l'exercice de leur profession, les conseillers généraux estimaient désormais inutile d'imposer au département une dépense qui n'aboutissait qu'à aggraver une situation que les intéressées elles-mêmes trouvaient déjà très précaire, et décidaient donc de ne plus allouer d'aide financière.

Pour l'instruction des futures sages-femmes la loi du 19 ventôse an XI prévoyait aussi l'institution, dans l'hospice le plus fréquenté de chaque département, d'un « cours annuel et gratuit d'accouchement théorique et pratique ». Pour se présenter à l'examen final les élèves ayant choisi cette voie devaient non seulement avoir suivi les leçons mais aussi avoir « vu pratiquer pendant neuf mois ou pratiqué elles-mêmes les accouchements pendant six mois dans un hospice ou sous la surveillance du professeur ».

Ce fut par un courrier daté du 21 octobre 1817 que le préfet de la Haute-Vienne demanda au ministre de l'Intérieur l'autorisation d'établir à Limoges un cours d'accouchement car, selon lui, de nombreuses jeunes filles du département répugnaient à aller apprendre leur métier dans la capitale (une entre 1804 et 1809, quatre de 1810 à 1819). Le 7 novembre arrivait une réponse positive. Le conseil général votait alors les fonds nécessaires au fonctionnement de ce cours qui fut installé dans une maison louée 160 francs par an et située sur la place de la mairie, tout près de l'hospice. Prévue pour le premier septembre 1818 la rentrée des quatre élèves qui s'étaient faites inscrire – toutes de la commune de Limoges – ne s'effectua en réalité que le 15 décembre. Parmi elles deux savaient lire et un peu écrire, une troisième commençait tout juste à apprendre à écrire ! Cinq médecins dont Jean Cruveilhier qui, après avoir effectué ses études médicales dans la capitale, s'était installé dans le chef-lieu de la Haute-Vienne afin de succéder à son père, et qui devait par la suite occuper une place importante dans le monde médical parisien en devenant un grand anatomo-pathologiste, avaient déposé leur candidature pour être leur professeur. Le nommé Thibaut, âgé de 65 ans, un des deux chirurgiens en chef de l'hôpital où il assurait notamment l'enseignement de l'accouchement, et réputé de longue date, l'emportait tandis que la dame Sudraud qui avait fait sa formation à Paris « où elle avait obtenu les certificats les plus flatteurs » était nommée sage-femme en chef, poste qu'elle devait occuper jusqu'à sa mort en 1824. Cinq ans plus tard Thibaud démissionnait, et le conseil général décidait alors de supprimer l'allocation pour le cours départemental qui cessa donc provisoirement de fonctionner et laissa la place à un cours privé jusqu'à son rétablissement en 1836. En 1839 le docteur Bleynie père, neveu du célèbre chirurgien Guillaume Dupuytren ancien médecin du roi Charles X, en devenait le directeur, et le 21 mai 1867 il obtenait du préfet la nomination de son fils Francis comme professeur suppléant, sans appointement, pour la partie théorique. Puis, après avoir préparé sa succession en obtenant, en novembre 1872, la promesse que ce fils pourrait lui succéder à la tête de ce service, il démissionnait en janvier 1876. Le nouvel occupant du poste ne resta en place que pendant quatre années car, dès le début de 1880, il était révoqué par le préfet. Officiellement cette décision avait été prise à la suite d'incidents ayant accompagné la remise à leur famille de deux élèves, une pour aliénation mentale, une autre pour une grave fluxion de poitrine, mais, en réalité, les républicains maintenant maîtres du pouvoir au niveau national renvoyaient un homme qui appartenait à une famille dont les opinions cléricales et royalistes étaient bien connues. Le docteur Théophile Raymond qui était jusqu'alors professeur adjoint d'accouchement à l'Ecole de médecine de Limoges le remplaça jusqu'en 1888, date à laquelle il dut céder sa place à Louis Bleynie après que le préfet eût décidé que désormais le professeur du cours d'accouchement devait obligatoirement être le professeur d'accouchement de l'Ecole de médecine. Le décret du 25 juillet 1893 ayant imposé pour la formation des sages-femmes un nouveau programme d'études comportant deux années bien distinctes, la première consacrée à l'anatomie et à la physiologie générale, la seconde aux accouchements, l'unique professeur de l'école reconnaissait après une expérience de deux ans son incapacité à assumer seul toute cette lourde tâche, et demandait la création d'un emploi de professeur adjoint qui serait chargé d'enseigner aux élèves de première année. A compter du premier novembre 1895 l'école compta donc un professeur adjoint en la personne du docteur Delotte qui exerçait aussi à l'Ecole de médecine. Après son décès survenu le 21 novembre 1903 le docteur Filhoulaud prenait sa place tandis qu'en 1911 le docteur Raymondaud directeur de l'Ecole de médecine était nommé à la tête du cours d'accouchement. En 1936 la démission de Raymondaud permettait à Filhoulaud de devenir professeur.

De 1836 à 1877 les élèves, âgées de 18 ans au moins et de 35 ans au plus, furent externes ; elles allaient prendre leurs leçons chez le professeur et se rendaient ensuite à l'hospice pour se familiariser, sous sa direction, avec la pratique des accouchements. Ce ne fut qu'à partir du premier mars 1877 que leur fut imposé le régime de l'internat et qu'elles furent installées dans quatre pièces au premier étage de l'hospice. A l'exemple du dortoir dépourvu de ventilation et où l'aération correspondait à peine au cinquième de la normale, les conditions hygiéniques y étaient si déplorables qu'en 1891 et 1892 Louis Bleynie le professeur directeur dut renvoyer les élèves pendant un mois. Pour ce logement médiocre, mais aussi pour la nourriture, l'éclairage, le chauffage et le blanchissage, devait être versée une somme de 300 francs par an. Le règlement intérieur en vigueur en 1905 imposait l'achat d'un costume noir et d'un « chapeau d'uniforme », d'un sarrau noir et de quatre autres blancs « conformes à un modèle donné », d'instruments et de livres dont la dépense pouvait être évaluée à 30 francs pour la première année, et à 20 francs pour la seconde. L'année scolaire d'une durée de neuf mois commençait au début de novembre et se terminait fin juillet. Au cours de celle-ci étaient aussi accordés cinq jours de vacances au tout début de janvier, cinq jours à la période du carnaval, et quinze jours à Pâques. Tous les dimanches une sortie était possible de onze à dix-huit heures, mais, pour les besoins du service, les élèves étaient divisées en deux groupes qui ne quittaient l'établissement qu'à tour de rôle. D'autre part, les parents et les correspondants agréés par l'administration après avoir produit une autorisation écrite émanant des pères et mères étaient tenus de venir prendre les élèves et de les ramener *eux-mêmes* (en italique dans le règlement) jusqu'à la porte de la maternité. Tous les jeudis ainsi que les dimanches pour celles qui n'avaient pas la chance de se rendre dans une famille était organisée une promenade sous la conduite d'une des sages-femmes. A la sage-femme adjointe incombait la surveillance quotidienne des élèves auxquelles il était interdit, sous quelque prétexte que ce fût, de sortir des locaux affectés à la maternité, et à qui il était aussi absolument défendu de communiquer avec le personnel de l'hôpital étranger au service de la maternité. Celles qui donnaient des sujets de mécontentement pour leur travail ou pour leur conduite pouvaient être punies par la privation de récréation ou d'une sortie du dimanche ; les infractions plus graves ainsi que les récidives étaient quant à elles signalées à l'administration qui alors avisait au cas par cas.

Chaque année étaient accueillies 5 à 8 élèves nouvelles qui avaient satisfait à un examen d'admission qui portait sur l'écriture, la lecture, des éléments d'arithmétique, et dont le but était de faire connaître si les postulantes possédaient une instruction primaire suffisante. Ce contrôle ne devait toutefois pas être très sévère puisque dans l'avant-dernière décennie du XIXe siècle le directeur signalait dans un rapport que *« peu savent écrire avec une orthographe correcte, bien lire, et par suite comprendre le sens des mots employés. Il est donc difficile d'obtenir qu'elles puissent prendre des notes pendant la leçon du professeur et, par conséquent, faire le résumé de chaque cours que j'exige d'elles. »* Aussi, une religieuse de l'hôpital venait, chaque jour, donner une leçon pour renforcer les connaissances de base. Après le décret du 25 juillet 1893 l'école de Limoges, comme toutes les autres de France, exigea de toute personne qui désirait être admise la remise du certificat constatant qu'elle avait subi avec succès l'examen préalable prévu par l'arrêté ministériel du premier août 1879 et qui était plus difficile que ceux organisés précédemment puisqu'il portait sur la lecture, l'orthographe (une dictée de 20 lignes, avec un maximum de 5 fautes), deux problèmes comportant les opérations fondamentales de l'arithmétique, et des notions élémentaires concernant le système métrique. Le certificat de bonne vie et mœurs était toujours exigé, mais en outre la production du casier judiciaire devenait nécessaire.

Pendant les années 1870, alors que la durée de la formation était localement de deux ans, la partie théorique était enseignée par le professeur dans des leçons d'une heure qui avaient lieu tous les jours de l'année scolaire, du premier novembre au 31 août, le dimanche et le jeudi exceptés. La grossesse, l'accouchement, les suites des couches, les soins à donner à la femme et au nouveau-né, en constituaient les thèmes essentiels. Lors de répétitions quotidiennes la maîtresse sage-femme reprenait les notions qui n'avaient pas été bien comprises. Dans les salles de la maternité de l'hôpital se déroulait l'instruction pratique. Lorsque l'enfantement n'offrait aucune difficulté particulière les élèves l'observaient, et, sous la conduite de la maîtresse sage-femme, donnaient les soins que réclamait la parturiente. En cas de mise au monde avec problèmes le professeur intervenait, expliquait le cas aux élèves, leur enseignait la conduite à tenir, et pratiquait devant elles les opérations nécessaires. Outre l'enseignement spécial de l'art des accouchements les aspirantes au diplôme recevaient encore, en quelques leçons, des notions générales sur l'anatomie, la physiologie et l'hygiène, et apprenaient également à pratiquer la vaccination et la saignée.

En 1763, après avoir professé à Limoges deux cours de deux mois chacun, madame du Coudray se rendit à Tulle où elle demeura du 15 novembre au premier mars de l'année suivante avant de prendre le chemin d'Angoulême. Par la suite le Bas-Limousin bénéficia en 1775 d'un cours dispensé à Tulle par un chirurgien dont la méthode d'enseignement s'inspirait largement de celle d'Angélique du Coudray, puis, de janvier 1787 à 1789, de cours mis en place à Tulle et à Brive par l'intendant de la généralité. Ensuite, à l'exception d'un bref cours qui se déroula en 1802 à l'initiative du préfet Verneilh-Puyraseau, et de quelques leçons données de façon informelle à un petit nombre d'élèves par des sages-femmes, des chirurgiens et des médecins, le département de la Corrèze ne devait plus connaître de formation obstétricale pendant quatre décennies. Du Consulat jusqu'aux dernières années de la Restauration, ce fut donc hors du département que se formèrent les jeunes Corréziennes désireuses de devenir sages-femmes. De 1802 à 1830 l'administration préfectorale subvint dans l'école parisienne aux frais d'une quarantaine d'élèves qui ne furent jamais plus de trois à la fois. Entre 1818 et 1820 quatre élèves furent également envoyées à l'école d'accouchement de Bourges qui venait d'ouvrir et qui souhaitait, en dehors du Cher, étendre son influence sur les départements de l'Indre, de l'Allier, de la Creuse et de Corrèze. Mais bien que l'enseignement dispensé y fût de qualité, et que le prix annuel de la pension n'y fût d'abord que de 400 francs, puis de 450 francs à partir de novembre 1818, l'expérience berruyère ne dura que trois ans.

Le 21 juin 1827 un arrêté préfectoral instituait officiellement au chef-lieu du département un cours d'accouchement théorique et pratique gratuit qui commença à fonctionner dès le premier août. Exactement un an plus tard cette première création était suivie par une semblable à Meymac dans l'arrondissement d'Ussel, et le 15 janvier 1829 par une troisième à Brive. L'enseignement confié dans chacune de ces villes à une sage-femme ayant fréquenté l'Ecole de Paris durait huit mois, mais très fréquemment les élèves choisissaient de redoubler, voire même de tripler. De 1827 à la fin de 1833 elles furent un peu plus d'une soixantaine à assister à ces leçons sans doute largement inspirées de celles que les formatrices avaient elles-mêmes suivies à l'Ecole de l'hospice de la Maternité. Seulement, aux yeux des conseillers généraux et du préfet ces trois cours ne tardèrent pas à présenter deux graves défauts : l'insuffisance de la formation pratique car les parturientes répugnaient à accoucher à leur domicile sous le regard de plusieurs personnes étrangères, et l'absence d'internat dont l'existence permettrait, selon ces administrateurs, d'assurer « la continuité des études, l'assiduité aux cours », éloignerait des élèves « mille sujets de distraction », et leur permettrait ainsi « de se livrer avec plus d'assiduité à l'étude ». Aussi, suite à un vœu formulé par l'assemblée départementale lors de la session de 1833 et au projet de règlement approuvé par le ministre de l'Instruction publique en octobre 1833, le représentant de l'Etat mettait fin, le 15 janvier 1834, aux trois cours qui se voyaient remplacés par une école départementale d'accouchement installée dans le chef-lieu du département, et qui fut une des dernières à voir le jour puisqu'après elle ne furent plus fondées en 1835 que celles de Digne et de Troyes. Dès le premier avril elle accueillait ses premières élèves qui assistèrent aux cours jusqu'à la fin octobre.

Si dès l'ouverture de l'établissement les veuves enceintes, les femmes mariées indigentes, et les filles-mères se virent offrir la possibilité de venir faire leurs couches à l'école, ce n'est qu'à partir du milieu des années 1840 que les documents mentionnent officiellement un hospice de la maternité joint à l'école d'accouchement. Les parturientes accueillies devaient permettre aux futures sages-femmes d'assister et de participer à des naissances durant leur scolarité, de mettre en pratique leurs connaissances théoriques, d'accéder à la dimension clinique de leur profession.

Agées de plus de 18 ans et de moins de 36 ans, puis de moins de 31 ans à partir de 1837, les postulantes devaient théoriquement savoir lire et écrire, mais, durant plus d'une décennie, les nécessités du recrutement amenèrent à accepter des jeunes femmes qui ne possédaient pas ces savoirs fondamentaux. D'abord choisies, comme pour les trois cours départementaux, sur dossier par le seul préfet, les élèves furent ensuite recrutées par concours, le nombre de places offertes variant selon les sessions de un à six. Au total, entre 1834 et sa fermeture à la rentrée de novembre 1895, l'école de Tulle accueillit 269 élèves qui furent toutes soumises au régime de l'internat et durent, en conséquence, régler un prix de pension annuel qui passa de 240 francs à 250 francs en 1841, puis fut fixé à 500 francs par le règlement de 1887, montant supérieur à celui alors exigé à Limoges, Bordeaux ou Clermont-Ferrand (400 francs). Mais, en réalité, très peu payèrent l'intégralité de cette somme car la très grande majorité des admises qui appartenaient à un milieu social très modeste bénéficia de bourses partielles ou même le plus souvent complètes accordées par le conseil général qui, d'autre part, votait annuellement les crédits nécessaires au fonctionnement de l'institution. En échange de cette aide financière les élèves devaient signer avec l'administration préfectorale un engagement décennal dont la rupture entraînait le remboursement, par les familles, de toutes les sommes versées.

En 1834, alors qu'à l'Ecole de l'hospice de la Maternité de Paris la formation s'effectuait officiellement en une année, l'école de Tulle opta de suite, en raison du niveau relativement médiocre de ses recrues, pour une scolarité de deux ans qui, en réalité, s'étalait sur deux fois neuf mois. Puis, à compter de la rentrée 1853, le temps des études passa à trois ans, durée qui fut maintenue après la publication du décret du 25 juillet 1893 qui, à l'échelle nationale, imposait désormais deux ans de cours à toutes celles qui souhaitaient devenir sage-femme.

L'enseignement de l'art des accouchements dispensé à l'école du chef-lieu de la Corrèze comportait des cours théoriques, des cours de démonstration sur mannequin, et un enseignement clinique « au lit des malades » assuré par la maîtresse sage-femme, mais qui ne prit vraiment de l'importance qu'après la mise en place de l'hospice de la maternité. A la formation professionnelle s'ajouta rapidement un enseignement primaire. Au début du mois de mars 1837 le préfet nommait une institutrice chargée d'assurer chaque jour – à l'exception des jeudis et des jours fériés – et pendant deux heures, des cours de lecture, d'écriture, d'orthographe, de grammaire, d'arithmétique, et de géographie, jugés indispensables en raison de l'état d'ignorance de beaucoup d'admises. Trois ans plus tard l'horaire était augmenté d'une heure ce qui permettait de professer en plus l'histoire et la « morale religieuse ». A la fin des années 1850, du fait de l'élévation du niveau intellectuel des reçues, ces cours d'instruction primaire qui avaient permis à plusieurs élèves de devenir institutrices étaient supprimés.

Selon la loi de ventôse an XI l'exercice du métier d'accoucheuse était subordonné, pour celles formées dans un hospice, dans une école départementale, à la réussite à un examen passé devant un jury médical départemental qui interrogeait sur la théorie et la pratique des accouchements, sur les accidents qui pouvaient les précéder, les accompagner ou les suivre, et sur les moyens d'y remédier. Jusqu'en 1845 aucune preuve de la fréquentation d'une école et d'une formation pratique ne fut véritablement exigée des candidates qui, pour prouver leur capacité à lire, écrire et orthographier convenablement se contentaient souvent de faire parvenir à l'administration une lettre manuscrite. Par contre, la présentation d'un certificat de bonne vie et mœurs délivré par le maire, et d'une autorisation du père ou du mari, s'avérait indispensable. Quant aux épreuves elles-mêmes, elles ne furent pendant longtemps qu'une simple formalité qui consistait simplement à réciter oralement quelques passages de leçons. Exemples de questions : « les soins à donner à l'enfant s'il naît dans un état d'apoplexie », « la manière d'opérer l'accouchement lorsque l'enfant présente le bras », « la circulation du sang dans le fœtus et les changements qui s'opèrent lorsqu'il est né et qu'il a expiré », « le temps et la manière de faire la ligature du cordon ombilical ». Les pourcentages de réussite étaient donc très élevés : le 28 septembre 1839 le jury médical du département de la

Corrèze constitué par un professeur de la faculté de médecine de Montpellier assisté de deux médecins auditionnait dans une des salles de la maternité, entre 12 et 17 heures, 19 postulantes qui furent toutes reçues. Trois jours plus tard ce même jury auquel s'étaient joints trois pharmaciens admettait au cours de l'après-midi 30 aspirantes qui étaient sans doute loin d'être toutes des praticiennes performantes. Quant aux élèves de l'Ecole de la Maternité de Paris qui avaient passé avec succès l'examen final organisé chaque année au cours du mois de juin, et à qui avait été remise une attestation d'aptitude qu'elles avaient ensuite échangée à la faculté de médecine contre un certificat de capacité, elles se contentaient de présenter ce dernier au jury départemental de leur choix qui, sans les interroger, leur remettait un diplôme.

Après la suppression des jurys départementaux en 1854 l'organisation des épreuves fut confiée aux facultés de médecine, aux écoles de plein exercice de médecine et de pharmacie, ou aux écoles préparatoires de médecine et de pharmacie.

Le décret du 22 août 1854 qui supprima les jurys médicaux départementaux compléta aussi l'ordonnance du 2 février 1823 et officialisa le classement des sages-femmes en deux catégories : celles formées dans une école départementale étaient dites de deuxième classe et ne pouvaient établir leur domicile professionnel que dans la circonscription où leur diplôme avait été obtenu, tandis que celles reçues devant une faculté de médecine constituaient les sages-femmes de première classe qui, libres de s'établir en n'importe quelle région de France, bénéficiaient d'une meilleure réputation. Trois ans plus tard, un décret d'août 1857 précisait que « le certificat de capacité délivré par la Maternité de Paris serait un certificat d'aptitude de première classe à condition que les postulantes en face l'échange à la Faculté de Médecine contre 25 francs ». En raison de cette division qui devait durer jusqu'au 5 août 1916 date à laquelle le Parlement désireux d'élever le niveau de formation décidait que désormais il ne serait plus délivré qu'un seul diplôme correspondant à celui de première classe, certaines jeunes filles des écoles départementales aspirèrent à acquérir le titre de « première classe » qui, espéraient-elles, leur garantirait une clientèle plus importante et plus aisée. Pour cela, jusqu'en 1893, il leur fut suffisant, au terme de leur scolarité, de passer les épreuves correspondantes devant une faculté de médecine ; c'est ainsi qu'entre 1887 et 1892, sur les 19 élèves qui terminèrent leurs études à Tulle 8 allèrent obtenir leur brevet de « première classe » devant les facultés de Paris et de Bordeaux. Puis, à compter du décret du 25 juillet 1893, toutes celles qui ambitionnaient d'accéder à ce rang plus élevé durent obligatoirement effectuer leur dernière année dans une faculté ou une école de plein exercice de médecine et de pharmacie.

Pendant tout le XIXe siècle la législation n'autorisa toutes les sages-femmes, de deuxième comme de première classe, qu'à procéder à des accouchements dits naturels, c'est à dire ne nécessitant ni manœuvres ni instruments. Suite à une décision ministérielle d'août 1812 le matériel qu'elles pouvaient utiliser se limitait à une paire de ciseaux, une sonde de femme, un tube laryngien, et une canule à injections. Dès que la délivrance s'annonçait difficile elles devaient obligatoirement, mêmes si elles appartenaient à la première classe, appeler un médecin ou un chirurgien, sinon, en cas d'accident, elles seraient, fut-il décidé en 1825, déclarées responsables, et donc passibles des tribunaux. Ne pouvant faire usage du forceps et du céphalotribe – il leur faudra attendre la seconde moitié du XXe siècle pour que ces instruments indispensables à leur exercice soient légalement notifiés – elles reçurent toutefois à partir de 1872 l'autorisation de faire absorber à la parturiente du seigle ergoté qui, administré à la dose de 24 grains en deux fois à un quart d'heure d'intervalle, permettait de stimuler les contractions utérines, et donc de faciliter la sortie de l'enfant. L'année suivante le décret du 23 juillet 1873 précisait que « les sages-femmes peuvent prescrire des médicaments exceptionnellement,…prescrire certaines préparations antiseptiques indiquées par l'Académie de Médecine », et, à partir du 9 juillet 1890, les pharmaciens furent autorisés « à délivrer, pour l'usage de la médecine, du sublimé corrosif, sur la prescription d'une sage-femme diplômée ».

Le service de la sage-femme ne se limitait pas à la délivrance proprement dite. Si elle avait été avertie assez tôt, ce qui était assez rarement le cas, elle avait pu, durant les jours précédant l'accouchement, visiter la femme enceinte, ce qui lui avait permis de prodiguer certains conseils, mais aussi de détecter d'éventuelles anomalies comme une mauvaise position du fœtus, et donc de prévoir une intervention du médecin. La mise au monde terminée, elle passait une ou deux heures auprès de celle qui venait de donner la vie pour surveiller le bon déroulement des suites de couches et donner les premiers soins au nouveau-né. Puis, les jours suivants, elle revenait à plusieurs reprises pour contrôler la santé de la mère et de son bébé.

Dans les régions rurales isolées où manquait tout autre secours médical les sages-femmes ajoutèrent souvent à leurs revenus fréquemment modestes tirés des seuls accouchements ceux provenant d'un élargissement de leur fonction officielle. Durant leur formation leur avaient été inculquées des notions de botanique, d'anatomie et de physiologie, et fournie une initiation à l'art de la saignée, de la vaccination et des pansements, aussi furent-elles de manière courante en ces lieux déshérités « le médecin de campagne » que souhaitaient les maires et que tolérèrent en général assez bien les praticiens dont elles devenaient parfois les auxiliaires. En 1841 les autorités rendaient un vibrant hommage à la sage-femme de Bourdeilles (24) qui, avec beaucoup d'énergie, secondait les quelques médecins qui tentaient d'arrêter les ravages de la suette miliaire et, en 1848, lorsque le fléau dévastateur de la petite vérole apparut dans les campagnes périgourdines, elles s'empressèrent de se rendre aux côtés des docteurs et des officiers de santé dans les localités affligées. En dehors même des poussées épidémiques, elles jouèrent tout au long du XIXe siècle un rôle très important dans la lutte contre la variole car elles participèrent de manière très active à la vaccination. A la fin de l'année 1876, la dame Parot sage-femme à Panazol (87) déclarait avoir procédé au cours des douze mois précédents à 518 vaccinations tandis que sa consœur de Saint-Germain-les-Belles (87) en revendiquait 452. En 1879, madame Noiller de Limoges aurait réalisé 1335 inoculations, ce qui la plaçait toutefois nettement derrière madame Péjou qui n'hésitait pas à en déclarer 2076 ! En 1881, sur les 67 vaccinateurs que comptait la Dordogne, 58 étaient des sages-femmes dont certaines, de l'avis même du docteur A. de Lacrouzille qui dirigeait le service départemental de la vaccine, se dépensaient sans compter.

Chapitre IV

Les atteintes à la santé

Dans la France d'aujourd'hui, comme dans celle des siècles précédents, les décès sont surtout causés par les maladies. Mais alors que la plus grande partie des affections dont souffrent et meurent les Français du début du XXIe siècle sont majoritairement endogènes, c'est à dire trouvent leur origine dans l'organisme du malade (maladies cardio-vasculaires, cancers...), celles qui frappaient la population du Limousin et du Périgord, comme des autres régions, jusqu'aux lendemains de la Grande Guerre, étaient le plus souvent exogènes, provoquées par un agent extérieur, bactérie, virus...

Des données quantitatives, des statistiques, se rapportant aux malades et aux morts par maladie dans le Limousin et le Périgord du XIXe siècle existent, mais l'utilisation de ces nombres pose des problèmes d'interprétation et de fiabilité. Les rapports médicaux dans lesquels ils figurent ont, en effet, presque toujours été rédigés par des médecins des épidémies or, comme leur nom l'indique, ces praticiens n'intervenaient qu'en cas d'épidémie, suite à une demande du préfet. Il n'entrait pas dans leurs attributions de procéder régulièrement à des tournées de surveillance et d'enquête. En conséquence, nous ne savons qu'assez peu de choses sur les endémies, sur les maladies avec lesquelles les populations étaient habituées à vivre, en dehors de leurs poussées épidémiques. Nous ne pouvons que mesurer le phénomène épidémique, et encore ! Lorsqu'un médecin des épidémies fournit pour un lieu donné un nombre de personnes atteintes donne-t-il le total de celles qu'il a visitées ou une évaluation forcément imparfaite faite par le maire ou par plusieurs de ses confrères ? Il ne convient donc pas d'accorder à ces renseignements chiffrés une valeur absolue, mais simplement de les considérer comme des ordres de grandeur.

A – Des attaques épidémiques ponctuelles

En 1866 le Conseil d'hygiène publique et de salubrité de la Haute-Vienne informait le préfet qu'en Limousin *« nous sommes rarement atteints par ces maladies qui s'annoncent avec bruit, contre lesquelles le Gouvernement prend des mesures de précaution générales et qui déciment les populations où elles s'arrêtent. Nos épidémies sont plus modestes, elles ne s'appellent ni choléra, ni typhus épizootique, elles se nomment fièvre typhoïde, croup, angine, variole, dysenterie...Elles sévissent indistinctement dans les villes et dans les campagnes, et y font de nombreuses victimes. »* Si effectivement les « maladies régnantes » causèrent dans le Limousin, comme dans le Périgord du XIXe siècle, plus de décès que les « maladies qui s'annoncent avec bruit », il n'en demeure pas moins vrai que ces deux provinces n'échappèrent pas, tout au long de la période, à des attaques épidémiques ponctuelles et ravageuses.

1 – La « fièvre espagnole »

Printemps 1808 : Napoléon désigne son frère Joseph pour régner sur l'Espagne à la place du roi Charles IV qui vient d'abdiquer. Dès le 2 mai éclate contre les troupes françaises l'insurrection madrilène immortalisée par le tableau de Goya, et rapidement la noblesse et le clergé qui redoutent les Français soulèvent les paysans. L'Espagne devient alors une immense Vendée dont les soldats de l'Empereur seront définitivement chassés à l'automne 1813.

Durant tout le temps que dura cette guerre d'Espagne les armées françaises firent un grand nombre de prisonniers qui, suivant les ordres du gouvernement, furent dirigés vers la France, loin de la frontière des Pyrénées, afin de limiter les risques d'évasion. Dès la fin de l'année 1808 les premiers détachements traversaient le Périgord et le Limousin avant de continuer vers Moulins, Châteauroux. Ces hommes dont beaucoup n'appartenaient pas à l'armée régulière, souvent vêtus de guenilles et mal nourris, avaient franchi les Pyrénées enneigées dans des conditions particulièrement éprouvantes et se trouvaient dans un profond état d'épuisement, couverts de vermine, les pieds meurtris et même parfois attaqués par la gangrène occasionnée par le froid et les marches forcées. Nombreux étaient parmi eux les malades dont, dans une lettre adressée au préfet, le maire de Saint-Léonard-de-Noblat (87) traçait un portrait dramatique : *« La grande distance des gîtes, la difficulté des chemins et la rigueur de la saison, tout concourt à moissonner ces malheureux. Déjà 18 de ces prisonniers ont été inhumés dans cette ville ; plusieurs sont arrivés morts, et 2 ont expiré presqu'au moment de leur départ d'ici. »* Dans un autre courrier, il insistait une nouvelle fois sur l'état déplorable de ces hommes : *« On a beaucoup de peine à faire partir ces Espagnols. On est obligé de les charger malgré eux sur les voitures. La mort les moissonne sur toute la route. Il en est morts, dit-on, 3 ou 4 à Saint-Bonnet et autant à Sauviat. »* Aussi bien en Périgord qu'en Limousin des personnes firent tout leur possible pour soulager la misère de ces individus exténués, et c'est avec une certaine fierté – mais sans doute aussi avec un peu d'exagération – que le premier magistrat de Saint-Léonard-de-Noblat écrivait que *« nous avons la consolation de voir presque tous nos concitoyens s'empresser de fournir à ces malheureux de la soupe et d'autres secours ; leur état est si pitoyable qu'ils attirent la commisération de tout le monde. »* De son côté, le 3 février 1809, le *Journal du département de la Haute-Vienne* publiait une lettre de l'évêque de Limoges dans laquelle le prélat faisait part de *« la satisfaction qu'il éprouvait au sujet des aumônes abondantes...faites de toutes parts à l'encontre de gens qui n'avaient plus à attendre de consolation sur la terre. »* Mais tous les comportements ne furent pas aussi généreux. Les premiers magistrats de Saint-Léonard et d'Arnac-la-Poste (87) se disaient ainsi scandalisés par la conduite de quelques charretiers qui, chargés de conduire des prisonniers malades, remplissaient leurs obligations avec tant de négligence, de répugnance et de cruauté, que parfois quelques-uns de ces anciens « insurgés » tombaient des voitures et étaient abandonnés sans soins et sans ressources sur le bord du chemin. En plusieurs endroits furent aussi trouvés des hommes que des conducteurs avaient jetés hors du chariot après avoir constaté leur décès. Un grand nombre trépassa le long des routes ainsi que dans les bourgs et les villes du Périgord et du Limousin qui servirent d'étape. D'après les chiffres officiels pourtant très nettement inférieurs à la réalité, sur les 1480 prisonniers qui passèrent à Limoges durant les premières semaines de 1809, 300 furent incapables de poursuivre leur voyage, et 254 décédèrent dans la commune.

Contagieuse, la maladie des Espagnols ne tarda pas à se développer dans la population. Ceux qui avaient eu des relations avec ces déportés, en particulier le personnel soignant, furent les premiers touchés, puis, au fil des jours et des semaines, l'épidémie ne cessa de s'étendre. Du jour de l'an au 19 février 1809 le seul chef-lieu du département de la Dordogne enregistrait le décès de 52 de ses habitants. Le 23 janvier de la même année la femme du sieur Grelet, commissaire des guerres à Limoges, écrivait à sa famille : *« Nous avons ici une quantité énorme d'Espagnols malades, au point que l'hôpital ne pouvant tous les contenir, on en a rempli le séminaire et les Jacobins. Leur maladie est contagieuse. Nous avons plusieurs voisins de morts et tous malades à peu près. Elle se répand dans la ville. J'en ai grand peur. »* Deux jours plus tard, elle informait son père qu'elle avait quitté avec empressement sa demeure *« qui n'était entourée que de morts et de mourants. »* Le 7 février, dans une nouvelle lettre, elle mentionnait qu'il mourait toujours beaucoup de monde, *« le nombre de ceux qui périssent est, dit-on, de 25 à 30 par 24 heures. C'est surtout les gens du peuple qui sont maltraités...On ne voit que des personnes en deuil.* » L'analyse des registres de l'état civil de la commune de Limoges réalisée par Pierre Saumande montre une progression de 58% des décès en 1809 par rapport à l'année précédente, avec une impressionnante différence de 460% entre les deux mois de janvier 1809 et de janvier 1808 ! Alors qu'à Paris on suivait avec attention les progrès du mal puisque le 18 mars 1809 le conseiller d'Etat chargé de la police générale demandait au préfet de la Dordogne de « continuer à l'informer...des effets de la maladie contagieuse et du progrès des moyens curatifs qu'on emploie sur place » les autorités tentaient d'éviter que la population ne soit gagnée par une trop grande peur. A Périgueux comme à Limoges la police interdisait au clergé de faire tinter la sonnette dans les rues lors du portement du viatique, et l'invitait fortement à s'abstenir de toute pompe extérieure à l'occasion des enterrements. De son côté, le rédacteur du très officiel *Journal du département de la Haute-Vienne* écrivait le 3 février que si effectivement parmi les personnes charitables qui s'étaient rendues auprès des malades quelques-unes avaient trépassé, *« le nombre des victimes n'est cependant pas aussi considérable que la frayeur l'exaltait »,* et, deux semaines plus tard, le préfet de la Haute-Vienne *« instruit que la maladie...a répandu l'alarme dans les villes et les communes rurales »* s'empressait de prévenir ses administrés *« que d'après l'expérience et les avis de plusieurs médecins éclairés, cette maladie n'est ni épidémique ni contagieuse...Le nombre des morts est dans la proportion ordinaire, et tous les convalescents sont dans la situation la plus rassurante. »*

Grâce à la correspondance du ministre de l'Intérieur qui, en janvier 1809, informait le préfet de la Corrèze *« qu'il a été instruit que s'est manifestée dans la ville de Brive une maladie qui paraît avoir un caractère contagieux et que l'on croit avoir été apportée par des prisonniers de guerre espagnols »,* puis lui faisait savoir, quelques jours plus tard, qu'il venait d'apprendre que la ville de Tulle était touchée à son tour, on peut affirmer que ce département lui non plus n'échappa pas à l'épidémie. Par contre, si les documents concernant la Creuse mentionnent bien le passage de nombreux convois de prisonniers espagnols « presque tous atteints de maladie dangereuse », aucun ne fait état de phénomènes épidémiques : réalité, lacune de la documentation, ou volonté des autorités locales de cacher la vérité ?

Si à partir de 1810 la « fièvre espagnole » ne semble plus avoir sévi dans le Haut et le Bas-Limousin, celle-ci, par contre, continua ses ravages dans le Périgord. Suite à la première invasion qui s'était développée durant l'hiver 1808-1809 en plusieurs contrées de la province, tout particulièrement autour de Montignac, de Sarlat, et de Périgueux, la maladie disparut pendant plus d'un an, et la population crut en être débarrassée. Mais, à la fin de l'été 1810, ainsi que durant l'automne, de nouveaux détachements de captifs espagnols traversaient le pays, et l'affection réapparaissait. Deux de ces prisonniers employés pour quelque temps à des travaux agricoles dans le village de La Doinie situé sur la commune de Saint-Geniès tombaient malades, et bientôt 45 personnes de la commune voisine de Saint-Amand-de-Coly étaient contaminées ; parmi elles 15 décédaient avant la fin du mois d'octobre. Une femme d'Aubas qui était allée soigner un oncle qui résidait à Saint-Amand-de-Coly communiquait la « fièvre » d'abord à ceux qui vivaient dans sa maison puis, à partir de mars 1811, à plusieurs habitants du village. A la mi-avril trois étaient décédés et douze étaient atteints. Puis, dans les jours qui suivaient, la situation s'aggravait, et le 3 mai le préfet demandait au gouvernement un crédit exceptionnel de 600 francs pour subvenir aux « secours à donner aux malades indigents ». Ce ne fut que durant le mois de juillet que l'épidémie d'Aubas semble avoir pris fin. Au début de l'année 1812, suite au passage de plusieurs colonnes de prisonniers, les villes de Thiviers, Périgueux, Mussidan et surtout Bergerac étaient à leur tour frappées par la maladie. Dans la sous-préfecture des bords de la Dordogne, alors que les officiers étaient logés dans la ville, les simples soldats étaient internés un peu à l'écart, à La Vedelle, dans les bâtiments délabrés d'une manufacture d'armes construite pendant la Révolution. De la mi-février à la fin du mois de mars la mort devait, en ce lieu, emporter 286 de ces étrangers dont les corps entassés les uns sur les autres dans une cour formèrent un tumulus que, paraît-il, on pouvait encore voir vers 1870. En dépit des instructions prodiguées et du caractère contagieux évident de la maladie, de très nombreux Bergeracois se rendaient chaque jour à La Vedelle dans l'espoir de secourir ces malheureux ; par leur dévouement, ils propagèrent le mal à toute la cité. A la fin du mois d'avril 240 de leurs concitoyens avaient été atteints, et, sur ce total, 80 étaient déjà décédés. Après cet épisode tragique la fin du transit des prisonniers dans la région entraînait le recul puis la disparition de cette maladie que le langage populaire avait appelée « fièvre des Espagnols », « peste des Espagnols » ou « espagnolette ».

Les descriptions cliniques plus ou moins précises qu'établirent, à la demande des préfets, les médecins de l'époque, permettent de suivre la « marche ordinaire de la maladie » chez les personnes atteintes. Tout commençait par des impressions de chaud et de froid, des maux de tête, des engourdissements analogues aux « douleurs rhumatiques », et des vomissements. Puis les jours suivants on observait une « prostration des forces », quelques saignements de nez, l'excrétion involontaire des selles et des urines ainsi qu'une d'une diminution dans les fonctions de l'organe de la vue et de celui de l'ouïe. Enfin, lorsque l'atteinte était considérable, la soif devenait importante, l'abattement extrême, des rougeurs cutanées maculeuses étaient visibles sur tout le corps, et se développaient des symptômes nerveux tels que convulsions et délires furieux précédés par une sombre morosité. Sauf « réaction heureuse du côté de la nature » la mort survenait entre le neuvième et le quinzième jour.

A partir de leurs observations les praticiens énoncèrent des diagnostiques variés : « fièvre catarrhale, ataxique, intermittente » pour certains, « fièvre catarrhale compliquée et d'un mauvais caractère » pour d'autres, « fièvre d'hôpital, des prisons ou des casernes » pour quelques-uns. Les rapports médicaux disponibles permettent aujourd'hui d'émettre l'hypothèse très vraisemblable d'une épidémie de typhus exanthématique, conséquence de l'épidémie beaucoup plus importante qui ravageait alors l'Espagne.

Pour soigner les malades les hommes de l'art proposèrent des médications aussi diverses que leurs diagnostics. Le docteur Gondinet qui fut un temps sous-préfet de l'arrondissement de Saint-Yrieix-la-Perche (87) résuma ainsi les avis contradictoires de ses confrères : *« les uns ont prétendu que le quinquina combiné avec la canelle, une tisane tonique légèrement acidulée, les sinapismes, les vésicatoires, etc, constituaient le vrai traitement et ils ont proscrit, comme moyen pernicieux, les saignées, les sangsues, à moins qu'il n'y eût un point de côté inflammatoire et des crachats colorés. Ils ont encore interdit l'emploi des vomitifs et ont proposé, comme une précaution essentielle, celle de supprimer le cours du ventre, chaque fois qu'il se manifestait. Les autres, au contraire, ont proposé l'usage de l'émétique dans les premiers jours de la maladie, en observant que les toniques paraissaient le plus convenir pendant tout le reste de son cours. Quelques autres, dans la crainte d'augmenter la fluxion sanguine et d'entretenir l'inflammation de l'organe cérébral, faisaient appliquer ordinairement les sangsues aux tempes, avant de donner un vomitif, et dans la vue de finir de débarrasser, ils faisaient appliquer...un vésicatoire camphré...et ils terminaient le traitement par des toniques et surtout par le quinquina. Enfin, quelques autres...avaient indiqué pour base générale du traitement l'emploi de boissons toniques acidulées avec l'acide sulfurique, le quinquina, la racine de serpentaire de Virginie ou, à leur défaut, la racine des gentianes, les fleurs de camomille romaine, les vésicatoires, les aspersions d'eau froide, et ils avaient parlé de divers évacuans comme souvent nécessaires et quelquefois inutiles. »* La diététique trouvait aussi sa place dans le traitement. Le Creusois Barailon recommandait d'éviter les huiles, la friture, la pâtisserie, et même les châtaignes grillées, mais, inversement, il préconisait le bouillon gras bien dégraissé additionné d'oseille et les laits de poule qui devaient permettre de « soutenir les forces et prévenir la gangrène ». Mournaud, Périgourdin de Montignac, conseillait un régime sain et tonique consistant « dans un bon choix d'aliments, l'usage de bon vin généreux et une ample boisson de limonade », mélange d'eau pure et d'une faible quantité d'acide sulfurique dont on rehaussait parfois les effets par l'adjonction d'eau-de-vie. Parmi tous les moyens thérapeutiques alors mis en œuvre certains apparaissent aujourd'hui dérisoires, mais, inversement, il convient de ne pas négliger le rôle d'autres remèdes comme le quinquina employé comme fébrifuge ou le camphre utile pour lutter contre l'état de stupeur, d'indifférence, et la myocardite.

Si les médecins de l'époque émettaient des diagnostiques divergents, prescrivaient des thérapies médicamenteuses parfois opposées, presque tous s'accordaient pour souligner l'importance des facteurs psychologiques et du « moral » dans la résistance opposée à l'épidémie. D'après eux, rien n'était plus favorable à la propagation de la maladie que la peur, et rien n'était plus propice pour l'éviter que la bonne humeur. « La gaieté, la dissipation...sont les meilleurs préservatifs » écrivait Barailon tandis que le Périgourdin Faure fils recommandait de « surtout exciter la gaieté chez le malade...et de chercher à le distraire ».

Les hommes de l'art s'accordaient aussi pour conseiller un minimum d'hygiène : *«la plus grande propreté, un air pur souvent renouvelé »* (docteur Faye), *« enlever le fumier qu'on entasse dans les cours, et dans les rues des villages...que les portes et fenêtres des appartements fussent toujours ouvertes »* (docteur Mournaud), *« supprimer les foyers de ce virus : les linges des lits des malades, les murailles tapissées de toiles d'araignées...il faut faire brûler la paille des paillasses ayant servi aux malades ;... passer toutes les étoffes leur ayant servi à une forte lessive alcaline ; passer un ample lait de chaux sur la partie de la muraille où ils auront déposé crachats et autres excréments »* (un médecin des épidémies). Beaucoup voyaient aussi dans l'usage fréquent des fumigations et tout particulièrement des « fumigations guytonniennes » un moyen très efficace pour « la destruction des miasmes dangereux ». Cette technique de désinfection qui portait le nom de son inventeur, le chimiste Guyton de Morveau qui l'employa pour la première fois en 1776, figurait encore au Codex de 1908, et consistait à mélanger du sel marin ou de cuisine, de l'oxyde de manganèse et de l'eau dans un vase de verre ou de terre non vernissé que l'on plaçait sur un réchaud, dès que la chaleur était assez grande on versait dans le récipient de l'acide sulfurique (huile de vitriol) qui provoquait aussitôt un dégagement de chlore.

De nombreux médecins se prononçaient également pour un isolement complet des contagieux. En septembre 1810 Mournaud demandait qu'on *« interdise absolument toute communication entre les villages atteints de la contagion et ceux qui ne le sont pas, c'est à dire qu'on ne laisse visiter et soigner les malades que par les gens de l'art et par les habitants des villages eux-mêmes. »* Aussi, dès les premiers jours de mai 1811, un cordon de la garde nationale fut chargé de couper toutes les relation entre la commune d'Aubas et celles des environs. Mais les consignes de séparation furent le plus souvent difficiles à faire respecter, et c'est ainsi que le zèle inconsidéré de nombreux Bergeracois qui, en dépit des recommandations prodiguées, allèrent porter secours aux prisonniers entassés dans l'ancienne fabrique d'armes de La Vedelle contribua à disséminer la fièvre espagnole dans la ville. Tous les membres du corps médical ne jugeaient d'ailleurs pas utile de si grandes précautions. Pour le docteur Mounier les propositions radicales de son collègue Mournaud risquaient de jeter l'épouvante et de « dissoudre des liens de la parenté et du voisinage », et, d'après lui, « un peu de propreté » était suffisant pour se mettre à l'abri de la maladie.

Bien que sommaires, tous les traitements entrepris et plus encore les mesures d'ordre préventif permirent de limiter les ravages de cette épidémie qui, néanmoins, causa un grande nombre de morts parmi la troupe des prisonniers, mais également parmi les populations locales.

2 – La suette miliaire

2 . 1 – Une maladie mal connue et aujourd'hui disparue

En 1712 surgissait mystérieusement à Montbéliard, dans l'actuel département du Doubs, une nouvelle maladie que l'on devait par la suite appeler « suette des picards », « fièvre miliare », et plus encore « suette miliaire ». En France, elle se manifesta surtout des premières années du XVIIIe siècle jusqu'aux années 1870 après quoi son aire géographique se rétracta pour se limiter aux Charentes où l'île d'Oléron connut une épidémie en 1880, au Poitou et au Berry où sa dernière poussée fut recensée en 1947 dans les environs de Belâbre dans le département de l'Indre. Depuis, les cas sont devenus si rares que les médecins n'ont même plus la possibilité de l'observer.

Après avoir frappé le Périgord en 1832, en 1833 (canton de Mareuil), et surtout en 1841-1842, la suette semble avoir presque totalement disparu de la région. Certes, en juin 1859 les gendarmes de Tocane signalaient bien au préfet que 102 habitants de la commune de Montagrier étaient atteints et que 16 d'entre eux se trouvaient dans un état très grave, mais, pour le sous-préfet de Ribérac cette alarme était très nettement exagérée, d'ailleurs, à ses yeux, la maladie revêtait si peu d'importance qu'il ne jugeait pas nécessaire de se transporter sur les lieux. Enfin, durant l'été 1912, un médecin des épidémies de l'arrondissement de Bergerac établissait un rapport indiquant qu'à la demande du sous-préfet il s'était transporté le 20 juillet dans les communes de Lanquais et de Varenne « afin d'examiner la marche d'une épidémie de rougeole et de suette miliaire », et il concluait que « c'était la rougeole classique chez les enfants » et que, « chez les adultes, elle s'était accompagnée de sueurs froides », sans plus.

Par contre, le nord de la Haute-Vienne connut un développement du mal en 1887. A partir du Poitou où elle sévissait depuis quelque temps l'épidémie pénétrait au printemps de cette année dans le Haut-Limousin par le canton de Mézières. Les villes de Bussière-Poitevine puis du Dorat et enfin toute la partie septentrionale du département étaient touchées par la contagion qui ne s'arrêta qu'aux abords du canton de Nantiat. Si on ne peut déterminer avec précision le nombre de personnes atteintes, on peut néanmoins affirmer qu'il fut important mais que la mortalité, très variable d'une localité à l'autre, fut en moyenne relativement faible.

Dans l'évolution de la maladie il était possible de distinguer cinq périodes. La première, celle des signes annonciateurs, était très courte. Les prodromes étaient généralement discrets, voire même totalement absents. Lorsqu'ils existaient, ils consistaient en lassitude, inappétence, nausées, céphalées, maux de tête, douleurs dans les articulations, particulièrement aux genoux et aux poignets. Les symptômes de la seconde période, celle de l'invasion, survenaient brutalement, pouvaient surprendre des personnes qui la veille vaquaient tranquillement à leurs occupations habituelles et qui le soir s'étaient couchées bien portantes. L'attaque se produisait souvent pendant la nuit. Le malade se réveillait avec une céphalée, des courbatures, une envie de vomir, mais surtout inondé de sueur. Cette dernière était tellement abondante que parfois, en tordant les draps, on en faisait sortir une eau qui tombait sur le plancher, et qu'en soulevant les couvertures on voyait s'élever une vapeur épaisse ! Durant la troisième période qui durait ordinairement de 48 à 72 heures mais qui, dans les cas mal traités ou non traités, pouvait atteindre dix, douze, quinze jours, et même plus, les personnes atteintes dont la température montait alors souvent à plus de 40 degrés et le pouls à 100-120 battements par minute, dont les urines étaient rares et rougeâtres, la langue pâteuse, éprouvaient aussi de violentes douleurs épigastriques, une gêne profonde pour respirer, comme si un poids énorme pesait sur leur poitrine, et connaissaient également un sentiment croissant de fatigue et d'abattement, une anxiété qui les amenait alors fréquemment à évoquer leur mort. Effectivement, c'était surtout à ce stade que les sujets succombaient. Un prurit plus ou moins vif qui se manifestait principalement au niveau du dos et des membres et qui pouvait s'accompagner d'une forte agitation annonçait la quatrième période, celle de l'éruption qui survenait le plus ordinairement vers le troisième ou quatrième jour et allait durer trois ou quatre jours. Les macules qui allaient devenir vésicules puis pustules du volume d'un grain de millet (d'où l'attribut de miliaire) se présentaient d'abord sur le cou, à la nuque, vers les aisselles, sous les seins chez les femmes ; on les remarquait ensuite sur le dos, sur la face interne des bras, des jambes, des cuisses, au bas-ventre, mais rarement sur le visage. Au cours de cette crise éruptive, dans les cas les plus légers, les sueurs disparaissaient presque complètement, la fièvre diminuait pour disparaître totalement 24 heures après, les mouvements nerveux décroissaient également ; pour ainsi dire, les malades entraient en convalescence. Enfin, les vésicules qui, de transparentes étaient devenues opaques, se flétrissaient, s'affaissaient, et la desquamation commençait. Elle se faisait soit par petites écailles analogues à celles observables dans la rougeole, ou par plaques épidermiques très larges comme dans la scarlatine. Ensuite, si tout allait bien, le sommeil revenait, l'appétit renaissait, les sécrétions urinaires et les forces se rétablissaient. Mais il était bien rare que les individus qui avaient été atteints passassent subitement de la maladie à une santé parfaite. Pendant quinze jours, un mois, ou même plus longtemps, ils se plaignaient d'une grande faiblesse, de maux de tête, d'insomnie, d'inappétence, et présentaient une pâleur très caractéristique. Puisque la maladie n'était pas immunisante on pouvait rechuter, et même plusieurs fois.

Dans l'ouvrage qu'il produisit en 1843 concernant l'épidémie qui, les deux années précédentes, avait bouleversé le Périgord, le docteur Parrot avoue que pour répondre à la question souvent posée « quelle est la cause de la suette ? » ses confrères et lui avaient « souvent et bien longtemps réfléchi, épuisé leurs méditations, lassé leur esprit, dépensé toute leur patience », mais que, en dépit de tous ces efforts, aucun n'avait pu fournir une réponse satisfaisante. Aujourd'hui encore cette interrogation n'a reçu aucune explication ; l'origine de la suette de même que son mode de propagation demeurent inconnus.

2 . 2 – L'épidémie de 1841-1842 en Dordogne

Pendant longtemps les Périgourdins évoquèrent avec une sorte d'épouvante rétrospective la terrible épidémie de suette miliaire qu'avait connue leur province en 1841-1842. Cette maladie laissa une si forte empreinte dans la mémoire collective que, bien plus tard, pour situer un événement dans le temps, on disait communément « c'était avant ou après la suette ». L'étude déjà citée que le docteur Parrot réalisa à son sujet dès qu'elle eut fini d'exercer ses ravages permet de connaître avec précision l'histoire de ce mal que le sous-préfet de Ribérac n'hésitait pas à qualifier de « fléau ».

Dans le département qui depuis deux ans était occupé par des fièvres éruptives – rougeole, scarlatine, et variole – la commune de Cendrieux située à une vingtaine de kilomètres au sud-est de Périgueux fut la première atteinte au début de mai 1841. 24 habitants furent touchés et 6 d'entre-eux décédèrent. Une semaine plus tard l'attaque disparaissait, mais pour peu de temps puisque à peine un mois après elle se manifestait en des lieux relativement éloignés de celui où elle avait pris naissance, à Lachapelle-Pommier, Lussas, Saint-Sulpice, Champeaux, Puyrenyer, Paussac, Mareuil, Vieux-Mareuil. Désormais, elle allait, pendant cinq mois, jusqu'au commencement de novembre, se développer dans 80 communes appartenant aux arrondissements de Nontron, Ribérac et Périgueux. Au total, au cours de l'année, 10 805 personnes furent atteintes, soit environ le septième de la population des contrées envahies, et le treizième d'entre elles mourut puisque l'on déplora 787 décès.

Ce fut au début de septembre que la suette fit son apparition dans le chef-lieu du département. D'abord bénigne, elle prit en quelques jours un développement considérable, et semble avoir connu son point culminant vers le 15 de ce mois. Ce jour là, le procureur du roi de Périgueux écrivait au Garde des sceaux que dans la commune de Périgueux et celles environnantes le nombre de personnes atteintes était si important – près du dixième de la population – qu'il avait fallu faire appel non seulement à des médecins de divers cantons, mais aussi de plusieurs départements voisins. Les corbillards de la ville et de l'hôpital ne pouvant suffire au transport des très nombreux morts, les cercueils devaient être portés à bras, et les fossoyeurs ayant succombé, des soldats avaient dû être requis pour creuser les tombes. Les habitants épouvantés fuyaient de toutes parts, et les boutiques se fermaient. Mais, curieusement, tous les établissements dans lesquels vivaient un grand nombre d'individus étaient épargnés. Les casernes dont l'effectif s'élevait à deux bataillons n'eurent pas un seul malade, dans le collège pas un seul élève ne fut atteint, et dans les prisons qui hébergeaient plus de cent prisonniers ne furent recensés que trois cas bénins. Au cours de la seconde quinzaine l'épidémie perdit régulièrement de son intensité, puis disparut totalement.

A la Toussaint 1841 les médecins étaient persuadés que la province était définitivement débarrassée de cette calamité. Les gens du peuple étaient moins optimistes ; ils n'avaient pas tort puisque vers la fin du mois de mai 1842 la suette réapparaissait dans le canton de Monpazier situé dans la partie sud-est du département. Beaucoup de personnes furent atteintes, mais généralement sans gravité. Ce fut seulement vers la fin du mois de juin que le mal retrouva sa vigueur de l'année précédente en s'étendant à nouveau sur le canton de Monpazier, mais aussi sur une partie de celui voisin de Cadouin. A la fin de juillet, ce furent les cantons de Saint-Cyprien, de Belvès, d'Eymet, qui eurent à souffrir de la suette qui quitta définitivement le pays à la fin de la première semaine d'août. Identique à l'épidémie de 1841 en ce qui concerne les symptômes, celle de 1842 présente par rapport à cette dernière une grande différence dans le chiffre de la mortalité puisque pour 8476 malades on n'enregistra que 328 morts, soit 3,3% de ceux qui avaient été atteints. Pour le docteur Parrot cet important résultat s'expliquait essentiellement par la généralisation de la médication par le quinquina dont il avait toujours été un fervent partisan et qui était maintenant adoptée par presque tous ceux qui l'avaient contestée jusqu'alors.

Au sulfate de quinine s'ajoutait l'azotate de potasse à haute dose qui, dans la pensée du peuple, constituait le seul moyen énergique pour obtenir la guérison. La thérapeutique pouvait aussi comporter des saignées plus ou moins importantes, quelques lavements pour combattre la constipation, de la moutarde aux pieds, des vésicatoires aux jambes lorsque survenait le délire, et aussi une potion composée d'eau de mélisse, d'eau de menthe, d'eau de laurier-cerise, d'eau de fleur d'oranger, de sirop d'éther, et de sirop d'orgeat. Cette innocente association apportait un grand soulagement aux malades car elle apaisait de façon incroyable les palpitations et les sensations d'étouffement. Parallèlement les praticiens devaient combattre les excès du traitement populaire de la méthode « échauffante » qui consistait à provoquer les sueurs et à accélérer la crise éruptive salvatrice par des tisanes brûlantes et un amoncellement de couvertures qui pesaient comme du plomb sur les personnes alitées.

3 – Le choléra

« Le choléra n'a jamais pu s'acclimater en Limousin » écrivait en 1890 le docteur Boulland sans son *Essai de topographie médicale du Limousin*. Bien que légèrement exagéré cet aphorisme correspond néanmoins à la réalité car si cette province, comme celle du Périgord, n'échappa pas totalement durant le XIXe siècle aux épidémies de « maladie bleue », elle fut néanmoins beaucoup moins frappée que d'autres régions françaises. Cette immunité relative fit l'objet, parmi les médecins, mais aussi parmi la population, de discussions passionnées. Comment expliquer, pour reprendre une expression employée par le préfet de la Creuse dans une lettre rédigée en janvier 1866, « que la graine ne pouvait pas y fructifier » ? Pour le Limousin certains mirent en avant la nature granitique du sol, la consommation abondante de châtaignes qui avaient la réputation de combattre les diarrhées et toutes les « maladies d'entrailles », et même le feu des fours à porcelaine !

3 . 1 – La fausse alerte de 1832

Le choléra qui depuis la plus haute Antiquité sévissait à l'état endémique dans la province du Bengale en Inde, et tout particulièrement dans les vallées du Brahmapoutre et du Gange, resta inconnu sur le continent européen jusqu'à la fin du XVIIIe siècle, mais, au début du siècle suivant, les progrès des échanges commerciaux allaient le faire voyager. En 1817, à partir de Calcutta, il se dirigeait vers l'est où il frappait les îles de la Sonde, la péninsule indochinoise puis la Chine, mais aussi vers l'ouest où il s'arrêtait aux portes de l'Empire russe, sur les bords de la mer Caspienne. Ce ne fut qu'au cours d'une seconde poussée, entre 1829 et 1837, qu'il s'étendit sur l'ensemble de l'Europe. En France, le mal venu de l'Angleterre était repéré sur les côtes de la Manche dès le mois de décembre 1831, puis, en février et mars 1832, plusieurs cas étaient signalés à Bar-le-Duc chef-lieu de la Meuse et ses environs. A Paris l'épidémie explosa quelques jours plus tard. Dans la seule journée du 12 avril 1200 nouvelles personnes étaient atteintes, et 814 périssaient. Le 14 le bilan du fléau s'établissait à 13 000 malades dont 7000 morts, à 12 800 morts à la fin du mois. A partir de la région parisienne la propagation galopa vers le nord, vers l'est, et le sud-ouest ; en juin l'étendue contaminée atteignait son extension géographique maximale sans avoir franchi le seuil du Poitou, le Berry, le Bourbonnais et le Morvan.

Cette attaque cholérique de 1832 qui devait causer sur l'ensemble du territoire français environ 102 000 décès provoqua tout le long de son trajet, mais également dans les régions épargnées, un très grand effroi en raison de sa nouveauté, de la méconnaisance de l'agent responsable – le vibrion cholérique ne fut identifié par l'Allemand Koch qu'en 1883 – et du mode de transmission, de la létalité de la maladie car généralement 40 à 60% des personnes atteintes décédaient, et de ses symptômes spectaculaires. Après une incubation de quatre heures à cinq jours caractérisée par une certaine apathie et de vives brûlures d'estomac le malade connaissait brusquement de violentes douleurs abdominales, des vomissements répétés de matière blanche, et surtout des diarrhées intenses aux évacuations liquides semblables à de l'eau de riz. Leur très grand nombre – elles pouvaient atteindre cent par jour – entraînait une rapide déshydratation responsable de crampes musculaires insupportables. Enfin, dans un troisième stade, la température du corps chutait parfois jusqu'à 32 degrés, le pouls jusqu'alors rapide s'affaiblissait et devenait à peine perceptible, la face et les extrémités se cyanosaient – d'où le nom de maladie bleue – et la mort survenait rapidement au bout de quelques heures ou de quelques jours de souffrance.

En raison du manque d'ouvrage ou de la peur de la contagion, de nombreux maçons creusois partis travailler dans la capitale empruntaient dès avril et mai le chemin du retour. Dans les *Mémoires de Léonard ancien garçon-maçon* Martin Nadaud évoque cette panique qui s'empara alors de ses compatriotes et même de son père. Beaucoup de ceux qui prirent la fuite s'effondrèrent le long des routes ou rendirent l'âme dans un relais de poste après être descendus malades de la voiture publique. Certains, à bout de souffle, ne tombèrent que dans l'Indre, aux environs de Châteauroux. Tous les porteurs du vibrion sont-ils décédés avant d'avoir regagné leur famille ? Toujours est-il que la Creuse semble avoir été complètement épargnée comme d'ailleurs les deux autres départements du Limousin et le Périgord, car ce ne fut pas sans beaucoup d'hésitation que les médecins de ces provinces imputèrent quelques décès au choléra.

Mais, terrorisées à l'idée d'une possible invasion, les autorités locales prenaient rapidement toute une série de mesures préventives. Pour tenir éloigné ce fléau que l'archiprêtre de Bergerac, de tendance légitimiste, présentait comme envoyé par Dieu pour punir les auteurs de la Révolution de juillet 1830 qui avait chassé Charles X du pouvoir, l'évêque de Périgueux ordonnait des processions et demandait à chaque catholique d'adresser une prière à Dieu Tout-puissant pour qu'il soit un bouclier et un rempart contre

« ce souffle empoisonné ». De leur côté préfets et sous-préfets exigeaient que les maires rassurent les populations et éloignent de l'esprit de leurs administrés « les alarmes, l'exagération, la frayeur », autant de causes prédisposant au mal, et pires que le mal lui-même. En même temps, ils leur enjoignaient d'adopter au plus tôt des mesures de salubrité publique. Aussi, dès le 11 avril, le premier magistrat de Nontron ordonnait de nettoyer puis de supprimer toutes les mares creusées dans la ville pour recevoir les eaux des égouts et obtenir ainsi facilement des engrais, de retirer tous les fumiers déposés dans les rues ou dans les cours des maisons, et interdisait de laisser divaguer porcs et volailles sur la voie publique. Mais, ici comme ailleurs, pour des raisons qui ont été présentées dans le chapitre consacré à l'hygiène des villages et des villes, toutes ces injonctions furent très difficiles à faire respecter. Que de conseils municipaux ne purent, comme celui d'Aixe (87), « faire sentir aux habitants la nécessité qu'il y avait d'enlever les terreaux et autres immondices placés sur leurs airages ou entassés auprès de leur maison » ! D'ailleurs, pour certaines personnes, le choléra-morbus n'était qu'une fiction car les victimes de cette prétendue maladie mouraient en réalité empoisonnées. En divers lieux se répandirent ainsi des bruits, de folles rumeurs qui faisaient état d'étranges complots. A Limoges des pauvres persuadés que ces empoisonneurs invisibles et donc lâches étaient de riches bourgeois désireux de se débarrasser des miséreux apposaient sur un arbre de la place Tourny une affiche que le commissaire de police s'empressait de faire enlever. En ces malheureuses circonstances les tensions sociales s'exacerbaient. En Creuse et en Corrèze on soupçonna l'action d'agents du pouvoir orléaniste impatient d'anéantir les milieux populaires. Des employés des contributions indirectes chargés de mesurer dans les auberges le contenu des barriques de vin furent ainsi accusés d'introduire dans celles-ci des produits délétères au moyen de sondes. A la femme Lamartinie qui tenait un débit de boissons à Tulle des buveurs recommandaient de suivre dans leurs manœuvres ces fonctionnaires capables d'empoisonner les futailles. Par précaution, une autre cabaretière de la même ville allait même jusqu'à refuser à ces messieurs du fisc l'emploi de leur propre matériel, et leur présentait sa propre baguette.

3 . 2 – Des morts assez peu nombreux en 1854-1855

Quinze ans plus tard, en 1848-1849, le choléra visitait à nouveau l'Europe dont la France où il emporta sensiblement le même nombre de personnes qu'en 1832. Parmi toutes ces victimes figurait le maréchal Bugeaud qui avait été député de la Dordogne durant la monarchie de Juillet et possédait le grand domaine de La Durantie près de Lanouaille. Bien qu'en 1849 une personne arrivée malade de Rambouillet soit décédée place des Fossés à Limoges et que quinze autres aient été atteintes en novembre dans la région de Boussac (23) – cinq d'entre elles devaient perdre la vie – du fait du retour au pays d'un maçon contaminé, les départements du Limousin et du Périgord eurent une nouvelle fois la chance de ne pas figurer parmi les 54 touchés.

Géographiquement plus étendue que les deux précédentes puisqu'elle frappa 70 départements, l'épidémie de 1854-1855 fut aussi plus meurtrière car elle enleva 150 000 habitants. Après avoir atteint son extension maximum en août et septembre, elle commençait à reculer dans diverses parties du territoire national lorsqu'elle éclata à Limoges dans les derniers jours d'octobre 1854. La population, d'abord incrédule car elle croyait encore jouir d'une faveur exceptionnelle, dut bientôt se rendre à l'évidence, le choléra était parmi elle. Parmi les premières personnes atteintes figurèrent en particulier des blanchisseuses qui avaient été chargées de laver le linge de soldats venant de Gray (Haute-Saône) où régnait la maladie. Au total, du 22 octobre 1854 au 12 janvier 1855, dans la cité qui comptait près de 42 000 habitants, le vibrion fut responsable de 88 décès : 50 le premier mois, 13 le deuxième, et 25 le troisième. Ces victimes se composaient de 57 femmes, 25 hommes et 6 enfants. Majoritairement les morts résidaient dans les bas quartiers, les plus défavorisés et insalubres, ceux aux maisons obscures, sales et humides, situés le long de la rive droite de la Vienne : les Casseaux, le Naveix, le pont Saint-Etienne. La maison de détention où pourtant on veilla très rapidement à la propreté des matelas et du linge, où l'on enduisit d'eau chlorurée les murs des réfectoires, des ateliers et des dortoirs, paya aussi un lourd tribut. Inversement, dans les quartiers de la rive gauche ainsi que dans ceux des hauteurs, aérés, salubres et habités par la classe aisée, les atteintes furent très limitées. Elles furent aussi exceptionnelles en dehors du chef-lieu du département : trois dans le bourg d'Isle très proche de Limoges, une à l'usine du Cailleau implantée à sept kilomètres, deux dans la petite cité d'Aixe située à quinze kilomètres. Quant à l'homme qui mourut à Ladignac, arrondissement de Saint-Yrieix, le 20 novembre, il venait de Limoges et était déjà souffrant.

Dès le début de l'épidémie l'administration s'efforça de rassurer, d'éviter la panique parmi la population. Le mardi 31 octobre le préfet allait même jusqu'à publier dans un journal que les bruits répandus étaient totalement faux, qu'en réalité presque toutes les personnes malades n'étaient pas atteintes du choléra, mais de la dysenterie. Dans les *Instructions hygiéniques* que la mairie fit imprimer et distribuer, les premières lignes demandaient aussi aux habitants de garder leur calme : *« Avant tout, du calme ! La peur énerve et affaiblit : elle ne donne pas le choléra ; mais, s'il survient, elle le rend d'une nature plus grave et d'une guérison plus difficile. »* Les consignes recommandaient aussi d'éviter l'abus des moyens dits préventifs car, employés sans discernement, ils devenaient nuisibles, et d'ailleurs était-il écrit, tous les jours on voit des gens qui se rendent malades pour avoir abusé du camphre ou du rhum. Pour arrêter le mal dès les premières douleurs elles conseillaient de manger du riz au pouvoir constipant bien connu, des panades, des potages gras, mais d'abandonner les ragoûts et les salaisons, de boire de la tisane de riz avec du sirop de gomme ou de coing, ainsi que des infusions aromatiques de thé, tilleul, camomille ou mélisse, dans lesquelles on aura ajouté quelques gouttes de rhum ou d'eau de vie, de porter une ceinture de flanelle autour du ventre. Si ces moyens s'avéraient insuffisants, il fallait se coucher dans un lit bien chaud, frictionner énergiquement les membres soit avec de la laine sèche, soit avec un liniment stimulant tel qu'un mélange d'eau-de-vie camphrée, de vinaigre aromatique, d'essence de térébenthine et d'ammoniaque, et appliquer sur les extrémités inférieures des cataplasmes de farine de graines de lin saupoudrés de farine de moutarde.

3 . 3 – Quelques atteintes isolées dans la seconde moitié du XIXe siècle

Au cours de la seconde moitié du XIXe siècle la France allait connaître trois nouvelles attaques en 1865-1866, 1883-1884, 1892-1893, mais les pertes devaient s'avérer bien moindres que lors des assauts précédents. Une nouvelle fois, en Limousin, comme en Périgord, les atteintes furent très limitées.

Au milieu des années 1860 le choléra-morbus était repéré dans la région de la Dordogne proche de la Charente. La commune de La Rochebeaucourt fut la plus éprouvée puisque sur 1225 habitants elle connut 52 malades parmi lesquels 13 succombèrent. Au mois d'octobre 1865 la commune de Châteauponsac (87) connaissait cinq victimes en quelques jours. La première fut un maçon arrivé malade de Paris le 13 octobre. Son père atteint le 15 mourait le lendemain. Un parent venu assister à l'enterrement revêtait, après avoir été traversé par la pluie, des vêtements ayant appartenu au fils, vingt-quatre heures plus tard il était terrassé. Deux voisins du maçon devaient aussi être frappés. Peu de temps après, dans un village proche, mais situé sur la commune de Bessines, trois décès cholériques étaient enregistrés. Ce fut aussi un maçon émigrant qui importa dans le nord de la Creuse, à Moutier-Malcard et à Bonnat, l'affection cholérique qui, dans les derniers jours de l865, causa trois décès, à savoir l'ouvrier maçon, sa tante qui l'avait assisté durant ses derniers instants et avait lavé ses vêtements, et la fille de cette femme. Enfin, le 18 septembre 1892, la presse périgourdine signalait que le choléra venait de faire son apparition à Périgueux. En trois jours dix cas dont sept mortels venaient d'être recensés. On pouvait légitimement penser que l'épidémie avait été rapportée de la capitale par des personnes qui étaient allées assister aux fêtes organisées pour célébrer la proclamation de la Première République. Aussitôt le maire Saumande chargeait le crieur public d'informer la population qu'il venait de faire installer une chaudière dans le réservoir de la route de Paris afin de faire bouillir l'eau, et de la rendre ainsi inoffensive.

A cette époque le choléra n'était plus comme en 1832 une maladie inconnue, il était devenu un mal familier dont on connaissait même maintenant le responsable. Par contre, les traitements demeuraient les mêmes, à savoir saignées, boissons excitantes, bains de vapeur, frictions à l'alcool, cataplasmes à la moutarde, vésicatoires…autant de méthodes qui accentuaient la déshydratation des malades qui avaient besoin du contraire !

4 – La grippe dite « espagnole » : 1918 – 1919

En 1918, dans un monde qui s'entre-déchirait pour la quatrième année consécutive, une pandémie de grippe que l'on appela « espagnole » se répandit sur l'ensemble de la planète où elle fit, en quelques mois, plusieurs dizaines de millions de morts, soit beaucoup plus que la Première Guerre mondiale qui tua 10 à 12 millions de personnes dans toute sa durée. Les historiens avancent les chiffres de 20, 40, 50, et même jusqu'à 100 millions de victimes, 30 millions constituant le consensus minimum généralement admis. Sans doute ne saurons-nous jamais, même de manière approximative, l'importance pour l'ensemble de l'humanité des ravages de cette pandémie qui, aujourd'hui encore, demeure en grande partie une énigme. Son nom même pose problème. Née non pas en Espagne mais en Chine ou aux Etats-Unis, fut-elle appelée « espagnole » car l'Espagne, état non impliqué dans le conflit mondial, et donc non soumis à la censure, fut le premier pays à la déclarer et à publier des informations dans la presse, ou bien fut-elle ainsi désignée par référence à l'épidémie de grippe qui, en 1889-1890, avait fait environ 200 000 morts dans cet état de la péninsule ibérique ou, autre hypothèse, ce qualificatif fut-il donné à la suite de la rumeur qui courut un moment dans le public et qui disait que la maladie avait été provoquée par des conserves venues d'Espagne et dans lesquelles des agents allemands avaient introduit des bacilles pathogènes ?

En France dont la population s'élevait à 37 millions d'habitants le fléau causa entre avril 1918, mois durant lequel les premiers cas furent signalés dans des tranchées, et mai 1919 à partir duquel la mortalité devint négligeable, environ 210 000 morts parmi lesquels figurent Edmond Rostand et Guillaume Apollinaire qui succomba deux jours avant la signature de l'armistice. Deux périodes furent particulièrement meurtrières : la première se situa entre août et octobre 1918, et la seconde en février-mars 1919. Comme dans tous les pays, les sujets de plus de 50 ans furent relativement épargnés, et les jeunes adultes constituèrent la très grande majorité des victimes.

Dans la Creuse qui fut assez peu touchée la maladie connut sa plus grande virulence durant les quatre derniers mois de 1918. On dénombra alors 640 cas entre septembre et décembre, dont 281 dans l'arrondissement d'Aubusson et 256 dans celui de Bourganeuf, mais seulement 66 dans celui de Guéret, et 37 dans celui de Boussac. Quelques personnes étaient encore atteintes au début de 1919, particulièrement autour de la cité tapissière, puis l'épidémie disparaissait.

En Corrèze la grippe qui frappa Brive à la mi-septembre fut, durant le second semestre de 1918, fatale à 255 personnes dans les communes de moins de 2000 habitants, à 51 dans celles de 2000 à 5000 habitants, et à 78 parmi la population du chef-lieu. La petite commune de Saint-Clément où ne vivaient que 1500 personnes eut particulièrement à souffrir de la pandémie qui causa sept décès du 15 au 25 octobre dont celui d'une institutrice et d'une mère de famille qui laissait sept orphelins.

Le Périgord fut encore plus durement frappé. Durant le mois de juin 1918 presque tous les Nord-Africains et tous les Indochinois qui travaillaient à la Poudrerie Nationale de Bergerac, mais aussi de nombreux Français employés dans cet établissement, étaient atteints par une grippe caractérisée par la nature de son agent infectieux – le pneumocoque –, son début explosif, son extension rapide, et par la bénignité de son évolution. Quelques semaines plus tard l'usine connaissait une nouvelle grippe qui présentait un début beaucoup plus discret et une propagation beaucoup moins rapide que celle de l'épidémie précédente, mais qui allait s'avérer d'une gravité exceptionnelle puisque presque tous les malades devaient connaître de très graves complications pulmonaires, des dérèglements cardiaques très prononcés, et que certains, au bord de l'asphyxie, devinrent la proie de phénomènes nerveux tels que tremblements, agitation extrême, troubles délirants. Dans cet établissement militaire, entre le premier septembre et le 22 octobre, la grippe « espagnole », puisque c'était d'elle qu'il s'agissait, atteignit 914 personnes et fut responsable de 14 décès parmi les 3962 civils employés, et de 11 autres parmi les 4868 mobilisés. Au sein des 1000 ouvriers civils appartenant à 14 nationalités différentes et qui avaient été embauchés par une entreprise anglaise qui, pour le compte des Américains, édifiait à proximité de Périgueux de vastes bâtiments sur la rive gauche de l'Isle dans la commune de Boulazac, et sur la rive droite dans la commune de Trélissac, une grippe au caractère plutôt bénin s'était aussi déclarée dans les premiers jours de l'été, mais, dès le début de septembre, elle laissait la place à la grippe « espagnole » qui, en quinze jours, emportait 7 Portugais, 2 Espagnols et un Français. Beaucoup de communes périgourdines où le mal était apparu durant l'été connaissaient pendant le mois d'octobre une très forte progression de celui-ci. Devant la gravité de la situation le préfet demandait alors, par télégramme, aux sous-préfets de lui faire connaître la situation sanitaire dans leur arrondissement. Tous répondirent qu'elle était très mauvaise et que l'on déplorait une augmentation des décès. Dans la circonscription de Nontron où l'on pouvait parfois compter jusqu'à quatre et cinq malades par famille, environ 14 grippés venaient de mourir en une seule semaine. Dans l'arrondissement de Ribérac les cantons de Mussidan et de Montpon étaient particulièrement atteints tandis que dans la ville de Bergerac la mortalité mensuelle qui était ordinairement de 50 avait connu une progression constante depuis août, et atteignait maintenant un chiffre proche de 100. Beaucoup d'autres rapports émanant de médecins, de maires, de directeurs d'établissements scolaires, confirmaient que la situation était alors sérieuse. C'était, par exemple, le docteur Lafaye qui signalait que l'épidémie était en plein développement dans la ville et la commune de Saint-Astier, que presque tous les villages étaient contaminés, que les cas graves se multipliaient, et qu'au cours des deux derniers jours il venait d'enregistrer trois décès. De son côté son confrère Pradel qui exerçait à Sorges faisait savoir que dans son secteur le mal se développait avec une intensité impressionnante, que de juillet à fin octobre il avait soigné 237 personnes, que pour six d'entre elles ses efforts avaient été vains, et qu'assez fréquemment il avait pu voir tous les membres d'une même famille alités en même temps. A la même époque le responsable de l'école élémentaire d'Excideuil informait son inspecteur qu'à Saint-Germain-des-Prés où un enfant venait de décéder, un « gros tiers » de la population était malade, que si l'état sanitaire de la commune de Saint-Pantaly était parfait, à l'opposé, dans la commune proche de Saint-Médard, tout le monde était plus ou moins touché, et qu'au chef-lieu du canton environ le tiers de la population enfantine était atteint, et qu'en moins de trois semaines on y avait enterré six écoliers, une jeune fille et 14 militaires. Puis, après avoir connu un certain déclin à la fin de l'année, le terrible mal reprenait de la vigueur durant les premières semaines de 1919 et, à nouveau, des familles entières étaient frappées. Mais, contrairement à ce que redoutaient certains, le printemps ne connut pas d'extension de l'épidémie, tout au contraire, à partir de cette période la situation devait très nettement s'améliorer, et, rapidement, on n'entendit plus sonner le glas pour les morts de la grippe.

Face à cette calamité la médecine officielle demeurait impuissante. Aucun traitement thérapeutique ne pouvait en effet en venir à bout, ni la quinine, ni l'aspirine, ni les toniques comme la digitaline, l'huile camphrée, la strychnine ou le rhum largement employé par les médecins militaires. Aussi, suite aux travaux de Pasteur et de Roux, le corps médical reportait ses espoirs dans la découverte de vaccins et de sérums réalisés après qu'on aurait isolé et mis en valeur le « germe ». Seulement, le responsable n'étant pas une bactérie, mais un virus d'origine aviaire – H1N1 – qui ne sera identifié qu'au début des années 1930, toutes les recherches réalisées en ce sens échouèrent.

A défaut d'une thérapeutique efficace les mesures et les conseils prophylactiques abondaient. Dans les premiers jours de septembre 1918 le préfet de la Corrèze qui venait de consulter le Comité départemental d'hygiène recommandait à ses administrés de *« tenir les maisons et leurs dépendances dans un état de grande propreté* et *désinfecter au crésyl les cabinets d'aisances ; faire bouillir l'eau provenant des fontaines ou puits particuliers si l'on est obligé d'en consommer ; se munir de quinine pour en prendre à dose modérée dès la première manifestation d'un malaise en attendant l'arrivée d'un médecin. »* Au personnel hospitalier de Bergerac fut plus que jamais imposé des mesures d'hygiène particulièrement sévères : emploi de blouses, lavage fréquent des mains, port d'un masque protecteur imprégné d'un antiseptique (eucalyptol, baume du Pérou, térébenthine) qui devait limiter la diffusion des germes, désinfection rhino-pharyngienne au moyen de gargarismes et d'instillations. Tous les ouvriers et les ouvrières de la Poudrerie furent aussi contraints de procéder deux fois par jour à cette pratique à l'aide de liqueur de Labarraque et d'huile goménélée qui avaient été distribuées dans les ateliers et les cantonnements. De son côté le Conseil départemental d'hygiène de la Dordogne recommandait à l'ensemble de la population d'éviter tout ce qui était susceptible d'enlever des forces et de la résistance, travail exagéré, privation de nourriture, veilles prolongées, préoccupations morales, mais aussi de se prémunir contre le froid humide et les brusques changements de température. Il préconisait aussi de se purifier la bouche, le gosier, et l'intérieur du nez, par de fréquents lavages à l'eau boriquée, à l'eau oxygénée étendue de trois fois d'eau bouillie ou à l'eau de Labarraque diluée, et le soir, au coucher, de s'introduire dans le nez de l'huile goménélée ou de la vaseline mentholée. Si, en dépit de toutes ces précautions, la maladie se déclarait, le malade devait, en attendant la visite du médecin, se mettre au lit, prendre quotidiennement deux sachets contenant 0,5 gramme de quinine et 0,5 gramme de pyramidon, bannir la viande de son alimentation, mais, par contre, absorber en grande quantité du lait, du bouillon, du thé alcoolisé, du punch et du champagne !

A la prophylaxie individuelle s'ajoutait la prophylaxie sociale. A la fin du mois d'octobre 1918 tous les militaires qui travaillaient à la Poudrerie de Bergerac voyaient ainsi leurs permissions supprimées afin qu'ils ne rapportent des germes contagieux des régions infectées, ou, qu'inversement, ils ne deviennent des agents de contagion dans des zones encore épargnées. A la même époque le préfet de Périgueux ordonnait la fermeture jusqu'aux premiers jours de novembre de tous les établissements scolaires qui devaient être complètement désinfectés ; il interdisait momentanément « toutes représentations théâtrales, cinématographiques et de cafés-concerts » et imposait à tous les restaurants, cafés, bars et débits de boissons de fermer à 21 heures 30 au plus tard. Ordre était aussi donné de réduire au strict nécessaire les cérémonies cultuelles, en particulier celles relatives aux funérailles, et de nettoyer chaque jour avec un liquide antiseptique comme le Crésyl tous les établissements ouverts au public.

En raison du nombre très important de personnes atteintes la vie des populations se vit grandement bouleversée. Comme le docteur Delsouiller, vieillard de plus de 80 ans qui exerçait dans le bourg périgourdin de Montignac-sur-Vézère, les praticiens couraient du matin au soir pour visiter chaque jour le plus grand nombre de patients possible, mais, comme l'écrivit un directeur d'école, « ils ne pouvaient pas tout faire », et des malades qui résidaient dans des fermes isolées durent donc parfois attendre plusieurs jours avant d'être examinés. Les maîtres d'école étant alités, les inspecteurs primaires se virent dans l'obligation de fermer des classes pendant un temps plus ou moins long. Ainsi, dans la bourgade du Périgord qui vient d'être citée, les deux institutrices des classes maternelles ayant été atteintes en même temps, les élèves ne furent plus accueillis pendant plusieurs semaines durant les mois d'octobre et de novembre 1918. Par manque de personnel des entreprises furent contraintes de réduire, voire même de cesser temporairement leur activité. Toutefois, peut-être en raison du fait que les morts de la grippe représentaient peu de chose par rapport au nombre de soldats tués, ou bien du fait de la grande différence entre le nombre des malades et celui des décès, deux à trois pour cent seulement, la « grippe espagnole » ne semble avoir inspiré aucune terreur parmi les habitants des deux régions qui, par contre, allaient pendant longtemps garder le souvenir de cette épidémie.

B – La rage, une maladie assez rare mais très redoutée

« S'il est une affection aussi horrible dans le cours de ses périodes que funeste dans ses terminaisons, c'est sans contredit la rage. Cette cruelle maladie dont les résultats sont si prompts et si meurtriers est la plus affreuse qui puisse attaquer l'homme et les animaux. » Ces deux phrases qui constituent l'introduction d'un rapport rédigé en 1835 par le médecin vétérinaire de l'arrondissement de Sarlat témoignent de l'épouvante que cette zoonose – maladie animale transmissible à l'homme – toujours mortelle quand les symptômes apparaissent, suscitait alors parmi les populations rurales. La terreur qu'elles éprouvaient était si forte que, la plupart du temps, elles évitaient même d'en prononcer le nom, préférant dire « un mauvais chien » ou « un chien qui a le mal » plutôt qu'un chien enragé, et après que la bête eût été abattue à coups de fourche ou de fusil, on se gardait bien de s'en approcher de suite car, selon un dicton creusois, « un mauvais chien donne encore trois bonds après qu'il est mort ».

Chez l'être humain la maladie ne se déclare en moyenne que du trentième au quarantième jour après l'inoculation accidentelle. Le sujet affecté connaît alors des tremblements, des douleurs dans le tronc et les membres, des spasmes musculaires, notamment de la face. Ensuite la fièvre s'élève fortement, la déglutition devient impossible, et une salivation intense encombre sa bouche. Puis la respiration exige de plus en plus d'efforts, le pouls s'accélère, le faciès se fait angoissé tandis que les contractures s'exacerbent et que parfois, au plus haut degré de l'accès, le malade s'abandonne à la fureur, crie, pousse des hurlements affreux. Enfin, à peine une semaine après l'apparition des premiers symptômes, survient la mort dans des conditions parfois si épouvantables que la tradition rapporte que des fois l'entourage jugeait préférable d'abréger les horribles souffrances en étouffant le forcené entre deux édredons.

Causée par un virus la rage est transmise à l'homme lors d'une morsure par la salive des animaux infectés tels les loups qui, au cours des siècles précédents, avaient été considérés comme les principaux coupables et chez qui le virus rabique provoque une si forte poussée d'agressivité qu'ils perdent alors toute crainte des hommes et n'hésitent même pas à s'aventurer dans les villages et les bourgs où ils attaquent et mordent tout être vivant. En 1806 une de ces bêtes qui s'en prenait tout particulièrement aux enfants semait la panique dans les communes périgourdines de Saint-Géry, Saint-Médard-de-Mussidan, Saint-Sauveur-Lalande et Fraisse. Toujours en Dordogne d'autres rendues furieuses assaillaient des gens de Saint-Laurent-des-Hommes en 1808, d'Agonac en 1809, de Mouleydier en 1812. En 1868, elles contaminaient neuf habitants des environs d'Ussel en Haute-Corrèze. Numériquement pas très nombreuses mais très spectaculaires ces attaques suscitaient bien évidemment la haine et la crainte contre ces bêtes féroces. Des animaux domestiques peuvent aussi devenir enragés et communiquer leur maladie. Par griffure ou morsure le chat est ainsi susceptible d'inoculer le mal. L'abbé Mousnier, curé de Nouziers (23), en fit la funeste expérience. Le 30 décembre 1850 alors qu'il soupait chez un de ses confrères, il voulut ramasser un cornet de dragées qu'il venait de faire tomber sur le sol. Un chat étranger à la commune qui s'était introduit dans la pièce le mordait alors à la main droite. Le 30 avril la fièvre le prenait, et, quatre jours plus tard, il décédait, ce qui mit « toute la commune dans la consternation ». Beaucoup plus nombreux et dangereux étaient les chiens qui constituaient à l'époque les animaux rabiques par excellence, aussi, dès que la présence d'un « chien fou » était signalée dans les environs, la peur s'emparait des villageois. Après une incubation silencieuse dont la durée peut varier de trois semaines à trois mois et durant laquelle la salive devient abondante, le caractère de la bête change, elle devient triste, cherche la solitude et l'obscurité, s'agite et refuse les boissons. Enfin, dans une dernière période, la maladie se manifeste soit sous la forme furieuse qui conduit à la mort en cinq à huit jours, soit sous la forme paralytique à l'issue fatale encore plus rapide.

A la fin du XIXe siècle et au début du XXe, alors que plusieurs pays européens avaient réussi par des mesures simples (port obligatoire de la muselière, mise en quarantaine des animaux suspects) à presque totalement assurer l'extinction de ce fléau, les départements limousins et la Dordogne connurent, comme les autres régions de France, une recrudescence du nombre de chiens enragés, et donc, par conséquence, une progression des personnes mordues. De mai 1900 à mai 1902, trente habitants du Périgord étaient traités à l'Institut antirabique municipal de Bordeaux, 33 autres étaient mordus en 1905, 34 en 1908, 22 en 1911 ; de 1900 à 1912, 183 Creusois étaient soignés à l'Institut Pasteur de Paris. Par la loi du 21 juillet 1881, puis par le décret du 22 juin 1882, des dispositions très importantes et régulièrement rappelées aux autorités locales avaient pourtant été prises pour enrayer ce développement. Tout propriétaire d'un animal même simplement soupçonné d'être atteint de la rage devait aussitôt en faire la déclaration au maire, séparer cette bête de toutes les autres susceptibles de contracter la maladie, la faire contrôler par un vétérinaire, et l'abattre sur le champ si l'examen se révélait positif. Un chien errant dont on ne connaissait pas le maître devait lui aussi être tué sans délai, et dans toute commune où un cas de rage venait d'être constaté, ou bien qui venait d'être parcourue par un chien enragé, les chiens ne pouvaient, au moins pendant six semaines, que circuler tenus en laisse, toutefois, exception était faite pour les chiens de berger, de bouvier, et de chasse, mais uniquement « pour l'usage auquel ils sont employés ». Seulement, les préfets étaient unanimes à déclarer qu'en dépit des amendes et des peines de prison prévues en cas de non respect de la législation et des actions civiles ou pénales qui pourraient être intentées contre les propriétaires de chiens en raison des accidents que ces animaux auraient causés, la mise en œuvre de ces prescriptions était, comme dans beaucoup de départements, très difficile ; même celles relatives à la capture et à la destruction des chiens errants sans domicile et sans maître, pourtant reconnus pour être les principaux propagateurs de la maladie, étaient loin d'être bien appliquées. Presque toutes les municipalités fermaient les yeux devant les faits qu'on leur signalait, et, le plus souvent, il fallait quelque accident retentissant par les circonstances où il s'était produit ou par la personnalité qui en avait été la victime pour que, sous la pression de l'opinion publique, le représentant de l'autorité fasse preuve d'énergie, mais ce zèle ne durait pas, et rapidement les mêmes abus réapparaissaient.

Le 6 juillet 1885 le docteur Grancher professeur à la Faculté de médecine de Paris et originaire de Felletin (23) administrait au jeune Joseph Meister, petit Alsacien de neuf ans, qu'un chien atteint de la rage avait cruellement mordu à quatorze reprises quarante huit heures auparavant, le vaccin antirabique constitué d'extrait de moelle épinière desséchée de lapin enragé sur lequel travaillait Pasteur qui, n'étant pas médecin, mais chimiste et biologiste, n'avait pas le droit de procéder à l'injection. A la fin du mois, après treize piqûres faites en dix jours, le petit garçon était sauvé. Cette découverte et cette guérison bientôt suivie de celle de Jean-Baptiste Jupille allaient rapidement apporter au savant la gloire et la célébrité, faire de lui un héros national et populaire.

En effet, jusqu'à ce jour de juillet 1885, tout individu profondément blessé par une bête enragée était irrémédiablement condamné. Certes les moyens employés pour traiter la rage ne manquaient pas, mais, bien que réputés souverains, ils s'avéraient en réalité le plus souvent totalement inefficaces. Parfois on recourait à des procédés surnaturels tels des paroles « secrètes », des prières ou des pèlerinages à des fontaines dédiées à saint Hubert comme celle qui coulait à Sainte-Feyre (23). Des victimes préféraient se rendre chez des particuliers réputés détenir un secret efficient ; un nommé Dufour de Felletin (23) connut ainsi une réputation qui dépassait les limites du département. Plusieurs décennies auparavant un homme qui résidait à Brantôme (24) se vantait de disposer d'un remède infaillible, mais celui-ci ne réussit guère à Etienne Pichou, carrier de 20 ans, mordu le 6 juin 1807 au dos de la main gauche par un chien enragé qu'il s'efforçait de faire entrer dans un clapier. Après avoir séjourné trois jours chez ce guérisseur qui lui fit consommer des omelettes composées d'ingrédients dont il ne réussit pas à connaître le nom, il reprenait ses travaux ordinaires, mais, peu à peu, la tristesse et la langueur l'envahissaient ; le 17 juillet il était obligé d'interrompre toute activité, et le 20 il rendait l'âme. Aussi impuissant fut l'empirique qui soigna une habitante de la commune de Pionnat (23) qui, selon *La Creuse républicaine* du 19 octobre 1876, venait de décéder après avoir énormément souffert. Existaient aussi des remèdes « populaires » comme cette boisson dont *Le Mémorial de la Creuse* donnait la recette dans son édition du 5 juillet 1883 : piler de la sauge, de la rue, de la marguerite sauvage, de la racine d'églantier, de l'ail, ajouter du gros sel, du marc, du vin blanc, filtrer et boire à jeun pendant neuf jours le liquide ainsi obtenu. A cette thérapeutique sommaire s'ajoutaient les ventouses censées extraire le virus par aspiration. Chaleureusement préconisé par les médecins anglais ce moyen trouvait aussi un ardent défenseur en la personne du docteur Dujarric-Lasserve de Montignac (24). Le recours à des agents chimiques dits caustiques potentiels était également fréquent. Si parmi ceux-ci le chlorure d'antimoine était le plus usité, pour le docteur Veyssière de Saint-Paul-de-Serre (24) les acides sulfurique et nitrique concentrés, et surtout le nitrate acide de mercure, paraissaient tout aussi actifs. Le traitement des plaies se pratiquait également en « portant hardiment » dans les parties atteintes et « jusqu'au vif » une tige de fer d'un à deux centimètres d'épaisseur que l'on avait chauffée jusqu'au rouge, et mieux encore, jusqu'au blanc. Cette opération que le praticien précédemment cité affirmait ne pas être « à beaucoup près aussi douloureuse qu'on le suppose » (!) permettait parfois la guérison en cas de blessure légère et superficielle, mais n'était pas possible si la morsure avait eu lieu sur le visage, près de l'œil, ou sur un gros vaisseau.

A partir de 1885 toutes ces pratiques disparurent au profit de la vaccination antirabique humaine. Dès le mois de février 1886, suite à une lettre adressée à Pasteur par le maire d'Aubusson, un jeune de la ville et deux personnes de Bellegarde (23) qui venaient également de se faire sauvagement agresser par un chien enragé partaient pour la capitale. Le 13 mars *L'Echo de la Creuse* pouvait annoncer à ses lecteurs que « la Creuse possède maintenant trois preuves irrécusables de l'efficacité de la méthode de M. Pasteur dans le traitement de la rage car nos trois compatriotes qui avaient été se faire soigner à Paris sont de retour et parfaitement guéris », et les dernières lignes de l'article faisaient savoir que deux habitants de Lépinas se trouvaient en cours de traitement. Puis, de 1887 à 1894, ce furent 35 Creusois qui furent reçus à l'Institut Pasteur où, malheureusement, une femme de Saint-Médard et un enfant de Saint-Julien-le-Châtel devaient mourir en 1905 et 1906. Durant ces huit années l'institution parisienne accueillit également 38 malades originaires de la Corrèze, 26 de la Haute-Vienne et 75 de la Dordogne.

Gratuits à Paris, les soins le furent aussi durant les premières années qui suivirent l'ouverture de l'Institut antirabique organisé par la municipalité de Bordeaux où le traitement qui durait en moyenne de 16 à 19 jours coûtait quotidiennement à la ville, pour chaque individu, 4,70 francs. De mai 1900 à mai 1902 trente personnes originaires de la Dordogne fréquentèrent cet établissement qui constituait une très lourde charge pour les finances municipales. Aussi, à partir de 1903, la gratuité fut-elle supprimée, et tout malade dut alors, au moment de son entrée, verser une somme de 40 francs, participation aux frais de soins. Si ce dernier bénéficiait de l'assistance médicale gratuite il appartenait au maire de sa commune d'établir un certificat qui garantissait le paiement de cette dette. L'Institut municipal fit savoir que faute d'un tel engagement il ne pourrait accueillir le malade qui devrait alors être dirigé vers l'Institut Pasteur.

C – Des endémies aux formes parfois épidémiques

La rage qui suscitait encore une si grande peur dans le Limousin et le Périgord du XIXe siècle ne tenait pourtant qu'une place insignifiante dans la pathologie de ces deux provinces où, par contre, certaines maladies sévissaient de manière fréquente, durable, et, de temps à autre, s'enflaient en épidémies à la gravité et à l'extension géographique variables.

1 – Les « fièvres intermittentes » : la plus importante des maladies régnantes

De toutes les maladies dominantes que connaissait le Limousin la principale était sans conteste celle que les praticiens de l'époque désignaient sous le nom de « fièvre intermittente » et dont le docteur Lemaistre, médecin des épidémies de l'arrondissement de Limoges, donnait en 1859 la définition suivante : *« J'entends par fièvre intermittente toute maladie causée par les miasmes paludéens, qu'il s'agisse de fièvres simples (quotidiennes, tierces ou quartes), de fièvres pernicieuses (formes céphaliques, pectorales ou abdominales) ou de fièvres rémittentes, pseudo-continues, continues ou larvées. »* A la fin du Second Empire, le docteur Bleynie qui exerçait à Limoges n'hésitait pas à qualifier cette affection de « maladie du Limousin ». Pour le corps médical cet état de choses provenait de la constitution du sol qui « facilite la stagnation des eaux et les maintient en nappes souterraines parfois fort peu profondes », de la fréquence des pluies qui entretenaient les terrains dans un état d'humidité continuelle, de la présence de marais et d'étangs dont les bords peu profonds étaient souvent largement découverts pendant la saison chaude et laissaient de ce fait au contact de l'air une grande quantité de détritus végétaux, des tas de fumier entourant les maisons paysannes, et des masses de végétaux qui croupissaient, qui pourrissaient dans les chemins et jusque dans les ruelles des villages. Quelques médecins affirmaient aussi que les travaux de terrassement réalisés lors de l'établissement des voies de chemin de fer avaient donné une nouvelle vigueur au mal.

L'endémie qui sévissait plus en Corrèze et en Haute-Vienne qu'en Creuse était certes responsable de certains décès, mais, en général, ne causait pas une forte mortalité, de sorte que des parents qui voyaient dans la fièvre « une maladie salutaire qu'il faut laisser marcher » jugeaient inutile de faire soigner leurs enfants. Présente d'un bout de l'année à l'autre elle atteignait un plus grand nombre de sujets durant les mois d'août, de septembre et d'octobre, et prenait parfois une forme épidémique qui pouvait être meurtrière puisqu'en 1855 on lui imputa un quart des morts de la population rurale de l'arrondissement de Rochechouart (87).

A en croire le docteur Lemaistre les gens du peuple utilisaient des moyens parfois singuliers et bizarres pour couper la fièvre intermittente : infusion de café mélangée avec du jus de citron, décoction de buis ou de feuilles d'artichaut dans du vin blanc, ou même recours à la frayeur produite par l'emploi d'un lézard, d'une grenouille ou d'un crapaud enfermé dans un sachet mis sur la poitrine du patient ! De leur côté, les praticiens voyaient dans la quinine, substance active de l'écorce de quinquina isolée en 1820 par les chimistes français Caventou et Pelletier, le remède par excellence, le « remède héroïque » contre ce mal. En Haute-Vienne où, à partir de 1849, suite à une proposition du docteur Delacoux-Laleuge, membre du Conseil d'hygiène de Bellac, furent établis dans chaque arrondissement, en faveur des indigents, des dépôts gratuits de ce produit, sa consommation devint très importante de sorte qu'en 1890 le docteur Boulland pouvait écrire que dans cette région « il s'administre en famille, sans l'ordonnance du médecin et même, dans quelques petites localités, il se débite chez l'épicier aussi facilement que le sel et le poivre ». Inversement, vingt ans plus tôt, dans la séance du 11 août 1871 du Conseil d'hygiène de l'arrondissement de Brive le docteur Dulmet signalait que les populations des campagnes corréziennes refusaient de plus en plus à prendre du sulfate de quinine qui leur « abîmait » l'estomac et dont l'emploi causait une grande dépense vu les quantités considérables que les malades étaient parfois contraints d'absorber. Aussi, très souvent, on ne prenait que la moitié de la dose prescrite, ou bien on allait acheter à moindre prix, dans une boutique non autorisée, un produit de mauvaise qualité ; autant de pratiques responsables des insuccès de cet agent fébrifuge.

Région aux très nombreux étangs et marécages la Double du Périgord que nous avons présentée dans un précédent chapitre fut pendant la plus grande partie du XIXe siècle affligée par la fièvre intermittente qui exerçait principalement ses ravages du printemps à l'automne, qui prenait l'individu dès le berceau, puis, une fois qu'il était devenu adulte, le privait d'une partie de ses forces pour le travail, et lui enlevait parfois la vie. Vers 1850, dans les communes les plus éprouvées, au moins la moitié de la population endurait annuellement les symptômes de la fièvre. Après avoir parcouru cette contrée déshéritée un voyageur écrivit qu'il avait été très bouleversé par certaines personnes appartenant à cette « race chétive et fiévreuse » avec qui il avait bavardé : *« J'ai rencontré une femme qui portait sous son bras un petit enfant de quelques mois, aux traits haves, dont les grands yeux à moitié éteints faisaient mal, dont les membres ne présentaient que des os seulement couverts de peau. La femme paraissait avoir 70 ans. Je l'interroge en disant c'est votre petit enfant ? c'est mon dernier me répond-elle ; les cinq autres sont morts successivement ; celui-ci, hélas ! ne paraît pas pouvoir vivre. Il a la fièvre comme moi. J'ai 32 ans !...Plus loin c'est un vieillard et un jeune garçon qui nous apparaissent. Ils se traînent, ils sont enfiévrés. Le vieillard nous paraît vieux de 75 à 85 ans ; il nous dit n'avoir que 42 ans. Quant au jeune garçon chez qui la taille et le développement des membres n'accusent guère que 12 à 13 ans, il a passé l'âge de la conscription. »*

Cette fièvre caractérisée par des accès quelquefois quotidiens, mais qui, le plus souvent, se répétaient à intervalles réguliers, soit tous les trois jours (fièvre tierce), soit tous les quatre jours (fièvre quarte), causait aussi chez les Doubleauds qu'elle atteignait dès leur plus jeune âge un gonflement de la rate qui devenait douloureuse. Dans leur *Rapport sur la Double* déjà cité E. de Lenthilac et L. Guilbert décrivent ainsi cette augmentation de volume :

« Comme les habitants de la Double ont tous un jour ou l'autre la fièvre intermittente, ils ont la rate tellement développée qu'elle remplit à elle seule presque toute la cavité abdominale et que beaucoup d'entre eux en marchant se tiennent penchés à droite. Ces engorgements du viscère splénique occasionnent l'œdème des extrémités inférieures et l'ascite et finissent par amener la mort. »
Toutes ces manifestations cliniques qui correspondent à ce que la terminologie moderne appelle paludisme caractérisent aussi d'autres maladies. On connaît beaucoup de fièvres intermittentes et rémittentes en dehors de la malaria, et la rate s'hypertrophie dans de nombreuses affections, par exemple dans une fièvre épidémique comme la typhoïde. Aussi, il semble imprudent de faire totalement coïncider avec le paludisme la fièvre intermittente même lorsque dans les rapports médicaux elle est qualifiée de « paludéenne ».

Pour lutter contre ce fléau qui les dégradait physiquement et abrégeait leur existence les habitants de ce pays pauvre recouraient à des remèdes « vulgaires » absorbés à titre d'automédication ou dispensés par des guérisseurs et sorciers qui usaient aussi de la magie. Dans *L'Ennemi de la mort* le romancier Eugène Le Roy décrit les procédés utilisés par l'un d'entre eux, Férigonde dit Gondet aussi appelé « le médecin des fièvres ». Sa thérapie consistait tout d'abord à attacher des herbes sur le poignet gauche du malade, puis, en cas d'insuccès, à en mettre d'autres sur le cou ; si aucun résultat n'était encore obtenu, il donnait à la personne souffrante un liard qu'elle devait aller poser dans une « cafourche » par lui indiquée, et le passant qui ramassait la petite somme devait prendre la maladie. Enfin, en dernier ressort, un sac contenant « une rane de buisson » et porté au col devait permettre de recouvrer la santé. Pour couper la fièvre il employait aussi « un oignon de serpent farci de poudre à giboyer », sept araignées vivantes avalées dans un verre de vin blanc, ou bien faisait uriner le fiévreux sur un pied de morelle, trois matins de suite, avant le lever du soleil ! Mais, toutes ces pratiques n'étaient d'aucune efficacité si elles n'étaient accompagnées par « la manière et les paroles ».

Pour leur part, les praticiens périgourdins employèrent comme fébrifuges des substances amères et aromatiques telles que l'écorce de marronnier d'Inde, la racine de gentiane, l'écorce de saule blanc, de chêne, de frêne, mais surtout, comme leurs confrères limousins, ils eurent recours à la poudre de quinquina obtenue à partir d'un arbre d'Amérique du sud, puis, après 1820, à l'alcaloïde de ce dernier, la quinine présentée sous forme de sulfate de quinine. Très vite absorbée par l'organisme elle s'avérait très efficace, mais rapidement éliminée par les urines en moins de six heures, elle nécessitait des prises fréquentes et bien codifiées. A compter du début de la seconde moitié du XIXe siècle il fut possible de se procurer sans trop de problèmes, mais à un prix qui demeura assez longtemps élevé, des sels de quinine dans les pharmacies des villes des bordures de la Double (Montpon,

Mussidan, Ribérac...), toutefois, E. de Lentilhac et L. Guilbert considéraient qu'il fallait encore faire plus, *« tant qu'on n'aura pas fait disparaître les causes prédisposantes et déterminantes de la fièvre intermittente, il faudra combattre ses premières manifestations avec énergie et rapidité. Il est donc urgent que des dépôts de sulfate de quinine soient établis au chef-lieu de chaque commune, que le remède soit à côté du mal. »*

A partir du Second Empire, parallèlement au traitement par la quinine s'ajouta l'action de médecins persévérants comme Arnaud Gaillardon ou Piotay et d'hommes publics tels le baron de Saint-Saud qui dépensèrent une grande énergie pour éradiquer le grave problème de la fièvre intermittente et redonner la salubrité à la Double. Considérant les marécages et les étangs comme les ennemis de la santé du peuple, ils s'efforcèrent d'obtenir leur assèchement, mais nous avons déjà constaté qu'à l'aube du XXe siècle les réalisations étaient très limitées, que la plupart des étangs demeurait, que seul un petit nombre d'entre eux et les moindres avaient disparu. La cessation de la fièvre intermittente ne fut donc pas uniquement causée, comme on l'a parfois prétendu, par des travaux de drainage et la mise à sec d'étendues d'eaux stagnantes, mais, plus encore, par diverses améliorations. Parmi celles-ci figure la régénération des espaces forestiers dont la destruction durant le XVIIIe siècle avait provoqué une désorganisation du système hydrique, une remontée du niveau phréatique donc un développement des surfaces marécageuses et l'étalement des berges des étangs. Au chêne des ancêtres trop long à croître fut préféré le pin maritime à la croissance plus rapide et capable de s'adapter à la pauvreté du sol. En dépit du maintien de la pratique de la vaine pâture et des incendies plus ou moins volontaires les plantations s'étendirent peu à peu et l'exploitation du bois fournit au paysan un appoint financier non négligeable. Une autre entreprise bénéfique fut la construction et l'entretien de routes à travers la campagne. Pendant longtemps la Double fut en effet presque totalement dépourvue de voies de communication. A l'époque napoléonienne celles-ci se limitaient à deux chemins de traverse en mauvais état, et, au début des années 1860, E. de Lentilhac et L. Guilbert considéraient qu'il était de première nécessité de créer « un réseau de routes agricoles...afin que le progrès, par ces ouvertures, comme le sang par les artères, puisse apporter la vie à ce corps appauvri ». Bien que gênés par l'insalubrité qui conduisait les ouvriers étrangers atteints en grand nombre par les fièvres à déserter les chantiers, et donc les entreprises à résilier leurs contrats, les travaux réalisés durant le dernier tiers du siècle permirent de mettre en place un réseau de routes et de chemins qui sortirent de leur isolement l'ensemble des villages et des hameaux, et permirent aussi, sur le plan économique, d'entamer une rénovation agricole qu'encouragea, par la distribution de récompenses et de primes, le Comice central de la Double créé en 1864 par le docteur Piotay et le baron de Saint-Saud, et à laquelle l'abbaye de Notre-Dame de Bonne Espérance, communauté de moines cisterciens installée en 1868 sur une propriété cédée par le docteur Piotay, servit de modèle. Ces nouvelles voies de circulation contribuèrent également à améliorer la situation sanitaire de la région car, dans les lieux habités qu'elles traversaient, elles firent en partie disparaître les accumulations d'eaux croupissantes qui favorisaient la pullulation des moustiques en multipliant les gîtes larvaires.

Dans les quatre dernières décennies du XIXe siècle l'usage efficace de la quinine, l'ouverture du pays jusqu'alors maudit sur l'extérieur, et le développement économique cumulèrent leurs effets et provoquèrent une régression si importante de la maladie que dans le discours qu'il prononça le 24 septembre 1899, jour de comice et d'inauguration du monument érigé aux bienfaiteurs de la Double, le député de l'arrondissement put déclarer que les fièvres intermittentes avaient presque totalement disparu et que « la santé a été rendue à notre région ».

2 – Typhoïde et dysenterie : deux maladies très fréquentes causées par le manque d'hygiène

Seulement identifiée comme une maladie spécifique durant les années 1820 et alors appelée dothiénenterie, la typhoïde se manifeste par des symptômes que décrit Eugène Le Roy dans *l'Ennemi de la mort.* Au cours des premiers jours la petite Sylvia connaît une grande fatigue, des céphalées tenaces « principalement au-dessus des yeux » et des saignements de nez, puis sa température s'élève, elle devient « rouge de fièvre », son ventre est le siège de gargouillements, il lui « doule », elle ressent une soif vive et une envie de vomir ; le huitième jour le médecin « *constata l'apparition, sur la partie inférieure de la poitrine, des menues taches roses saillantes. Puis ce furent des vésicules grosses comme des grains de mil, pleines d'un liquide aqueux et transparent. Simultanément, la petite malade était dans une prostration profonde, et sa langue et ses lèvres se couvraient d'un liquide fuligineux...Quotidiennement se produisaient de nouveaux symptômes redoutables, en même temps que s'aggravaient les anciens...La pauvre Sylvia délirait sans cesse, ses membres se raidissaient avec de brusques soubresauts, des convulsions tordaient tout son corps...Mais, le quinzième jour, les symptômes alarmants cédèrent : le pouls apaisé, plus de convulsions ni de délire, une prostration moins profonde, les membres peu à peu recouvraient leur souplesse, et la malade enfin eut quelques heures de bon sommeil.* » Dans son tableau clinique le romancier a toutefois, sans doute par pudeur, omis de mentionner la diarrhée faite de selles ocres et fétides.

Transmise de personne à personne par la simple manipulation des excréments des malades, par les malades eux-mêmes qui peuvent être porteurs du bacille avant l'apparition des premiers signes cliniques, mais aussi par des porteurs sains convalescents ou chroniques car le bacille peut subsister des années après la guérison, la typhoïde se propage tout autant par le linge, les aliments, et plus encore par l'eau de boisson. Tout au long du XIXe siècle elle fit partie du paysage ordinaire des villes et des campagnes du Limousin et du Périgord où, de temps à autre, elle connaissait une bouffée épidémique. Ainsi, en 1852, dans le village creusois de Bois de Laveau situé sur la commune d'Ajain, elle apparaîssait dès les premiers jours du mois de janvier et ne disparaissait complètement que vers la fin d'avril après avoir atteint la moitié des habitants. Cette même année, elle se manifestait aussi dans le chef-lieu de ce département, à Guéret, où elle faisait plusieurs victimes, en particulier parmi les sœurs et les pensionnaires de la communauté religieuse de la Providence. En 1883, ce fut dans la caserne de cette ville qu'elle débuta après la vidange des fosses dont les matières liquides furent déversées sur une prairie avoisinante tandis que les matières solides restaient accumulées dans la cour pendant plusieurs jours. Sur les 700 hommes de troupe 80 furent atteints, et 8 moururent. L'évacuation de la caserne n'amena pas la fin de l'épidémie qui, au contraire, se propagea ensuite dans la ville en suivant le cours d'un ruisseau souillé par les déjections ; au lycée 13 élèves furent atteints et 2 succombèrent. L'année suivante les mêmes causes produisirent les mêmes effets, seul le nombre de personnes touchées fut moins élevé. Pour citer quelques autres exemples mentionnons qu'on la trouve en 1857 à Périgueux, en 1897 à Tulle puis à Brive où une grande partie de la population consommait les eaux contaminées de la Corrèze. A Limoges les cas étaient fréquents le long du parcours du ruisseau d'Enjoumard, véritable égout qui laissait filtrer ses eaux malsaines dans les puits qui l'avoisinaient. Dans d'autres lieux de la ville la maladie prenait son origine dans l'eau des puits polluée par des fosses d'aisances, par les fumures répandues sur les terrains, par les vidanges qui se pratiquaient sans aucune précaution, les habitants transportant eux-mêmes, pendant la nuit, le contenu des fosses de leurs maisons dans d'autres fosses creusées dans les jardins. Des bornes-fontaines publiques alimentées par des sources situées sous des zones bâties étaient aussi le centre de petits foyers épidémiques. A partir de 1877, avec l'arrivée de nouvelles eaux salubres, les cas de fièvre typhoïde se firent peu à peu moins nombreux dans le chef-lieu de la Haute-Vienne où, toutefois, des poussées épidémiques devaient se manifester jusqu'à la fin du siècle. En 1881, une petite épidémie intérieure était observée à l'hôpital, dans les bâtiments de la Mission, suite au séjour dans la cour, au moment de fortes chaleurs, de détritus extraits d'un égout, et en 1886 une sévissait dans la caserne du 20e dragons bordée par des jardins maraîchers arrosés, il y avait peu de temps encore, avec les déjections de l'hôpital !

Assez peu nombreux, les renseignements quantitatifs concernant les épidémies de typhoïde permettent néanmoins d'obtenir quelques indications concernant la létalité, c'est à dire la proportion des morts par rapport aux malades. Les calculs font apparaître de très grandes différences. Alors que dans les cinq villages de la commune de Saint-Agnan-de-Versillat (23) sur lesquels a porté l'épidémie de septembre 1889 à janvier 1890 le résultat est de 9.6%, il dépasse 57% pour celle de Saint-Michel-de-Vesse situé dans le même département et frappé par l'affection au cours du mois d'avril 1886. Mais beaucoup de ces valeurs n'ont pas grande signification car elles sont établies à partir de nombres absolus peu importants, sept personnes atteintes et quatre décès dans la commune faiblement peuplée de Saint-Michel-de-Vesse ! Si l'on ne prend en compte que les endroits où le nombre des cas a dépassé la cinquantaine, on constate qu'il existe certes de fortes inégalités, mais que l'éventail est toutefois moins ouvert : 18,25% pour les neuf communes de l'arrondissement de Bergerac qui connurent la maladie en 1856, et 11,6% pour celles touchées trente ans plus tard, 27,9% pour Périgueux en 1857, 10% à Azat-le-Riz (87) en 1869-1870, 28,3% dans le village de Manigne appartenant à la commune de Saint-Martin-Terressus (87) en 1877-1878, valeur que l'on retrouve en mai-juin de l'année suivante à Jumilhac-le-Grand (24), mais nettement inférieure à celle enregistrée à la même époque dans la commune voisine de Saint-Priest-les-Fougères où l'on compta 23 décès pour 52 malades. Comme à Saint-Agnan-de Versillat où les 12-30 ans constituèrent 17 des 31malades, il semble que les adolescents et les jeunes adultes étaient les plus touchés par cette maladie dont le bacille responsable ne fut isolé qu'en 1880, et contre laquelle le vaccin mis au point durant la dernière décennie du siècle et rendu obligatoire en 1914 n'assurait pas une protection totale et n'enlèvait rien à l'importance des mesures d'hygiène.

La dysenterie qui se manifeste par des douleurs abdominales et une diarrhée faite de selles liquides très fréquentes voire incessantes - jusqu'à cent par 24 heures -, à l'odeur putride, et accompagnées de mucosités sanguinolentes devenant purulentes puis vermineuses sévit, elle aussi, de manière constante dans le Limousin et le Périgord du XIXe siècle, et ses flambées épidémiques impressionnèrent plus les populations locales que celles de typhoïde. La maladie se concentrait en effet sur une période plus courte, de la fin de l'été au début de l'automne, et sa propagation était plus rapide, « elle se prend avec une facilité effrayante d'un voisin et d'un village à d'autres » écrivait d'ailleurs en février 1866 le préfet de la Creuse. C'est ainsi qu'en 1854, en très peu de temps, elle se propageait du village de La Bregère situé à deux kilomètres au nord de Limoges aux campagnes voisines, puis à la ville où, dans tous les quartiers, elle contaminait des gens de toutes conditions. En 1861 l'épidémie qui parut dans la commune de Saint-Sulpice-Laurière (87) épouvanta les habitants informés qu'elle venait de causer quatre décès dans une même maison, et que la domestique, seule survivante aux quatre morts, s'était enfuie si terrifiée qu'elle n'avait même pas songé à enlever la clef de la porte d'entrée. La morbidité constituait aussi un élément de peur car elle atteignait fréquemment des taux élevés : en 1857, alors qu'une grande partie du territoire national connaissait une offensive de la maladie, le rapport entre le nombre des malades et celui des habitants s'établissait à 6,3% à Périgueux, à 7,6% dans les trois communes creusoises de Nouzerine, Bussière-Saint-Georges et Tercillat, et, en 1861, il s'élevait à 8,7% au Bourg d'Hem en Creuse, à 11,3% à Sereilhac en Haute-Vienne. La mortalité des personnes atteintes s'avérait parfois angoissante : 10 décès sur 50 cas dans un village de la commune de Rimondeix (23) en 1865, 41 sur 150 à la même époque dans les communes haut-viennoises de Linards et de Saint-Bonnet-la-Rivière, environ 30% en 1859 dans l'arrondissement de Sarlat (24) tandis qu'en 1860-1861 c'était presque un tiers des villageois de Ratterie près d'Aixe-sur-Vienne (87) qui était emporté. Et que dire de l'épidémie de 1792 qui, à partir de l'Agenais, s'était répandue vers le nord et vers le sud le long des routes menant à Paris ou aux Pyrénées, qui ravagea la Haute-Vienne et plus encore la Dordogne, département français le plus gravement touché cette année-là et qui, en conséquence, connut un solde naturel négatif de près de 11 000 unités. Mais alors que la typhoïde frappait surtout les jeunes adultes, la dysenterie représentait avant tout un danger pour les jeunes enfants. Dans son numéro du 24 septembre 1831 le quotidien périgourdin *L'Echo de Vésone* précisait que la plupart des 25 victimes du canton de Terrasson était des enfants de moins de six ans, en 1857 petites filles et petits garçons constituaient 700 des 940 sujets atteints à Périgueux entre le 15 août et le 20 octobre, et 250 des 311 morts tandis que deux ans plus tard, sur l'ensemble de l'arrondissement de Limoges, 754 individus âgés seulement de quelques années luttaient contre l'affection qui devait finalement emporter 584 d'entre eux.

En 1831 des médecins périgourdins accusaient les alternances de grandes chaleurs et de grandes fraîcheurs durant le mois de juillet d'être responsables de l'épidémie qui se développait dans plusieurs parties de la Dordogne, mais il s'en trouvait d'autres qui considéraient que le principal rôle revenait à l'ingestion d'aliments grossiers et de mauvaise qualité, à l'abus des oignons crus et de l'eau-de-vie employés comme préservatifs. En 1890 le docteur Boulland, praticien de Limoges réputé, voyait toujours dans la dysenterie le résultat d'une alimentation insuffisante et mal équilibrée qui affaiblissait les habitants des campagnes. Les uns et les autres avaient partiellement raison car, si l'on sait aujourd'hui que le contage fécal domine l'épidémiologie de la maladie, on sait aussi que les brusques changements de température, la consommation de fruits verts et d'eau impure, ainsi que la sous-alimentation chronique, sont des causes qui favorisent le développement du bacille dysentérique et accroît sa virulence.

Face à ce mal que pouvaient faire les médecins pour secourir les populations ? Celui qui traita l'épidémie de 1807 à Sardent (23) soigna les malades surtout à l'aide de purgatifs, de diurétiques, de préparations d'opium, et fit également usage de quinquina. Dans le Périgord de 1831 ils prescrivirent une diète plus ou moins sévère, la saignée chez les personnes fortes, l'application renouvelée des sangsues sur les diverses parties de l'abdomen ou à l'anus, des lavements avec une décoction de son, de lin et de plantes émollientes, des cataplasmes confectionnés avec ces mêmes substances et posés sur l'hypogastre, des bains tièdes, des fumigations, des boissons mucilagineuses et adoucissantes, et, dans quelques circonstances, de petites doses d'opium. En 1857 le docteur Desfosses-Lagravière médecin des épidémies pour l'arrondissement de Boussac (23) considérait que lorsque l'affection faisait pleinement sentir ses effets l'agent thérapeutique le plus efficace était la baie du sureau commun qu'il employait en gelée et en sirop à la dose de trois cuillerées par jour. Mais son confrère Cressant, docteur des épidémies pour l'arrondissement de Guéret, manifestait le plus grand mépris pour ce traitement qu'il comparaît à un remède de charlatan et qui avait probablement, dans certains cas, beaucoup contribué à amener une « terminaison funeste ». En revanche, il écrivait au préfet qu'il obtenait des résultats particulièrement satisfaisants en appliquant de manière répétée et prolongée de nombreuses ventouses sur l'abdomen, les régions lombaires et dorsales, en ordonnant des frictions avec de l'huile camphrée et opiacée ainsi qu'en donnant de demi-heure en demi-heure une petite cuillerée d'une potion confectionnée avec du sirop de pivot et de l'ipécacuana dont, effectivement, on devait mettre en évidence au début du XXe siècle l'efficacité sur les bacilles dysentériques du fait de l'action de l'émétine son principal composant.

3 – Les maladies de l'appareil respiratoire

Durant le siècle qui précéda la Première Guerre mondiale le Limousin et le Périgord payèrent un lourd tribut aux maladies de l'appareil respiratoire. En 1909 elles représentaient encore 19% de l'ensemble des décès en Dordogne, 23% en Creuse, 25% en Corrèze, et 32% en Haute-Vienne ! Cette même année la seule pneumonie emportait 1097 personnes en Limousin et 428 en Périgord tandis que les bronchites chroniques et aiguës causaient la mort de 1045 individus dans la première province, et de 369 dans la seconde.

3 . 1 – La diphtérie ou croup

Désignée par les noms d'angine pestilentielle ou putride, de mal de gorge gangreneux, de croup, vocable emprunté à l'anglais en 1777, la diphtérie – le mot n'apparaît qu'en 1821 – suscita pendant longtemps une très grande peur. En 1980 l'académicien Maurice Genevoix alors âgé de 90 ans publiait son livre de Mémoires dans lequel il évoquait ce mal dont il avait été atteint dans sa toute petite enfance et au sujet duquel il écrivait : *« Les mamans d'aujourd'hui auraient peine à imaginer l'épouvante des parents d'autrefois s'ils venaient à entendre, dans la gorge de leurs enfants, l'affreux coq du tombeau chanter son aube obscure.* »

Pour une grande part cette angoisse trouvait sa cause dans les signes caractéristiques de la maladie, à savoir la raucité de la voix, d'épuisants accès de toux souvent comparés au cri d'un jeune coq, et, plus encore, un étouffement provoqué par de fétides concrétions blanchâtres ou grisâtres appelées fausses membranes qui, en envahissant le pharynx, le larynx, la trachée artère, et même les bronches, rendaient la respiration de plus en plus pénible. En cas de crise grave, des paysans limousins n'hésitaient alors pas, pour « libérer la gorge », à utiliser un vulgaire poireau dont on conservait le chevelu et qu'on rendait souple et résistant par un court passage dans l'eau chaude. La terreur des familles provenait aussi du fait que les enfants étaient, et de loin, les plus exposés à ce mal. A la fin de 1821 et au commencement de 1822, à Guéret, aucun individu n'en fut atteint au-dessous d'un an ni au-dessus de douze. De mai à octobre 1859 l'épidémie qui se propagea dans 9 communes de l'arrondissement de Boussac (23) y frappa 298 personnes dont 214 enfants. Au même moment elle sévissait également dans l'arrondissement de Nontron (24) où l'on comptabilisa 35 cas chez les adultes, et 258 chez les enfants. Non seulement les enfants étaient beaucoup plus atteints que les adultes, mais chez eux la maladie se révélait encore plus grave : en 1859, dans la région de Boussac, ils représentèrent 73% des malades, mais 91% des décès tandis que dans celle de Nontron ils constituèrent 87% des individus atteints et près de 95% de ceux qui succombèrent. Parmi les sujets âgés seulement de quelques années le taux de létalité se révélait en effet important : 47% à Guéret à la fin du règne de Louis XVIII, 33% dans le canton de La Souterraine (23) en 1858, 47% deux ans plus tard dans des communes périgourdines autour de Ribérac et de Mussidan. La diphtérie emportait donc entre un tiers et la moitié des enfants qu'elle touchait.

Dans la description qu'il fit de l'épidémie de croup que connut le chef-lieu de la Creuse en 1821-1822 le docteur J.B. Lacroix qui soigna une grande partie des malades indique que toutes les fois que la maladie était abandonnée à elle-même, ou qu'elle n'était pas attaquée à son début, elle causait toujours la mort. Mais, honnête, il ne dissimule pas que, malgré le traitement «le mieux dirigé » et mis rapidement en usage, l'affection connaissait aussi parfois une terminaison mortelle. Comme tous les disciples du professeur Broussais il combattit le mal à l'aide d'une médication antiphlogistique qui combinait des saignées locales pratiquées au moyen de sangsues appliquées à la partie antérieure du cou, des vomitifs, des bains de pieds dans de l'eau chaude alternés avec des bains chauds de tout le corps, des frictions éthérées ou ammoniacales, des lavements, et l'absorption d'une potion préparée avec « une infusion émolliente, le tartrate de potasse, l'ipécacuanha ». Toujours avec une grande franchise il confesse que lorsque sa thérapie avait échoué, que le larynx se trouvait toujours obstrué par les fausses membranes, que la mort semblait inévitable, il n'osa jamais, même lorsque les parents le priaient, procéder à une ouverture de la trachée artère, à une trachéotomie permettant de rétablir la respiration. Plus de cinquante ans plus tard, au début du mois de mars 1877, le docteur Lemaistre, médecin des épidémies qui résidait à Limoges, partait pour la commune de Saint-Sulpice-Laurière où des collègues l'avaient appelé en raison d'une épidémie d'angine diphtérique ; parmi tous les objets dont il avait pris la précaution de se munir figuraient les instruments nécessaires à cette opération délicate que d'ailleurs il n'eut pas à pratiquer. Considérant que les fausses membranes constituent le principal danger, il usa, pour les détruire et les empêcher de se reproduire, de produits caustiques, badigeonnages et gargarismes au chlorate de potasse et à l'acide phénique, insufflations d'alun, cautérisations au nitrate d'argent. Le sérum mis au point en 1894 par le docteur Roux, collaborateur de Pasteur, allait constituer un traitement plus efficace à condition, toutefois, d'être injecté dès le tout début de la maladie, car, dans ses instructions publiées en octobre 1901, le Comité consultatif d'hygiène publique de France précisait bien que la mortalité presque nulle en cas d'inoculation le premier ou le second jour de la maladie pouvait déjà atteindre 10 à 20% s'il était administré seulement le troisième jour, et que, bien évidemment, cette valeur était encore plus élevée si on n'intervenait que le quatrième ou le cinquième jour.

3 . 2 – La tuberculose pulmonaire ou phtisie

« Une maladie presque ignorée il y a quinze ans règne ici en souveraine maîtresse. Je veux parler de la tuberculose qui décime la population...Il y a quinze ans on ne remarquait que quelques cas de tuberculose héréditaire, sans rayonnement, si bien que la tuberculose était considérée comme une exception. Aujourd'hui, la tuberculose acquise et la prétuberculose réclament quotidiennement les soins médicaux. » En dépit de cette déclaration faite en 1908 par un membre de la Commission sanitaire du canton de Mussidan, la Dordogne ne figurait pas à l'aube du XXe siècle parmi les départements les plus atteints par la tuberculose pulmonaire que l'on nommait de moins en moins la phtisie. D'après les statistiques officielles certes critiquées par l'inspecteur départemental de l'hygiène publique qui, d'après les observations qu'il avait pu faire dans les mairies, y compris dans celle de Périgueux, les jugeait sous-estimées, la tuberculose des poumons aurait, en 1909, mené au tombeau 392 Périgourdins, ce qui représentait 5% de l'ensemble des décès du département alors que la même année elle.était rendue responsable de 7% des trépas en Corrèze, de 8% en Creuse, et de 11% en Haute-Vienne.

Dans la seule ville de Limoges elle fournissait en 1856 environ 5% des morts ; au début des années 1880 on lui imputait le sixième de la mortalité générale, et durant la première décennie du XXe siècle elle était coupable d'environ 18 % des décès, elle tuait un individu tous les deux jours. Dans un rapport présenté en 1905 à un congrès médical le docteur Jouhaud précisait qu'à l'hôpital du chef-lieu de la Haute-Vienne qui disposait de pavillons spéciaux pour la diphtérie et la rougeole, mais qui, en dépit de la circulaire ministérielle de juin 1901, ne possédait pas d'un service spécial pour les tuberculeux, ces derniers représentaient 15% des malades accueillis et 20% des journées d'hospitalisation. Comme partout ailleurs l'affection couchait dans la terre surtout des personnes dans la force de l'âge chez qui s'affirmait alors mortelle l'atteinte éclose pendant la période de l'apprentissage et des premiers travaux pénibles : plus d'une sur deux était âgée de 20 à 40 ans, la moyenne étant de 34,5 ans pour les hommes, et de 32,5 ans pour les femmes. Comme il a déjà été indiqué dans un précédent chapitre la phtisie était très répandue parmi les ouvriers porcelainiers qui travaillaient en groupe dans des ateliers où les conditions hygiéniques étaient déplorables, où ils étaient exposés aux poussières de kaolin, à l'humidité, et à de très brusques écarts de température, surtout s'ils étaient occupés près des fours. Sur les 75 ouvriers de la porcelaine qui décédèrent en 1887, 36 furent emportés par la tuberculose des poumons. L'année suivante, sur la trentaine qui fut soumise à un examen médical par le docteur Raymondaud professeur à l'Ecole de médecine, 20 présentaient les signes d'une attaque, et sur cent décès constatés parmi les polisseurs et useurs de grain, certains praticiens n'hésitaient pas à en attribuer 90 à la phtisie ! Selon d'autres données, sans doute un peu exagérées, près des trois-quarts des ouvrières étaient atteintes. Au début, et avant qu'aucun signe stéthoscopique ne permette de la déceler, la maladie provoquait chez les travailleurs touchés une toux quinteuse accompagnée d'une sensation de picotement au larynx, et donnait à la voix un timbre enroué et cassé. Puis, par la suite, particularité relevée par de nombreux praticiens, elle connaissait une lente évolution.

Les statistiques se rapportant à la mortalité dans Limoges permettent aussi de constater que les cordonniers et les couturières payaient également un lourd tribut à la phtisie puisque, par exemple, en 1887, dix des 30 décès de chausseurs pouvaient lui être attribués, et que sur 22 couturières décédées dix avaient succombé à cette affection.

Mais dans la principale cité du Limousin la tuberculose pulmonaire ne se limitait évidemment pas aux actifs de quelques professions. Certains quartiers présentaient constamment un chiffre de mortalité tuberculeuse élevé. Tels étaient ceux qui comprenaient des groupes de population vivant en commun, des couvents par exemple. Etaient aussi particulièrement frappés ceux exposés aux brouillards de la Vienne, et plus encore les quartiers pauvres, bords de Vienne, Viraclaud et faubourgs. Tel taudis de la rue Borneilh envoyait 29 tuberculeux à l'hôpital en cinq ans tandis que dans le même temps on comptait 14 malades à tel numéro de la rue du Collège.

Bien que longtemps considérée comme une maladie essentiellement urbaine car dans les villes se trouvaient réunis ateliers et usines, maisons surpeuplées et promiscuité de la rue, la tuberculose des poumons exerçait pareillement ses ravages dans les zones rurales. En 1891 le docteur Longy avouait son inquiétude devant les progrès considérables qu'elle avait accomplis depuis quarante ans dans le canton corrézien d'Eygurande où il exerçait : *« Héréditaire et contagieuse, elle voit le nombre de ses victimes augmenter chaque année...L'époux tuberculeux communique souvent la maladie à l'autre, surtout pendant le sommeil, dans les lits fermés de nos campagnes »,* et dans la Creuse de 1909 elle causait officiellement 344 décès, beaucoup plus en réalité, car, non soumise à déclaration obligatoire avant 1954, elle était souvent, par respect du secret médical et de la vie familiale, dissimulée par les médecins sous l'appellation d'affections pulmonaires diverses. Inversement, le docteur Thouart exagérait sans doute en estimant à 37,8 pour 10 000 habitants le pourcentage des tuberculeux creusois en 1900, puis à 45, toujours pour 10 000 habitants, en 1910. Dans la campagne creusoise qui aurait dû, par elle-même, mettre ses habitants dans de bonnes conditions de salubrité, existaient des facteurs favorables aux ravages de la tuberculose. Si le surmenage physique du paysan mérite d'être pris en compte, il ne paraît toutefois pas devoir être spécialement incriminé. Inversement, du fait de ses déficiences aussi bien quantitatives que qualitatives, la mauvaise alimentation jouait un rôle primordial. Le travailleur de la terre creusois se nourrissait insuffisamment, et ses repas ne comportaient pas assez de viandes, d'œufs, de fruits, et souvent même pas assez de beurre, de fromage et de lait ! Toutes ces carences s'avéraient particulièrement préjudiciables pour les enfants qui devenaient des sujets tout trouvés pour la tuberculose. En raison de son manque total d'hygiène, de son insalubrité déjà décrite, la maison constituait également un des facteurs les plus importants de tuberculisation. Enfin, le développement de la phtisie dans le pays creusois s'expliquait aussi par la contagion venue de l'extérieur. En effet, chaque année, des milliers de jeunes gens et d'hommes adultes partaient, du printemps à l'automne, travailler dans les métiers du bâtiment dans les grands centres urbains, tout particulièrement à Paris. Dormant en groupe dans des chambrées sans air et sans lumière et qui ressemblaient parfois à de véritables tanières, souvent sous-alimentés, travaillant dur, beaucoup y contractaient une tuberculose pulmonaire qui connaissait une marche très rapide, comme si les poumons étaient pris en bloc. Lorsque épuisés par la maladie ils ne pouvaient plus travailler, ils retournaient chez eux à la campagne, diffusaient les germes, contaminaient famille et voisins. Malgré tout, il semble difficile d'adhérer totalement à l'opinion du docteur Thouart qui, en 1911, affirmait qu'en Creuse la tuberculose pulmonaire existait « presque uniquement chez les familles d'émigrés ou en relation avec des émigrés ».

4 – La variole, une maladie effrayante

Meurtrières, les « fièvres éruptives » l'étaient aussi. La scarlatine qui atteignait particulièrement la seconde enfance occasionnait par exemple 20 décès à Blond (87) en 1851, 18 à Anzême (23) en 1882, tandis qu'entre février et juin de l'année suivante, à Sussac (87), on relevait 109 cas et 24 décès dont quelques-uns foudroyants. Le petit Chabanet jouait calmement le 14 avril à 20 heures ; le lendemain, vers 15 heures, à l'arrivée du médecin il était mort. A l'instar de ce qu'on observa dans le Haut-Limousin durant les années 1880, la rougeole, maladie extrêmement contagieuse, occasionnait également, de temps à autre, une forte mortalité parmi les jeunes enfants, ainsi en tua-t-elle 145 dans la seule ville de Limoges entre octobre 1889 et juillet 1890. Son issue fatale survenait le plus souvent au moment des grands froids et suivait fréquemment la brusque disparition de l'éruption. Mais les cas graves ne se rencontraient pas uniquement chez les fillettes et les garçonnets, ainsi, en 1884, une sérieuse épidémie éclatait à la caserne de la Visitation à Limoges et causait de nombreux décès.

4 . 1 – Crainte et résignation face à la maladie

Endémique comme la rougeole et la scarlatine, mais susceptible de se transformer en redoutable épidémie, la variole terrorisait les populations. La très grande peur que suscitait la « petite vérole » provenait de son extrême contagiosité, des nombreux décès qu'elle provoquait avant tout parmi les enfants et les jeunes qui constituaient 90% des victimes, mais aussi de ses complications qui marquaient le corps à vie si jamais on en réchappait. Les très nombreuses petites taches rouges planes et lenticulaires qui apparaissaient d'abord sur la figure avant de s'étendre à tout le corps ne tardaient en effet pas à s'épaissir, à faire saillie à la surface de l'épiderme, puis à devenir vésicules, et enfin pustules lorsqu'elles s'étaient remplies de pus. Toute la surface cutanée pouvait alors ne former qu'une vaste plaie. En 1871, les soixante jeunes filles âgées de 9 à 18 ans qui vivaient dans l'orphelinat de l'hôpital de Limoges furent à peu près toutes atteintes ; sur leur visage boursouflé on ne distinguait presque plus rien, recouvert qu'il était d'un masque de pus concentré. Dans les formes les plus graves, comme celle de la variole confluente caractérisée par une majoration de tous les signes, la mort était inévitable. Inversement, dans les cas plus bénins, le malade guérissait souvent ; les boutons varioleux se desséchaient en laissant sur la peau de petites cicatrices rondes et déprimées, stigmates indélébiles de la variole qui ne faisait donc pas que tuer, qui « grêlait » le visage, qui défigurait horriblement, ruinant à jamais apparence et beauté. Tel fut le triste sort que connut à l'âge de onze ans Véronique Sauviat, l'héroïne du roman de Balzac intitulé *Le curé de village.* Cette fille d'un ferrailleur auvergnat établi à Limoges, enrichi par l'achat de biens nationaux, par son labeur acharné et son instinct des affaires, « *fut sauvée, mais sa beauté périt. Cette figure, également colorée par une teinte où le brun et le rouge étaient harmonieusement fondus, resta frappée de mille fossettes qui grossirent la peau, dont la pulpe blanche avait été profondément travaillée. Le front ne put échapper aux ravages du fléau, il devint brun et demeura comme martelé...La maladie ne respecta que ce qu'elle ne pouvait atteindre, les yeux et les dents.* » Outre des lésions cutanées caractéristiques la variole pouvait aussi s'accompagner de surinfections microbiennes qui provoquaient diverses infirmités telles que la surdité, des encéphalites, des myocardites, et, plus encore, la cécité qui constituait la complication la plus sévère.

Une terrible invasion se produisait en 1799-1800, et se continuait, avec une certaine intensité, durant les premières années du XIXe siècle, occasionnant de nombreux décès dans l'arrondissement de Brive en 1803, puis, en 1805, dans l'ensemble du département de la Corrèze où l'on compta plus de 1000 malades et 350 morts. Par la suite, la petite vérole ne cessa d'exercer de terribles ravages, tout spécialement, comme dans beaucoup de régions de France, en 1870-1871 en raison du « grand remuement de troupes » occasionné par la guerre. En Haute-Vienne où elle sévissait à l'état endémique depuis le milieu des années 1860 la poussée épidémique commença en octobre 1870, atteignit son apogée en janvier 1871, et s'éteignit à la fin de cette même année. On peut estimer que durant ces quinze mois le département perdit plus de 1500 personnes, dont 500 dans la seule ville de Limoges. En Corrèze où, selon le Conseil départemental d'hygiène, la moitié des varioleux avait succombé durant l'hiver, on enregistra près d'un millier de morts si bien que le 26 août 1871 un journal local pouvait écrire : « Une épidémie de variole et des plus terribles a sévi parmi nous pendant plus d'une année. Il n'est pas de localité qui ait échappé à ses ravages ». En Dordogne l'épidémie débuta à Périgueux dans le dernier semestre de l'année 1870, envahit bientôt tous les arrondissements, connut, comme en Haute-Vienne, son maximum d'intensité au mois de janvier 1871, puis ne cessa de décliner au cours des mois suivants. Au total, dans le seul chef-lieu, elle provoqua environ 250 décès dont une centaine parmi les militaires qui logeaient dans les casernes de la ville. Au dernier trimestre de l'année 1892 et durant toute l'année suivante le Périgord connut une nouvelle épidémie meurtrière qui, à Périgueux, détermina une mortalité encore plus grande que celle de 1870-1871. Le Limousin n'échappa pas à cette offensive. En septembre 1893 le surpeuplement de l'hôpital de Brive était si important que le maire de la cité gaillarde se voyait obligé d'écrire au colonel qui commandait la place pour lui demander de bien vouloir mettre au service de la municipalité une tente qui serait installée par les soins de la commune dans la cour du bâtiment hospitalier afin d'abriter les nouvelles personnes contaminées.

En dépit de la pratique de la vaccination la variole fit donc peser sa menace jusqu'à l'aube du XXe siècle aussi bien en Limousin qu'en Périgord. Pourtant, chose étonnante, pendant longtemps les familles confrontées à cette maladie la considérèrent comme si familière, si courante, si caractéristique de l'enfance, que souvent elles ne jugeaient pas utile de faire appel à un praticien. En 1798-1799, alors que l'épidémie frappait Nontron (24) et ses environs, le docteur Boyer écrivait qu'il *« est rare qu'un homme de l'art fut appelé pour le traitement de cette maladie. Il est confié à quelques bonnes femmes ou quelques empiriques qui sous prétexte de favoriser l'éruption étouffent les enfans sous le poids des couvertures ou administrent les remèdes les plus chauffants. »* Un demi-siècle plus tard le docteur Cressant faisait la même observation et en 1856 déclarait devant ses collègues du Conseil d'hygiène de la Creuse que « les médecins sont rarement réclamés lorsqu'il s'agit du traitement de la petite vérole ». L'idée d'une variole utile, d'une relative nécessité de la maladie réputée pour dépurer les humeurs et favoriser la croissance des jeunes organismes resta en effet très forte pendant longtemps. Donc, pourquoi perdre du temps et de l'argent en allant chercher un praticien qui, d'ailleurs, serait impuissant face à cette maladie aux pouvoirs purgatifs ?

4 . 2 – La vaccination : le premier grand succès de la médecine préventive

Ne possédant pas de traitement curatif contre la variole déclarée, les médecins, dans la lutte qu'ils menaient contre la maladie, plaçaient leurs espoirs dans la prophylaxie : la désinfection des lieux qui avaient été occupés par les personnes atteintes, l'isolement des malades qui n'était d'ailleurs pas toujours facile à mettre en œuvre quand l'habitation ne comportait qu'une seule pièce qui donnait asile à la famille entière et qu'individus valides et malades couchaient ensemble, et surtout la vaccination.

4. 2. 1. – De la variolisation à la vaccination

En Europe, la lutte préventive contre la variole commença à partir des années 1720 avec « l'inoculation » ou variolisation qui, connue depuis longtemps en Asie, fut introduite en Angleterre en 1721 par la femme de l'ambassadeur de ce pays à Constantinople, Lady Mary Wortley Montagu. Cette technique qui ne devait absolument rien à la science et à la médecine, mais reposait sur le constat que si on survivait à la variole on ne la contractait pas une seconde fois, consistait à inoculer à un sujet sain du pus prélevé sur une pustule d'un varioleux atteint d'une forme bénigne. Les jours suivants le receveur devenait fiévreux, connaissait une éruption brève et légère, mais bénéficiait désormais d'une immunité totale et définitive. Seulement, la pratique était loin d'être sans danger car elle s'avérait mortelle dans 0,5 à 2% des cas, risque toutefois relatif, car nettement inférieur à celui de décéder en cas d'atteinte par la maladie. En France, où la première inoculation ne fut réalisée qu'au milieu des années 1750, la méthode dut affronter une assez forte opposition de l'Eglise, mais aussi d'une très grande partie de la population qui ne comprenait pas comment on pouvait ainsi s'exposer délibérément au mal, guérir en rendant malade, et lui reprochait également de favoriser la dissémination du mal.

En Dordogne la variolisation semble avoir été introduite à la fin des années 1760 par le docteur Desvergnes diplômé de la faculté de Montpellier et installé à Thiviers. Alors que les médecins français, contrairement à leurs collègues anglais, pratiquaient rarement l'inoculation sur des sujets âgés de plus de 45 ans, il n'hésitait pas, le 25 novembre 1769, à réaliser cette opération sur une vicomtesse de 48 ans. Comme il le faisait habituellement le docteur avait auparavant préparé sa cliente pendant près d'un mois au moyen de bains « d'une température ordinaire », de diète, et de purgatifs légers. Le pus variolique « pris d'une petite fille inoculée qui n'avait d'autres boutons que ceux de l'éruption locale » fut, comme à l'accoutumée, introduit dans l'organisme par deux piqûres réalisées à chaque main à l'aide d'une aiguille tranchante. Trois semaines plus tard la fièvre et les boutons avaient totalement disparu, et la dame se trouvait à nouveau en pleine santé. Le sieur Desvergnes eut quelques disciples en Périgord tel le nommé Parade, médecin à Périgueux, qui, en 1770, employait avec succès la même méthode sur les enfants de M.le vicomte d'Aubusson de la Feuillade, et ensuite sur ceux de MM. de Saint-Pardoux et de Miremont. Néanmoins, la pratique ne connut dans la province qu'un développement vraiment très limité ce qui conduisait le marquis de Fayolle à écrire dans sa *Topographie du département de la Dordogne, ci-devant Périgord, an IX* que les habitants répugnaient à « employer ce moyen préservatif ».

A Brive la variolisation fut connue grâce à la Société royale d'agriculture de cette ville qui, en juin 1769, recevait une petite brochure intitulée *Précis historique de la nouvelle méthode d'inoculer la petite vérolle* et qui, deux ans plus tard, au printemps 1771, faisait venir le docteur Desvergnes. Du 17 avril au 16 mai il pratiqua dans la cité gaillarde 22 inoculations. La première fut celle d'un enfant de 7 ans, fils de M. de Saint Hilaire et petit-fils de Dubois « directeur » de la Société. L'intervention fut accomplie *« au moyen de deux piqûres pratiquées entre le pouce et l'index de chaque main avec des aiguilles dont la pointe aplatie et tranchante avait été trempée dans l'eau et chargée de matière variolique en poudre »* prise la veille sur des pustules sèches d'un petit encore « à la mamelle ». Mlle du Saillant âgée de 5 ans fut la dernière personne qu'il variolisa en Bas-Limousin avant de regagner la ville où il exerçait. A l'exception de celle concernant M. de Geogegan qui, ayant plus de 17 ans, servait déjà comme officier dans un régiment, toutes les opérations furent effectuées sur de jeunes sujets qui n'avaient que quelques années, voire même que quelques mois. Si parmi eux on trouve les 4 enfants de M. Hussey ancien capitaine au régiment de la ville, le fils d'un maréchal de camp, celui du lieutenant-général de la ville d'Uzerche, et celui du lieutenant des gardes du comte de Provence, on relève aussi les noms d'une fille de nourrice, d'une fille de teinturier, d'un fils de maître perruquier, d'un fils de maître de café. Ce dernier n'ayant pas réagi à l'inoculation le praticien périgourdin voulut la renouveler, mais dut provisoirement y renoncer en raison d'une très importante apparition de vésicules galeuses sur le visage du bambin de 3 ans. Par la suite les parents décidaient de ne pas poursuivre l'expérience. Dépourvu d'immunité le garçonnet devait être victime de la variole naturelle en 1775, ce qui permettait alors aux adversaires de la variolisation d'affirmer haut et fort que cette méthode ne préservait pas du mal. Après le départ de Desvergnes le médecin briviste Lagorce réalisa avec succès quelques inoculations, mais, en Limousin, comme en Périgord, si ce mode de préservation de la variole ne fut pas ignoré, il ne connut qu'une diffusion très confidentielle.

L'étape décisive dans la lutte contre la variole allait être, à l'extrême fin du XVIIIe siècle, la découverte du médecin anglais James Edward Jenner. Après avoir observé – comme beaucoup de paysans – que les vachères qui avaient été en contact avec les pustules localisées sur les pis des vaches atteintes par la maladie du cow-pox connaissaient une fièvre passagère, un gonflement du bras, et voyaient des ulcères se développer sur leurs mains, mais qu'ensuite elles étaient pour toujours épargnées par la très dangereuse variole humaine, il pensa qu'elles devaient peut-être cette protection au fait d'avoir contracté la « vaccine », ou variole de la vache, en trayant leurs bêtes infectées. Il décidait donc de vérifier son hypothèse par l'expérimentation. Le 14 mai 1796 il inoculait à un enfant de huit ans du pus prélevé dans une pustule d'une jeune paysanne atteinte par la vaccine ; le garçon tombait malade puis guérissait très vite. Deux mois plus tard on lui inoculait la variole. Grâce à la vaccine la maladie ne se développait pas. Une contre-épreuve réalisée quelque temps après aboutissait au même résultat. En octobre 1798 Jenner publiait ses résultats qui démontraient de manière expérimentale que l'inoculation à l'homme d'un virus bovin peu pathogène pouvait le protéger contre un virus de la même famille responsable de la très redoutable variole. La « vaccination » contre la variole était née. Très rapidement elle fit naître des espoirs immenses. Non seulement elle allait rendre possible l'éradication de la variole qui bientôt ne serait plus qu'un mauvais souvenir, mais, selon certains de ses thuriféraires, elle pourrait également permettre la guérison de toutes sortes de maux, les scrofules, les maladies de la peau, le rachitisme, l'imbécillité...Sa diffusion internationale allait donc être très rapide.

En France, à défaut de trouver des vaches atteintes du cow-pox, les premières vaccinations furent réalisées au printemps 1800 à partir de « fluide vaccin » venu de la région genevoise et d'Angleterre, puis fut utilisé du vaccin recueilli sur des pustules de personnes déjà vaccinées. La technique de vaccination la plus recommandée, car elle évitait une altération du vaccin, fut celle du bras à bras qui nécessitait que le sujet vacciné quelque temps auparavant et fournisseur du vaccin – le vaccinifère – et celui à vacciner fussent l'un près de l'autre. En raison de l'évolution habituelle des pustules, c'est du septième au neuvième jour qu'il convenait de prélever le vaccin sur le vaccinifère ; recueilli plus tard il perdait de son efficacité, et l'inoculation réussissait moins bien. Ces vaccinations manquées appelées « fausse vaccine » ou « vaccine bâtarde » ne donnaient que des pustules très petites, vite disparues, et, en cas d'épidémie, l'individu qui se croyait protégé risquait d'être frappé par la maladie. En moyenne un vaccinifère fournissait du pus vaccinal pour une dizaine de sujets. Pour recueillir le vaccin on piquait légèrement différents endroits du bourrelet du bouton en évitant de faire venir du sang qui se mêlerait avec le vaccin et l'altérerait. Quoiqu'il ait été possible d'inoculer le vaccin sur beaucoup de parties du corps, on pratiquait le plus souvent la « vaccine » sur la face externe des bras, et sur chacun d'eux on faisait ordinairement trois piqûres en laissant entre elles un intervalle d'une trentaine de millimètres afin que les aréoles – cercle d'un rouge plus ou moins vif qui apparaissait autour de chaque bouton – qui allaient se former les jours suivants ne se confondent pas, ne forment pas une seule et même plaque. Pour vacciner on utilisait une lancette ou une aiguille à vacciner dont on trempait la pointe dans du « virus vaccin ». On enfonçait très superficiellement l'instrument ainsi chargé sous l'épiderme de manière à attaquer le derme sans le faire saigner. Enfin, on soulevait un peu la peau afin que le vaccin s'absorbe plus facilement, et on recommençait la même opération pour chaque piqûre. Quatre ou cinq jours après l'inoculation apparaissait sur chacune des piqûres un petit bouton qui allait se développer puis s'entourer d'une aréole rouge plus ou moins étendue. A partir du moment où se formaient ces aréoles le vacciné éprouvait presque toujours de la fièvre, une accélération du pouls, assez souvent un peu de tuméfaction aux glandes axillaires, et parfois des nausées et même des vomissements. Vers le onzième jour l'aréole se rétrécissait, le bouton commençait à se flétrir, et, par la suite, il se desséchait, se transformait en une croûte dure et noirâtre qui tombait entre le vingtième et le trentième jour en laissant une cicatrice indélébile.

Mais, pendant longtemps, il ne fut pas facile aux vaccinateurs de disposer de vaccinifères. Certes, les vaccinés d'une séance étaient bien convoqués pour une seconde séance qui devait avoir lieu sept ou huit jours plus tard et durant laquelle ils seraient fournisseurs de vaccin, mais très peu nombreux étaient ceux qui venaient au rendez-vous. Beaucoup de parents refusaient en effet de perdre une autre demi-journée de travail en accompagnant leur enfant, mais pensaient aussi que la ponction risquait de rendre le vaccin moins efficace. Il est vrai que certains médecins le croyaient également ! Pour ne point risquer de voir interrompue la chaîne de leurs vaccinations certains praticiens se virent donc contraints d'acheter à des individus pauvres la permission de recueillir du fluide vaccin sur leur petit garçon ou leur petite fille, et en avril 1879 le Conseil général de la Creuse décidait d'allouer une somme de cinq francs aux parents de chaque enfant qui, après avoir été vacciné, aurait ensuite fourni du « fluide vaccin » pour de nouvelles vaccinations. A défaut de pouvoir se procurer du vaccin directement sur un vaccinifère et donc de pratiquer une inoculation de bras à bras, il était nécessaire de recourir à du vaccin conservé et très souvent prélevé sur des enfants trouvés. Différents procédés furent utilisés pour garder celui-ci. Dans les premiers temps on se servit de fils que l'on imbibait de pus, de lancettes, de divers tissus que l'on imprégnait de cette substance, mais tous ces moyens présentaient divers inconvénients qui faisaient que le but que l'on se proposait était généralement manqué ; le vaccin placé sur un fil s'écaillait, ne se conservait pas en entier, celui recueilli sur des lancettes ou s'oxydait ou rouillait la lame, ce qui l'altérait et le faisait changer de nature. Par la suite, on employa de préférence des tubes capillaires, et plus encore des plaques de verre, manière la plus convenable pour conserver au vaccin toutes ses qualités et l'envoyer au loin. Le vaccin répandu sur de la charpie était enfermé entre deux plaques de verre poli, de forme carrée, d'une vingtaine de millimètres de côté, qu'on appliquait l'une contre l'autre, et qu'ensuite on scellait à l'aide de feuilles d'étain, de plomb, ou de cire. Lorsqu'on voulait reprendre le vaccin étalé sur les plaques, on les séparait, on prenait avec la pointe d'une lancette une gouttelette d'eau froide, on délayait doucement le vaccin, après quoi on vaccinait comme de bras à bras. Pour obtenir un bon résultat, il était recommandé de ne pas utiliser un vaccin ayant séjourné plus d'une semaine entre les plaques ; conservé plus longtemps il s'altérait et n'était donc suivi d'aucun résultat quand on l'inoculait. En 1824, Cyprien Brard, ingénieur originaire de l'Orne installé en Dordogne depuis six ans, imaginait de remplacer les plaquettes de verre par des plaquettes de mica plus légères, plus robustes, et moins chères. L'extraction du minéral s'effectuait en Haute-Vienne près de Saint Yrieix, et en Corrèze près de Tulle, tandis que les plaquettes étaient taillées à Brive dans un atelier qui employait des enfants orphelins. En dépit de tous ses avantages dus à la légèreté, à la robustesse, et au caractère économique du matériau, l'innovation ne rencontra guère de succès.

Au début du mois de juin 1822 parvenait en Haute-Vienne du « fluide vaccin » envoyé de Paris, mais, peut-être en raison des fortes chaleurs de ce printemps, il se révélait totalement inefficace ; sur tous les enfants du département sur lesquels on l'utilisa aucun bouton n'apparut. Le 17 le préfet de Limoges se voyait donc dans l'obligation de demander à ses collègues des départements voisins de lui fournir du vaccin actif. Celui de Charente lui expédiait aussitôt « deux tubes de verre capillaire remplis de fluide vaccin très récent ». Chaque tube était enfermé dans un tuyau de plume rempli de sciure de bois et hermétiquement fermé avec de la cire à cacheter. Début juillet c'était le préfet de la Dordogne qui lui adressait du vaccin « recueilli sur des plateaux de verre » tandis que le sous-préfet de Bourganeuf (23) l'informait que depuis six semaines la vaccination était en pleine activité dans son arrondissement et qu'en conséquence il venait de demander au médecin de Saint-Pierre-Chérignat de se transporter au bourg haut-viennois de Sauviat en « emmenant avec lui un enfant vacciné sur lequel il prendra du vaccin » pour l'inoculer à quelques enfants du lieu et des environs, ce qui permettrait, au bout de quelques jours, de débuter une chaîne de vaccinations de bras à bras.

Mise au point par des Italiens au milieu des années 1860 la culture artificielle du cow-pox sur des bovins, c'est à dire le cow-pox spontané entretenu ensuite par des inoculations régulières et en chaîne sur les animaux, allait peu à peu mettre fin aux accidents post-vaccinaux et plus encore aux pénuries de vaccin. La pulpe vaccinale constituée par la lymphe et les pustules prélevées sur les génisses vaccinifères pouvait en effet désormais être produite en grande quantité, et, après avoir été additionnée d'eau distillée et de glycérine, elle se conservait près de deux mois, ce qui permettait des expéditions régulières. Mais, de nombreuses années s'écoulèrent avant que la vaccine animale ne l'emporte sur la vaccine humaine. En 1872 le docteur périgourdin Debets de Lacrousille avouait, sans en préciser les raisons, que ce type de vaccination était impraticable, impossible, dans la province où il exerçait. Par contre, vingt ans plus tard, son confrère creusois Gomot remplaçait définitivement la méthode du bras à bras par du vaccin de génisse car il avait pu constater que cette pratique était désormais bien acceptée en Haute-Marche. Ce ne fut toutefois que l'arrêté du 28 mars 1904 qui imposa l'emploi exclusif du vaccin animal qui ne devait provenir que d'instituts publics ou de leurs succursales, ainsi que « d'instituts vaccinogènes » privés placés sous le contrôle de l'Etat.

Quelle que fût l'origine du vaccin l'inoculation pouvait, d'après les médecins, théoriquement avoir lieu à tout âge et en toute saison. Seulement, beaucoup de parents rechignaient, par prudence, à faire vacciner un enfant qui n'avait pas atteint un an, et étaient persuadés que les chaleurs de l'été permettaient d'obtenir un bien meilleur développement des boutons que les froids hivernaux.

Jusqu'au milieu du XIXe siècle les praticiens affirmèrent péremptoirement qu'une seule inoculation accordait une protection pour la vie entière, puis, constatant que les « vertus préservatrices » du vaccin s'affaiblissaient au fil des années, ils déclarèrent aussi dogmatiquement qu'une revaccination tous les 10 ou 15 ans, ou lors d'une épidémie, s'avérait absolument indispensable. Mais les populations montrèrent très peu d'empressement à obéir à cette injonction qui allait à l'encontre de ce qu'on leur avait pendant longtemps assuré ; la revaccination eut donc du mal à entrer dans les mœurs. Au début du dernier quart du siècle le corps médical périgourdin était unanime à reconnaître que si face à la menace d'une épidémie les familles étaient promptes à s'alarmer et demandaient avec empressement les revaccinations, elles manifestaient à nouveau leur incrédulité dès que le danger était passé.

4.2.2 – L'introduction de la découverte jennerienne dans le Limousin et le Périgord

De suite après la découverte de Jenner, les pouvoirs publics, les élites savantes, une grande partie du corps médical ainsi que de nombreux notables soutinrent très fortement ce procédé inoffensif et aisé à administrer. Dans le courant de l'année 1800 se créait à Paris, sur l'initiative du duc de La Rochefoucauld, aristocrate philanthrope de retour en France après son émigration en Angleterre durant laquelle il avait été témoin des bienfaits de cette pratique, le Comité central de vaccine composé de sommités médicales et qui reçut les conseils d'un collaborateur de Jenner.

Suite à l'impulsion donnée par ce Comité central parisien, dès la fin du mois de mars 1801 la vaccine était introduite dans le département de la Creuse Trois personnes se disputèrent l'honneur d'y avoir pratiqué les premières vaccinations : Fayolle médecin à Guéret, Aubusson-Ducloux médecin à Bourganeuf, et Cassius alors professeur de physique et de chimie à l'Ecole centrale établie à Aubusson. Convaincu des avantages de cette immunisation le préfet ne tardait pas à faire parvenir aux sous-préfets, maires et praticiens, des circulaires dans lesquelles il leur recommandait cette salutaire pratique. Seulement, en dépit du soutien des autorités et du zèle que manifestaient certains membres du corps médical, la cause vaccinale rencontrait bien des obstacles puisque de 1801 jusqu'aux premiers jours de l'été 1805 ne furent officiellement réalisées que 1285 vaccinations, (nombre toutefois sans doute inférieur à la réalité), soit une moyenne annuelle de 320, ce qui était bien peu pour une population de 250 000 habitants.

Afin de donner plus d'importance à ce nouveau moyen de lutte contre la variole, et surtout pour se conformer aux instructions ministérielles qui enjoignaient aux représentants de l'Etat d'user de leur autorité pour assurer la diffusion de la vaccine dans leurs circonscriptions administratives, un arrêté préfectoral en date du 23 germinal an XII (13 avril 1804) établissait le Comité central de vaccine du département de la Creuse qui ne tint sa première réunion que plus d'un an plus tard, le 25 messidor an XIII (14 juillet 1805). A côté du préfet, président de droit, siégeait son « secrétaire intime », l'ingénieur en chef du département, le procureur impérial, un fonctionnaire, un adjoint municipal, et quatre médecins parmi lesquels fut désigné le secrétaire général vrai responsable du projet. Les buts que se fixait cette assemblée étaient de prendre toutes les mesures qu'elle jugerait nécessaires pour assurer la propagation de la vaccine, de lutter contre les préjugés, de recenser les vaccinations réalisées, et d'étudier les observations scientifiques recueillies par les vaccinateurs.

Le 25 thermidor de la même année (13 août 1805) le Comité décidait d'organiser une souscription dont le produit devait être destiné à créer à l'hôpital de Guéret un bureau de vaccination et à y entretenir un « foyer permanent de vaccine » pour satisfaire toutes les demandes de vaccin qui lui seraient faites. Parmi les élites sociales du département beaucoup apportèrent leur contribution, mais en raison de l'extrême difficulté de disposer d'enfants vaccinifères l'expérience se terminait par un échec six mois plus tard. Le 6 février 1808 le Comité décidait que les sages-femmes et les gardes-malades seraient initiées par les médecins-vaccinateurs à la pratique de la vaccine et invitées à vacciner. Quatre jours plus tard le représentant de l'Etat donnait satisfaction à une de ses propositions et créait dans chaque chef-lieu d'arrondissement un comité de vaccine composé de huit membres qui devait « entretenir, autant que possible, un foyer permanent de vaccine, et, à cet effet, tous les enfants naturels étaient mis à sa disposition », mais aussi vacciner à des jours fixes tous les individus qui se présenteraient ; les indigents déclarés tels par des certificats des maires bénéficieraient de la gratuité tandis que les autres devraient verser une modeste contribution destinée au fonctionnement du comité. En 1809 trois nouveaux comités dotés des mêmes attributions voyaient le jour à Evaux pour les cantons d'Evaux et d'Auzances, à Felletin pour les cantons de Felletin, Crocq, La Courtine et Gentioux, à La Souterraine pour les cantons de La Souterraine, Dun et du Grand-Bourg. Mais, plus encore, l'année 1809 voyait entrer en vigueur trois mesures nouvelles qui devaient par la suite jouer un grand rôle dans la propagation de la vaccine. La première était la gratuité absolue des vaccinations pour toutes les personnes. Pour suppléer à la somme que jusqu'alors acquittaient les vaccinés ayant les moyens de payer, il fut décidé que chaque comité ouvrirait une souscription. La seconde était l'envoi de circulaires préfectorales demandant aux curés des paroisses de faire de l'utilité de la vaccine un sujet de leurs prônes du dimanche, et la troisième émanait du conseil général qui, pour stimuler le zèle des vaccinateurs, proposait pour l'année suivante deux prix, l'un de 300 francs, et l'autre de 200 francs, devant être attribués aux deux personnes qui pratiqueraient avec succès le plus grand nombre de vaccinations. La perspective de ces gains ne laissa pas indifférent le monde médical creusois puisque durant l'année 1810 furent officiellement réalisées 14 556 vaccinations, soit plus que le total des neuf premières années. Les récompenses furent décernées au docteur Barailon de Chambon, médecin des épidémies de l'arrondissement de Boussac, inspecteur des eaux thermales d'Evaux, et fils du docteur J.F. Barailon, député de la Creuse de 1792 à 1806, pour 2891 vaccinations opérées dans le département auxquelles il convenait d'ajouter un grand nombre d'autres accomplies dans l'Allier et le Puy-de-Dôme, et à Assolant aîné médecin à Banize pour 1861 vaccinations. Seulement, en 1811, faute de stimulus financier les vaccinateurs ne pratiquaient plus que 1243 opérations !

Bien que le 6 prairial an XII (26 mai 1804) le préfet en poste à Tulle eût créé dans le chef-lieu du département un Comité central de vaccination constitué par le maire de la ville, le président du tribunal civil, le président de la société d'agriculture, l'archiprêtre et curé de Saint-Pierre, que des comités de correspondance eussent été établis à Brive et à Ussel, et que les ministres du culte eussent été invités à user de leur influence pour « éclairer les incertitudes de ceux qui hésiteraient encore à faire usage de ce préservatif », les débuts de la vaccine en Corrèze furent si difficiles qu'en 1807 le représentant de l'Etat déplorait que « cette découverte aussi précieuse qu'utile à l'humanité est pour ainsi dire inconnue dans le département ».

Dès les premiers jours de messidor an XI (juin 1803) son collègue de la Haute-Vienne avait fait savoir à la Commission de l'Hospice de Limoges qu'il désirerait que fût ouverte dans l'établissement une salle particulière où les familles pauvres pourraient venir faire vacciner gratuitement leurs enfants. Seulement l'enthousiasme officiel fut loin d'être partagé par la population, et dans son numéro 7 le *Journal du Département de la Haute-Vienne* déplorait qu'en dépit de l'empressement mis par le représentant de l'Etat à fournir un local particulier, la vaccine fut si peu pratiquée. Le premier floréal an XII (21 avril 1804) un arrêté préfectoral mettait en place au chef-lieu du département un Comité central de vaccine composé de onze membres dont sept « exercés dans l'art de guérir ». En 1806 ce comité adressait aux maires et aux curés une lettre qui les priait de choisir, tous les neuf jours, un certain nombre d'individus « pris dans la classe des cultivateurs et des malheureux » pour les soumettre à la vaccination. Seulement, cette mesure trop ambitieuse se heurta aux réticences des habitants des campagnes méfiants à l'égard de cette découverte nouvelle. Face aux mauvais résultats d'une entreprise de trop grande envergure, il fut décidé, en juillet 1813, de ne vacciner systématiquement que les enfants trouvés. L'action du Comité central devait être relayée par des comités d'arrondissement et des comités de canton. Chaque comité de canton devait être formé de cinq personnes nommées par les sous-préfets, à savoir le maire et le curé du chef-lieu, et trois autres appartenant au personnel soignant et qui avaient l'obligation de vacciner gratuitement les enfants des « cultivateurs, ouvriers et indigents qui leur seraient amenés ». Seulement le fonctionnement de tous ces comités fut loin d'être efficace de telle sorte que durant le mois d'août 1810 le ministre de l'Intérieur écrivait au préfet : *« J'ai vu avec peine que les comités d'arrondissement ne vous avaient point secondé et que dans l'espace de deux années le nombre des vaccinations pratiquées dans un département dont la population est de 240 000 habitants ne s'élevait qu'à 1263. »*

En Périgord les premières vaccinations furent réalisées dès 1801, à Bergerac, sur des enfants abandonnés. Pour tester l'efficacité de la méthode préservatrice la variole fut ensuite, à l'automne, inoculée à trois d'entre eux. Aucun n'ayant développé la maladie, des dizaines de personnes accompagnées de leurs enfants se présentèrent alors pour se faire vacciner. Suite à la lettre du ministre de l'Intérieur du 6 prairial an XI (26 mai 1803) le préfet imposait dès le 9 thermidor (28 juillet 1803) la vaccination pour tous les enfants abandonnés. Quelques mois plus tard, le premier prairial an XII (21 mai 1804), afin de propager l'usage de la vaccine « à toutes les classes du peuple et à tous les individus », il établissait un comité de vaccine composé de quatre docteurs ou officiers de santé à Périgueux et Bergerac, et il rappelait que, conformément à son arrêté du 9 thermidor, toutes les commissions des hospices devaient disposer d'un local destiné à recevoir les indigents venant se faire vacciner gratuitement, et que les nourrices des enfants abandonnés ne pourraient recevoir le paiement de leur salaire que si le certificat de vie de l'enfant délivré par le maire constatait que le nourrisson avait bien été vacciné par un officier de santé nommément désigné. Enfin, il enjoignait aux ministres du culte d'apporter leur concours pour combattre les préjugés et détruire les préventions du peuple réfractaire. Aussi, on peut penser que le 19 avril 1809 la préfecture lut avec beaucoup de satisfaction la lettre pastorale dans laquelle il était demandé aux curés de prêcher en chaire les bienfaits de la vaccine puisque si « le salut des âmes doit être le premier objet de nos travaux ...il nous importe aussi de contribuer à la santé des corps qui sont destinés à servir l'Empire français ». Toutefois, quelques desservants comme celui de la paroisse de Quinsac jugèrent qu'une telle intervention au cours de l'office religieux serait déplacée, et refusèrent donc de se conformer aux ordres du prélat.

L'institution des comités de vaccine à Périgueux et à Bergerac n'ayant pas obtenu tout le résultat escompté, le 4 mai 1808 le préfet Rivet prenait de nouvelles dispositions pour remplir les vues du gouvernement. Désormais, il y aurait *« un médecin ou officier de santé pour chaque arrondissement, et un ou deux médecins ou officiers de santé par canton, chargés d'y opérer et diriger l'inoculation de la vaccine. »* Les nourrices et les gardiens des enfants abandonnés continuaient « d'être soumis à faire vacciner leurs nourrissons dans les trois premiers mois de la naissance ou de la mise en garde » tandis que *« les administrateurs des bureaux de bienfaisance et toutes personnes préposées à l'administration des secours publics soumettront à l'inoculation de la vaccine les enfans des familles participantes à leurs distributions »*, et que les directeurs d'écoles et de pensionnats des deux sexes devaient obtenir des parents de leurs élèves la promesse de faire vacciner leurs enfants. Le 15 octobre 1813 le successeur de Rivet exigeait encore plus de fermeté de la part de ces responsables car conformément à une circulaire ministérielle du 12 septembre 1810 un arrêté préfectoral leur enjoignait de renvoyer ou de faire vacciner sur le champ tous les élèves qui ne leur remettraient pas un certificat attestant qu'ils avaient été vaccinés ou qu'ils avaient eu la petite vérole. Prenant en compte le fait que les dispositions du 4 mai 1808 n'avaient pas obtenu tout le succès qu'on pouvait en espérer le même arrêté préfectoral modifiait le service de la vaccination publique désormais confié à un médecin-directeur pour tout le département, et à un docteur, chirurgien, ou officier de santé dans chaque canton. Mais, à la fin de l'été 1814, le préfet devait reconnaître que certains de ces vaccinateurs cantonaux avaient très imparfaitement rempli leur tâche. Les praticiens mis en accusation répondirent que le retard de leurs « tournées vaccinales » n'étaient pas le résultat de leur négligence, mais de celle de beaucoup de maires qui ne leur avaient pas transmis les listes des indigents qui devaient être vaccinés gratuitement, qui ne leur avaient pas procuré les sujets nécessaires à la conservation du vaccin, c'est à dire qui n'avaient pas fait le travail qu'on attendait d'eux !

4.2.3. – La propagation de la vaccine dans les quatre départements

A partir des rapports que devaient fournir les vaccinateurs et les maires l'administration préfectorale de chaque département établissait chaque année des statistiques concernant la vaccination. Seulement, toutes ces nombreuses données chiffrées sont loin d'être fiables, ne reflètent pas la stricte réalité. Honnête, le maire de Limoges écrit, le 7 juin 1816, au représentant de l'Etat que les tableaux qu'il lui fait parvenir n'ont été établis que sur « de simples indications verbales », qu'ils ne sont donc que « des probabilités plus ou moins justes » vu que beaucoup de personnes des deux sexes « s'occupent de la vaccine sans être connues pour se livrer à d'autres opérations dans l'art de guérir », et que beaucoup de chirurgiens ne gardent aucune trace de leur activité. En avril 1819, le sous-préfet de Rochechouart (87) confesse lui aussi que les renseignements qu'il fournit concernant les vaccinations sont très incomplets en raison de la carence de plusieurs magistrats municipaux qui ne lui répondent que par des lettres très évasives. En 1845 le préfet de la Creuse avertissait les conseillers généraux que les valeurs qu'il allait leur fournir concernant les inoculations étaient loin d'être exactes, principalement en ce qui concernait les arrondissements d'Aubusson, Bourganeuf et Boussac d'où il était « très difficile d'obtenir les états des vaccinateurs ». En 1862 et 1863 le Conseil d'hygiène publique et de salubrité de la Haute-Vienne exprimait de sérieux doutes sur la sincérité des chiffres provenant de l'arrondissement de Saint-Yrieix, soupçonnant en particulier une sage-femme de très fortement majorer le nombre de ses vaccinations. A la même époque, en Dordogne, beaucoup de vaccinateurs ne fournissaient aucun renseignement à l'administration, seuls ceux qui aspiraient à des indemnités pécuniaires ou à des récompenses honorifiques envoyaient des rapports, et encore, ceux-ci étaient-ils établis avec une extrême légèreté, ou donnaient des indications qui étaient loin d'être toujours l'expression de la vérité. Dans le même département, à l'approche du dernier quart du siècle, un grand nombre de maires n'apportaient encore qu'un concours peu empressé aux personnes qui se chargeaient de propager la vaccination et omettaient de remplir et d'envoyer les tableaux de statistiques. Ainsi, en 1871, les documents reçus par le directeur départemental de la vaccine ne se rapportaient qu'à 259 communes sur 582, c'est à dire moins de la moitié !

Si les listes ainsi élaborées à partir de renseignements très incomplets sont très approximatives, elles révèlent quand même qu'au fil des années se produisit une évolution certes lente, mais réelle, de l'état d'esprit de la population à l'égard de la vaccination. Mais la progression de celle-ci fut loin d'être uniforme et régulière, des périodes difficiles succédèrent à des périodes fastes. En Dordogne, on passa ainsi de plus de 10 000 vaccinations en 1824 à 4000 une décennie plus tard. Des résistances d'ordre matériel et psychologique parfois soutenues en sous-main par des praticiens sceptiques et qui, selon leurs confrères propagandistes du vaccin, n'hésitaient pas à faire appel à de faux-témoins, à colporter des nouvelles trompeuses, continuèrent à se manifester pendant longtemps. Comme le fit le maire de Limoges en mars 1819, administrateurs et médecins dénoncèrent aussi à longueur de rapports « l'insouciance », « l'apathie » que manifestaient les parents pour tout ce qui concernait leur santé ou celle de leurs enfants, leur indifférence pour tout ce qui ne se rapportait pas à leurs intérêts matériels. En 1840 le préfet de la Creuse écrivait qu'il « faut aller chercher les cultivateurs jusque dans leurs habitations » ; en 1880 le Conseil général de la Dordogne constatait toujours avec regret cette « incurie » d'une partie de la population de la campagne qui se soustrayait à la lancette du vaccinateur, et en février 1892 le docteur Villard qui, à l'invitation du préfet de la Creuse, s'était rendu dans la commune de Pionnat en vue de combattre une épidémie importée par un soldat en garnison dans une ville de la frontière de l'Est s'entendait répondre par des ouvriers qu'il invitait à venir se faire revacciner qu'ils n'avaient pas le temps, et que, « du reste, la vaccine n'est bonne que pour les enfants ». Des gens du peuple différaient aussi souvent de soumettre leur progéniture au préservatif de la vaccine pour des questions d'argent ;

n'étant pas disposés à faire le plus léger sacrifice financier pour cet objet et n'ayant pas la certitude que les vaccinations étaient gratuites, ils craignaient la dépense que leur occasionnerait le déplacement. L'opposition à la propagation de la vaccine provenait également de la croyance héritée de la médecine des humeurs, mais encore bien ancrée dans les esprits, que la petite vérole constituait une maladie utile et nécessaire qui permettait d'évacuer du corps les humeurs malfaisantes. S'opposer à cette « dépuration varioleuse » rendrait ainsi les maladies plus fréquentes et plus graves, favoriserait tout particulièrement la coqueluche, la phtisie pulmonaire, la typhoïde, la rougeole, le croup dont certaines personnes de Limoges se figurèrent qu'il n'existait pas autrefois et qu'il n'affectait que les enfants vaccinés. Cette opinion bien évidemment fausse ne doit cependant pas masquer les dangers qui menaçaient les vaccinés du fait que, transplanté de bras à bras, transitant d'individu à individu, le vaccin humain pouvait être contaminé par des germes pathogènes, et que, d'autre part, pris par leur zèle, certains vaccinateurs recouraient à n'importe quels sujets pour se procurer la matière première indispensable à leur tache, négligeaient de contrôler les origines et la qualité du produit. La syphilis vaccinale se trouvait ainsi être accidentellement inoculée à des individus en parfaite santé à partir d'un vaccinifère infecté. En 1817, à l'hôpital Saint-Alexis de Limoges, 80 enfants auraient succombé à ce mal. Mis au courant de ces faits l'évêque de la ville écrivait au ministère de l'Intérieur pour demander que le choix des donneurs de fluide soit mieux surveillé. Soucieux de ne pas discréditer la vaccine les pouvoirs publics lui adressèrent une réponse tranchante *: « Depuis 18 ans le fluide vaccin est toujours sui-generis...il ne communique en aucune manière des altérations à ceux auxquels on l'inocule...Votre extrême sollicitude aura été éveillée d'une manière trop vive et vous avez plutôt consulté votre zèle tout charitable que les lumières des gens de l'art. »* Il faudra encore attendre quarante ans pour que la possibilité de transmettre une maladie lors de l'injection du fluide vaccin devienne une réalité officielle. En 1888, intrigué par une succession d'érysipèles graves chez les nouveau-nés de la région de Lavaveix-les-Mines (23) le docteur Treille décidait de mener une enquête qui lui faisait découvrir que, sans le savoir, la sage-femme vaccinatrice avait pris pour vaccinifère un enfant atteint par cette maladie.

Dans les temps qui suivirent l'introduction de la vaccination en Limousin-Périgord, on put voir des personnes dévouées, mais totalement étrangères « à l'art de guérir », pratiquer cette opération que l'on ne cessait de présenter comme facile et sans danger. En 1808 le sieur Pasty huissier public à Fleurat (23) vaccinait 170 personnes dans le canton du Grand-Bourg tandis que le maire de Saint-Sulpice-de-Mareuil (24) procédait entre 1810 et 1814 à de nombreux actes dans sa commune et celles environnantes. Le curé de Lanouaille (24) faisait plus que combattre par ses discours les préjugés qui existaient « dans une classe peu éclairée contre cet heureux

« préservatif » puisqu'il appliquait la vaccine à 275 individus. Pareillement, l'abbé Du Autier, maire de la commune d'Auriat (23) mettait en 1810 la main à l'œuvre et terminait le cours des vaccinations qu'avait débuté un médecin. Des femmes charitables mais elles aussi totalement dépourvues de connaissances médicales se livrèrent également, comme madame Dubut qui habitait le château Saulnier dans le bourg de Saint-Front-la-Rivière (24), à la vaccination. En 1842 le pharmacien Barny de Limoges, infatigable sexagénaire qui avait tant fait pour la propagation de la vaccine, pouvait encore déclarer à une séance de la Société médicale de la Haute-Vienne que « tout le monde se mêle d'inoculer ». L'enthousiasme de tous ces non-professionnels n'était pas sans danger car ils risquaient de prendre la fausse vaccine pour la vraie, de confondre avec la petite vérole toute espèce d'éruption vésiculaire, et ainsi de non seulement compromettre le sort de la vaccine, mais aussi la santé, voire l'existence, de plusieurs sujets. Au cours de la seconde moitié du siècle, tous ces vaccinateurs bénévoles disparurent. Dès lors, on ne trouva plus sur le terrain que des médecins, et surtout de plus en plus de sages-femmes car, très vite, dans les écoles d'accouchement, avaient été mises en place des leçons sur la vaccination, et les élèves fortement incitées à la pratiquer systématiquement sur les bébés qu'elles viendraient à mettre au monde. Dans le Périgord de 1850, parmi les 39 vaccinateurs on trouvait le nom de 14 d'entre elles, et en 1872, à côté des 9 docteurs en médecine et des 4 officiers de santé, elles étaient 52 placées au milieu des populations rurales parmi lesquelles leur influence était grande, à œuvrer pour la propagation de la vaccine. En 1879, madame Noille, sage-femme à Limoges, déclarait avoir procédé à 1335 vaccinations, tandis que de son côté sa consœur madame Péjou en certifiait 2076 ! Certains médecins supportaient mal cette féminisation du corps des vaccinateurs qui leur apparaissait comme un insupportable empiétement sur ce qu'ils considéraient comme relever de leur seule compétence. En 1883, devant le Conseil d'hygiène publique et de salubrité de la Haute-Vienne, deux d'entre eux demandaient que le service vaccinal soit retiré aux sages-femmes et confié exclusivement à des médecins ; la totalité de l'assemblée adhéra à leurs opinions.

En dépit des très nombreux textes officiels vantant les bienfaits de la vaccine et les sacrifices des vaccinateurs en temps, en peine, et en argent, l'administration ne fit jamais figurer la vaccination parmi les dépenses budgétaires nationales. Aux plus zélés elle se contenta de délivrer des titres d'encouragement et des médailles. Le jeudi 19 mars 1812, à midi, dans la salle des audiences publiques de la préfecture de la Dordogne, et en présence du Conseil de préfecture convoqué à cet effet, le préfet remettait, au nom du ministre de l'Intérieur, une médaille d'argent au docteur Campsegret et à l'officier de santé Muret, en récompense des nombreux succès que ces deux médecins avaient obtenus dans la propagation de la vaccine. En 1818, dans le même lieu, le médecin Desvoisins recevait lui aussi une médaille d'encouragement, et en 1848, sur les quatre médailles d'or accordées par l'Académie royale de médecine une revenait à M. Vizerie de Bergerac, et sur les cent médailles d'argent trois étaient décernées aux docteurs Maigne de Cubjac, Bayssclance de Flaugeac, et à madame Boyer sage-femme à Château-l'Evêque.

A défaut d'un financement au niveau national, il appartint pour longtemps aux responsables locaux, aux conseils généraux, de dédommager les vaccinateurs. En 1837 l'assemblée du département de la Creuse votait une somme de 450 francs « pour encouragements aux médecins, officiers de santé et sages-femmes qui se livrent à la pratique de la vaccination ». Supprimé l'année suivante en raison du manque de ressources ce crédit fut non seulement rétabli en 1840, mais porté à 600 francs, valeur qu'il garda jusqu'en 1861. Annulée en 1862 l'allocation revoyait le jour en 1869, mais ne s'élevait plus qu'à 500 francs. En 1878 les fonds votés pour la vaccination n'étaient plus que de 200 francs destinés avant tout à accorder des « primes légères » aux enfants vaccinifères, seul le surplus, si surplus il y avait, se voyait réparti entre les vaccinateurs. A la même époque, en Corrèze, le conservateur départemental du vaccin touchait annuellement 200 francs tandis que les vaccinateurs cantonaux à qui il appartenait de rémunérer eux-mêmes les enfants vaccinifères se partageaient 1800 francs. En Haute-Vienne les vaccinateurs nommés par le préfet qui leur attribuait un certain nombre de communes percevaient une indemnité de 10 centimes par acte. En Périgord, à compter des dernières années du Premier Empire, ce fut une somme de 1500 francs qui fut inscrite au budget départemental pour être octroyée aux vaccinateurs. Dès le début de la Restauration, suite à une proposition du préfet qui avait constaté qu'en raison de son insuffisance sa distribution entraînait plaintes et jalousies parmi les praticiens, son montant fut doublé, puis porté à 4000 francs en 1824 avant d'enregistrer des diminutions plus ou plus importantes durant les décennies suivantes. Parmi tous les départements de France celui de la Dordogne fut un de ceux où la valeur des fonds d'encouragement influença le plus le nombre des vaccinations, ce qui, en 1844, permettait au représentant de l'Etat d'affirmer devant le conseil général que ce serait une grave erreur de compter sur le désintéressement absolu des personnes chargées de propager les bienfaits de la vaccine. Au lieu des 2225 vaccinations officielles pratiquées en 1833 lorsque le crédit avait été subitement réduit à 600 francs, il s'en opérait 4312 l'année suivante par suite d'un retour à une prime plus élevée, et en 1836 une nouvelle augmentation permettait d'atteindre le nombre de 8582. Les statistiques des années 1840 confirment l'effet des primes : 1843, sommes allouées 2200 francs, 6387 vaccinations ; 1845, 3200 francs, 8947 vaccinations ; 1849, 2000 francs, 5351 vaccinations. Au début du dernier quart du siècle, sur les 2200 francs octroyés par les conseillers généraux le directeur de la vaccine chargé de conserver le vaccin percevait 500 francs tandis que les vaccinateurs recevaient une indemnité établie en prenant pour base le nombre des vaccinations ainsi que les frais de déplacements, et qui, en 1877, varia de 10 francs à 100 francs.

Dès 1847 l'Académie de médecine se prononçait pour l'obligation de la vaccination antivariolique mais, par deux fois, en 1868 et 1881, les assemblées législatives repoussaient ce vœu qui, finalement, ne devait être adopté que le 15 février 1902, par l'article 6 de la loi relative à la protection de la santé publique. Le décret du 27 juillet 1903 précisa les conditions d'application de cette prescription légale : la vaccination antivariolique devenait désormais obligatoire au cours de la première année de la vie, et la revaccination au cours de la onzième et de la vingt et unième année, aux municipalités il appartenait d'établir la liste des personnes concernées, et, dans chaque commune, devaient être organisées des séances gratuites de vaccination et de contrôle des résultats annoncées par voie d'affiches.

En Creuse, ce fut en mai 1905 que pour assurer l'exécution de ce décret fut officiellement institué un service de vaccination et de revaccination antivarioliques gratuit dont pourraient bénéficier toutes les personnes qui se présenteraient aux séances publiques de vaccination gratuite ainsi que toutes celles qui, en raison de leur manque de ressources, seraient dans l'impossibilité de payer le vaccinateur. A chaque médecin-inspecteur chargé de la protection des enfants du premier âge il appartenait d'organiser dans chaque commune de sa circonscription deux séances publiques par an, l'une au mois de mai, l'autre au mois d'octobre, les dates précises étant fixées après concertation avec les maires et portées à la connaissance du public au moins quinze jours à l'avance. Dans ces séances le praticien devrait non seulement procéder aux inoculations, mais aussi constater les résultats d'inoculations antérieures. En outre, tous les médecins et toutes les sages-femmes ayant accepté les dispositions du règlement du service étaient habilités à opérer pour leurs clients indigents des inoculations gratuites au compte du service départemental. A chacun des vaccinateurs était attribuée par acte une somme de 50 centimes qui incluait également la founiture du vaccin et la délivrance d'un bulletin constatant l'opération ainsi que son résultat. Outre cette allocation, il était attribué aux médecins-inspecteurs, pour chacune de leurs séances publiques gratuites, une indemnité de déplacement calculée sur les mêmes bases que pour l'assistance médicale Bien que cette réglementation mise en vigueur à partir du premier janvier 1906 présentât selon l'Inspection de l'Assistance Publique « pour les indigents et pour le corps médical des avantages qu'on ne retrouve dans aucun autre département », en particulier la Creuse était le seul département où le règlement autorisait tous les médecins et les sages-femmes à vacciner tous les indigents aux frais de la collectivité, elle suscita de suite des réclamations de la part des praticiens qui vinrent faire part au préfet de leurs doléances relativement au préjudice que les mesures adoptées pourraient causer à leurs intérêts matériels. Pour ces hommes de l'art, admettre toutes les personnes sans distinction d'obligation vaccinale ni de situation de fortune aux séances publiques gratuites de vaccination et de revaccination allait éloigner des cabinets des médecins un grand nombre de sujets qui jusqu'alors s'y présentaient pour se faire inoculer en payant à l'opérateur des honoraires dont il serait désormais privé ; ils considéraient donc qu'il ne convenait de recevoir aux séances publiques que les personnes astreintes par la loi à l'obligation vaccinale et inscrites sur les listes d'assistance médicale gratuite. Ils demandaient également que chaque inoculation soit rétribuée au moins au prix de un franc et que la fourniture du vaccin soit mise à la charge du département. Dès le mois d'avril 1906 le conseil général leur accordait satisfaction sur ce dernier point. Désormais les médecins et les sages-femmes devaient s'adresser directement, au moyen d'imprimés mis à leur disposition par la Préfecture, à l'institut du docteur Saint Yves Ménard, membre de l'Académie de médecine, pour commander, au fur et à mesure de leurs besoins, la quantité de vaccin qu'ils croiraient pouvoir consommer dans un court délai. Si du fait des réclamations des médecins le service de la vaccination obligatoire ne fonctionna qu'imparfaitement en 1906, il fut, l'année suivante, organisé dans 254 communes sur 266, et parmi la population on ne rencontra que peu de réfractaires, tout au plus seuls quelques sujets de 20 à 21 ans se dérobèrent à la revaccination. Le corps médical n'ayant pas accepté la réduction de 50% du prix de la vaccination votée au printemps 1910 par l'assemblée départementale les vaccinations diminuèrent de manière si importante au cours des mois suivants qu'il fallut dès août 1911 relever à 0,40 franc la rémunération qui retrouva même sa valeur initiale l'année suivante.

Deux ans avant le déclenchement de la Première Guerre mondiale l'inspecteur départemental de l'Assistance médicale gratuite et de l'hygiène publique du département de la Dordogne avertissait le préfet qu'il convenait de faire cesser certains errements que l'on constatait dans le fonctionnement du service de la vaccination antivariolique. Fréquemment les municipalités négligeaient de dresser la liste des vaccinables tandis que la publicité pour porter le jour des séances à la connaissance des familles laissait beaucoup à désirer, de sorte que, par ignorance ou par mauvaise volonté, les parents négligeaient de faire vacciner ou revacciner leurs enfants. Parfois, c'étaient les médecins vaccinateurs qui exagéraient la mission qui leur était confiée en vaccinant tous les enfants des écoles alors que seul un petit nombre était assujetti à cette opération. Les séances de vérification des résultats se faisaient rarement, ce qui n'empêchait pas certains médecins de faire figurer sur les décomptes qu'ils remettaient à l'administration des séances de contrôle alors qu'en réalité il n'y avait pas eu de seconde visite de la part du vaccinateur.

CONCLUSION

Entre la période napoléonienne et le début du premier conflit mondial les Limousins et les Périgourdins souffrirent aussi d'autres maladies que celles qui viennent d'être présentées. Le rhumatisme chronique aux fréquentes complications cardiaques était si répandu en Haute-Vienne qu'en 1808 le préfet écrivait que dans le département, après l'âge de 40 ans, presque toute la population a subi plus ou moins les atteintes de ce mal. Inversement, le goître s'observait relativement peu en Haut-Limousin, et encore moins en Creuse. Par contre, il se rencontrait de manière importante dans les cantons périgourdins situés à proximité de la Corrèze, à savoir ceux de Lanouaille, Excideuil, Savignac, Terrasson, et au cœur de la Double. Les maladies vénériennes sévissaient aussi. Parfois une nourrice qui, à la ville, avait allaité un bébé syphilitique revenait contaminée dans son village et transmettait la maladie à son nourrisson. En 1873 Brive connut même une petite épidémie de syphilis qui, entre la fin du mois de février et la fin du mois d'octobre, toucha officiellement 15 femmes qui venaient d'accoucher, mais également 8 de leurs maris et 9 de leurs enfants parmi lesquels 4 devaient succomber. Toutefois, pour le professeur Bardinet de Limoges, ce nombre était loin de correspondre à la réalité car, selon lui, beaucoup de personnes, soit par pudeur, soit par fausse honte, avaient gardé le secret le plus absolu sur leur état, et il estimait à plus de 100 le nombre de personnes qui avaient été infectées. Une enquête ne devait pas tarder à prouver qu'à l'origine de l'épidémie se trouvait une sage-femme qui depuis plus d'un an souffrait au bout de l'index droit de ce qu'elle qualifiait de « simple bobo » mais qui se révéla être une ulcération correspondant à une attaque de syphilis, et qu'ainsi elle avait contaminé une grande partie de ses clientes. Mais, pour la population, le principal vecteur de l'infection résidait avant tout dans les prostituées des maisons de tolérance et à celles qui « couraient les routes et les foires », ainsi qu'à la conduite de certains ouvriers limousins du bâtiment qui, après avoir quitté leur maison au printemps rentraient dans leurs foyers à la fin de l'automne, infectaient leurs femmes qui, à leur tour, par leurs baisers, communiquaient le mal aux enfants ; ainsi, n'était-il pas rare de voir des familles entières en proie à cette cruelle maladie que l'on traitait par le mercure et l'iodure de potassium.

Durant tout le XIXe siècle, dans le Limousin comme dans le Périgord, régions où la paysannerie constituait la majorité de la population, subsistèrent les croyances populaires et perdurèrent les pratiques ancestrales de lutte contre les maladies. Grâce aux « recettes » que l'on se transmettait de génération en génération, que l'on lisait dans les almanachs ou dans les publications de la littérature de colportage, les malades commençaient presque toujours à se soigner par automédication avec des remèdes préparés à partir de plantes, d'animaux ou d'éléments minéraux, ainsi qu'avec des talismans. Si la guérison espérée n'intervenait pas, ils recouraient aux fioles et aux onguents des charlatans ambulants, aux guérisseurs détenteurs d'un « don », d'un « secret », aux sorciers, aux saints thérapeutes dont on escomptait obtenir les faveurs à l'occasion d'un pèlerinage, aux fontaines miraculeuses. Le médecin que la plupart du temps il fallait aller avertir à de nombreux kilomètres, dont les honoraires étaient élevés, le vocabulaire pas toujours compréhensible, et qui se révélait souvent peu efficace face à de nombreux maux, ne fut pendant longtemps qu'une des formes de recours, et encore, à l'approche du XXe siècle, les remèdes ordonnés par les praticiens figuraient dans bien des foyers entre l'herbe magique et la prière miraculeuse ! Ce ne fut que lorsque la médecine officielle commença à réellement faire ses preuves, à obtenir plus de succès et de résultats visibles, c'est à dire essentiellement dans la période post-pasteurienne, que l'on observa vraiment une augmentation de la demande médicale en provenance des milieux populaires, que les populations se laissèrent convaincre par la « médecine savante ». L'assistance médicale gratuite en faveur des indigents instituée en 1893 et qui allait rapidement connaître le succès permit aux couches sociales les plus défavorisées d'accéder aux soins de santé, d'entrer en contact avec la médecine, et donc accéléra cette médicalisation de la société.

Docteur en médecine ou officier de santé à la formation plus réduite, le médecin dut, pendant des décennies, pour tenter d'atténuer la méfiance que manifestait à son égard sa clientèle campagnarde composer avec les croyances et les habitudes de celle-ci. Il devait par exemple trouver normal de voir arriver dans son cabinet un commissionnaire envoyé par le malade et qui après lui avoir décrit avec plus ou moins de précision les souffrances de ce dernier lui demandait de rédiger une ordonnance. Sa thérapeutique devait également prendre en compte les coutumes des gens du peuple qui ainsi répugnaient à la diète à laquelle ils préféraient la purge. Au moment d'établir le montant de ses honoraires qui n'étaient nullement tarifiés, il prenait en considération son titre, les officiers de santé demandant des sommes moins élevées que les docteurs, le temps consacré au déplacement, celui passé au chevet du patient, les actes effectués, mais également les possibilités financières de la personne soignée qui, d'ailleurs, ne le réglait qu'au bout d'un temps plus ou moins long, et parfois non pas en espèces, mais en nature.

Soumises aux praticiens en cas d'accouchement difficile et ne pouvant utiliser d'instruments lors de la délivrance les sages-femmes formées à l'Ecole de l'hospice de la Maternité de Paris ou dans les écoles départementales de Limoges et de Tulle virent leur nombre progresser au cours du siècle et participèrent aussi, à leur niveau, à la médicalisation de la société, à la lente transformation des manières de se soigner, tout particulièrement dans les campagnes les plus isolées et donc privées de médecin. En particulier, en contact fréquent avec les mères de famille, elles réussirent souvent à les convaincre de faire vacciner leurs enfants et jouèrent donc un grand rôle dans la diffusion de la découverte de Jenner qui constitua une étape importante dans la recherche qu'ont toujours eue les hommes de maintenir ou de rétablir leur santé.

BIBLIOGRAPHIE

A – Ouvrages généraux

Antoine P-E et Waquet J., « La médecine civile en France à l'époque napoléonienne et le legs du XVIIIe siècle », *Revue de l'Institut Napoléon*, n° 132, 1976, pp. 67-90.

Bardet Jean-Pierre, Bourdelais Patrice, Guillaume Pierre, Lebun François, Quétel Claude, *Peurs et terreurs face à la contagion : choléra, tuberculose, syphilis, XIXe-XXe siècles,* Paris, Fayard, 1988.

Beauchamp Chantal, « La maladie et son double. La suette miliaire et son traitement au XIXe siècle », *Annales E. S. C.*, janvier-février 1993.

Beauchamp Chantal, « La crise salutaire. Stratégies de la guérison dans la suette miliaire », *Revue d'Histoire Moderne et Contemporaine*, octobre-décembre 1998.

Bercé Yves-Marie, *Le chaudron et la lancette. Croyances populaires et médecine préventive, 1798-1830,* Paris, Presses de la Renaissance, 1984.

Bercé Yves-Marie, « Le clergé et la diffusion de la vaccination », *Revue d'histoire de l'Eglise de France*, 1983.

Bertrand J., Goubert J-P., Laclau A., Rey R., *Médecine et santé,* Atlas de la Révolution Française, Paris, Editions de l'Ecole des Hautes Etudes en Sciences Sociales, 1993.

Bourdelais Patrice, Raulot J-Y., *Une peur bleue. Histoire du choléra en France, 1832-1854*, Paris, Payot, 1987.

Bourdelais Patrice, *Les épidémies terrassées. Une histoire de pays riches,* Paris, La Martinière, 2003.

Corbin A., Courtine J-J., Vigarello G., *Histoire du corps. Tome II : De la Révolution à la Grande Guerre*, Paris, Le Seuil, 2005.

Darmon Pierre, « L'odyssée pionnière des premières vaccinations françaises au XIXe siècle », *Histoire, économie et société,* numéro 1, 1982.

Darmon Pierre, *La longue traque de la variole. Les pionniers de la médecine préventive,* Paris, Perrin, 1986.

Darmon Pierre, « La grippe espagnole submerge la France », *L'Histoire,* n° 281, novembre 2003.

Delumeau J., Lequin Y. (sous la direction de), *Les malheurs des temps. Histoire des fléaux et des calamités en France*, Paris, Larousse, 1987.

Desaive J-P., Goubert J-P., Le Roy Ladurie E., *Médecins, climats et épidémies à la fin du 18e siècle*, Paris-La Haye, Mouton, 1972.

Dessertine Dominique, Faure Olivier, *Combattre la tuberculose, 1900-1940*, Lyon, P. U. L., 1988.

Dupaquier J. (sous la direction de), *Histoire de la population française*, tome III, Paris, P. U. F., 1988.

Faure Olivier, « La médecine gratuite au XIXe siècle : de la charité à l'assistance », *Histoire, économie et société,* volume 3, 1984.

Faure Olivier, *Les Français et leur médecine au XIXe siècle*, Paris, Belin, 1993.

Faure Olivier, *Histoire sociale de la médecine (XVIIIe-XIXe siècles),* Paris, Anthropos/Economica, 1994.

Faure Olivier, « Le médicament en France au XIXe siècle », *La revue du praticien,* volume 45, 1995.

Faure Olivier, « Les officines pharmaceutiques françaises, de la réalité au mythe (fin XIXe-début XXe siècle), *Revue d'Histoire Moderne et Contemporaine,* octobre-décembre 1996.

Frioux Stéphane, *Les Réseaux de la modernité. Améliorations de l'environnement et diffusion de l'innovation dans la France urbaine, fin XIXe siècle-années 1950,* université Lyon II, 2009.

Gélis J., Laget M., Morel M-F., *Entrer dans la vie. Naissances et enfances dans la France traditionnelle*, Paris, Gallimard-Julliard, 1978.

Gélis J., *L'arbre et le fruit. La naissance dans l'Occident moderne,* Paris, Fayard, 1984.

Goubert J-P., « L'art de guérir. Médecins et charlatans à la fin du 18° siècle », *Annales E. S. C.*, septembre-octobre 1977.

Goubert J-P., *La conquête de l'eau*, Paris, Laffont, 1985.

Grellet Isabelle, Kruse Caroline, *Histoire de la tuberculose. Les fièvres de l'âme (1800-1950)*, Paris, Ramsay, 1983.

Guillaume Pierre, *Du désespoir au salut. Les tuberculeux aux XX*e *et XX*e *siècles*, Paris, Aubier Montaigne, 1986.

Guillaume Pierre, *Le rôle social du médecin depuis deux siècles (1800-1945),* Paris, Association pour l'histoire de la sécurité sociale, 1996.

Herzlich C., Pierret J., *Malades d'hier, malades d'aujourd'hui. De la mort collective au devoir de guérison*, Paris, Payot, 1984.

Hildesheimer F., *Fléaux et société : de la Grande Peste au choléra, XIV*e*-XIX*e *siècles*, Paris, Hachette, 1993.

Hudemann-Simon Calixte, *La conquête de la santé en Europe : 1750-1900*, Paris, Belin-De Boeck, 2000.

Laget M., *Naissances. L'accouchement avant l'âge de la clinique*, Paris, Seuil, 1982.

Lebrun François, *Se soigner autrefois. Médecins, saints et sorciers aux XVII*e *et XVIII*e *siècles*, Paris, Seuil, collection Points Histoire, 1995.

Léonard Jacques, « Les études médicales en France entre 1815 et 1848 », *Revue d'Histoire Moderne et Contemporaine,* 1966, n° 1, pp 87-94.

Léonard Jacques, *La vie quotidienne du médecin de province au XIX*e *siècle,* Paris, Hachette, 1977.

Léonard Jacques, *La France médicale. Médecins et malades au XIX*e *siècle,* Paris, Gallimard-Julliard, 1978.

Léonard Jacques, « Les guérisseurs en France au XIXe siècle », *Revue d'Histoire Moderne et Contemporaine,* 1980, n° 3, pp. 501-516.

Léonard Jacques, *La médecine entre les savoirs et les pouvoirs : histoire intellectuelle et politique de la médecine française au XIXe siècle,* Paris, Aubier, 1981.

Léonard Jacques, *Archives du corps : La santé au XIXe siècle,* Rennes, Ouest-France, 1986.

Léonard Jacques, *Médecins, malades et société dans la France du XIXe siècle,* Paris, Sciences en situation, 1992.

Miquel Pierre, *Mille ans de malheurs. Les grandes épidémies du millénaire,* Michel Lafon, 1999.

Moulin Anne-Marie (dir), *L'aventure de la vaccination,* Paris, Fayard, 1996.

Peter J-P., « Une enquête de la Société royale de médecine. Malades et maladies à la fin du XVIIIe siècle », *Annales E. S. C.*, 1967.

Peter J-P., « Les mots et les objets de la médecine. Remarques sur les épidémies et la médecine dans la société française de la fin du XVIIIe siècle », *Revue Historique,* 1971.

Ramsey Matthew, « Sous le régime de la législation de 1803 : les enquêtes sur les charlatans au XIXe siècle », *Revue d'Histoire Moderne et Contemporaine,* 1980.

Rollet Catherine, *Les enfants au XIXe siècle,* Paris, Hachette Littératures, 2001.

Sournia J-C., *Histoire de la médecine et des médecins,* Paris, Larousse, 1991.

Vigarello Georges, *Le Propre et le Sale. L'hygiène du corps depuis le Moyen Age,* Paris, Seuil, 1985.

Vigarello Georges, *Le Sain et le Malsain. Santé et mieux-être depuis le Moyen Age,* Paris, Seuil, 1993.

B – Ouvrages à caractère de source

Audebert A., *De l'assistance médicale gratuite*, Tulle, imprimerie Salles, 1896.

Biais A., *L'hygiène à Limoges avant le XIXe siècle*, Limoges, 1895.

Biais A., *Les eaux potables de Limoges*, Paris, 1904.

Boulland H., *Essai de topographie médicale du Limousin*, Limoges, Ducourtieux, 1890.

Boulland H., *Etat sanitaire de Limoges en 1890*, Limoges, 1892.

Coissac Michel., *Mon Limousin*, Paris, Lahure, 1913.

Demathieu G., *Sur l'hygiène du paysan du Haut-Limousin*, Paris, 1863.

Detroye J-V., *Les poussières des fabriques de porcelaine, leur action sur l'organisme*, Limoges, 1896.

Eymeri G., *Esquisse de topographie médicale et de nosologie militaire de Limoges*, Limoges, 1899.

Guibert L., *Les institutions privées et les sociétés d'économie, d'épargne ou de crédit à Limoges*, Paris, 1891.

Gorse M., *Au bas pays de Limosin. Etudes et tableaux*, Paris, E. Lacroix, 1896.

Lacroix J-B., *Tableau d'une épidémie de croup qui a régné à Guéret, sur la fin de 1821 et au commencement de 1822*, Paris, Crochart, 1822.

Lemaistre J., *Un mot sur les fièvres intermittentes en Limousin*, Congrès scientifique, 1859.

Lemaistre P., *Rapport sur une épidémie de variole qui a régné en 1870 et 1871 dans la commune de Limoges et dans tout le département de la Haute-Vienne*, Limoges, 1873.

Lemaistre P., *Rapport sur une épidémie d'angine diphtérique qui a régné en 1877 dans la commune de Saint-Sulpice-Laurière*, Limoges, Ducourtieux, 1877.

Marcland., *La tuberculose à Limoges*, Limoges, Ducourtieux, 1913.

Maslieurat-Lagémard G., *Dix ans de pratique d'accouchement dans le département de la Creuse*, Paris, Hennuyer, 1855.

Morely J., *Essai sur l'hygiène de quelques communes des arrondissements de Tulle et de Brive, et sur quelques moyens d'y perfectionner la médecine rurale*, Paris, Didot le jeune, 1834.

Nussac L., *Les fontaines en Limousin. Culte, pratiques, légendes*, Bulletin du comité des travaux historiques, 1897.

Ossian H., *Analyse chimique de l'eau minérale naturelle des sources d'Evaux (Creuse)*, Paris, Bailliere, 1843.

Parrot H., *Histoire de l'épidémie de suette miliaire qui a régné en 1841 et 1842 dans le département de la Dordogne*, Paris, Dupont, 1843.

Pompon André., *Les ouvriers porcelainiers de Limoges*, Paris, 1910.

Raymondaud E., *Hygiène et maladie des porcelainiers*, Paris, Chaix, 1891.

Tarrade A., *Une épidémie de méningite cérébrospinale à Limoges en 1809*, thèse de doctorat de médecine, Bordeaux, 1911.

Thomas-Duris F., *Essai sur la topographie médicale du canton d'Eymoutiers*, Bordeaux, imprimerie Cadoret, 1886.

Thouart G., *La tuberculose chez les maçons de la Creuse à Paris*, Paris, Rousset, 1911.

Tripier F., *Dissertation sur les eaux minérales d'Evaux*, Montpellier, Martel, 1830.

Villard F., *Hygiène scolaire : conférences faites aux élèves de l'école normale primaire*, Guéret, 1878.

Villard F., *De l'émigration des ouvriers creusois au point de vue hygiénique et sanitaire*, Guéret, Betoulle, 1881.

Vincent F., *Notice historique sur l'introduction, la propagation et l'étude de la vaccine dans le département de la Creuse*, Guéret, imprimerie Dugenest, 1880.

Vuillier G., *En Limousin. Sorcellerie, croyances et coutumes populaires*, éditions J.P. Gyss, 1983.

C – Autres ouvrages et articles concernant le Limousin et le Périgord

Principales abréviations

B. S. H. A. L. : *Bulletin de la Société Archéologique et Historique du Limousin.*

M. S. S. N. A. C. : *Mémoires de la Société des Sciences Naturelles et Archéologiques de la Creuse.*

B. S. L. S. A. C. : *Bulletin de la Société des Lettres, Sciences et Arts de la Corrèze.*

B. S. H. A. C. : *Bulletin de la Société des Sciences historiques et Archéologiques de la Corrèze.*

B. S. H. A. P. : *Bulletin de la Société Historique et Archéologique du Périgord.*

Archassal P-V., « Les causes de la mortalité à Felletin de 1833 à 1857 », *M. S. S. N. A. C.*, tome XLIV, 1991, pp. 292-300.

Archives départementales de la Creuse, *Des saints guérisseurs aux médecins traitants*, Guéret, 2007.

Baroulaud Emmanuel, « Le travail des peaux et la maladie du charbon à Saint-Junien à la veille de la Première Guerre mondiale », *Archives en Limousin*, n° 32, pp. 33-35.

Becquet-Izac M., *L'activité médicale en Dordogne entre 1800 et 1870,* thèse de doctorat de médecine, université de Bordeaux, Bergeret, 1979.

Bertrand Michèle, *Le médecin ou le guérisseur ? A propos d'une enquête réalisée en Limousin sur les relations existant entre malades et guérisseurs,* thèse de doctorat de médecine, université de Limoges, 1989.

Biaujaud Philippe, *Alimentation et diététique en Périgord aux XVIII*[e] *et XIX*[e] *siècles,* thèse de doctorat de médecine, université de Bordeaux II, 1981.

Blanchet A., « L'épidémie de Glénic en 1789 », *M. S. S. N. A. C.,* tome XXII., pp.177-186.

Bonnaud L., « Documents et témoignages pour l'étude des fontaines à dévotions dans la Haute-Vienne », *B. S. H. A. L.*, tome XCIX, 1972.

Bonnaud L., « Les pierres ophtalmiques en Haut-Limousin », *B. S. H. A. L.*, tome CV, 1978.

Borderon Annette, *Contribution à l'étude des aspects de la santé à Limoges et en Limousin du XVII*[e] *siècle au début du XX*[e] *siècle,* thèse de doctorat de pharmacie, université de Limoges, 1986.

Boudies L., *Recueil des usages locaux du département de la Corrèze*, Tulle, La Gutenberg, 1927.

Bourdinaud J-M., *La lutte contre la tuberculose dans le département de la Haute-Vienne,* thèse de doctorat de médecine, université de Lyon, 1941.

Capot S. et Valade J-M., *Limousin 14-18. Un abécédaire de la Grande Guerre en Corrèze, Creuse et Haute-Vienne,* Limoges, Les Ardents Editeurs, 2008.

Cardinaud A-M., *Histoire des écoles de médecine et de pharmacie de Limoges*, thèse de doctorat de médecine, université de Limoges, 1979.

Cels-Pinelli C., *Histoire de l'Ecole de médecine et de pharmacie de Limoges. 1646-1991*, Limoges, Pulim, 1993.

Clancier-Gravelas Y., *De quelques manifestations de la mentalité primitive en Limousin,* thèse de doctorat de médecine, université de Paris, 1940.

Colin Hélène, *Guérir en Limousin : les bonnes fontaines de la Haute-Vienne,* Limoges, éditions Lucien Souny, 1989.

Combet Michel, Moretti Anne-Sylvie, *La Dordogne de Cyprien Brard. Tome 1 : textes, tome 2 : documents,* collection Archives en Dordogne, Archives départementales de la Dordogne, 1993.

Corbin Alain, *Archaïsme et modernité en Limousin au XIXe siècle, 1845-1880,* Paris, Marcel Rivière, 1975.

Cransac M. C., *La silicose des porcelainiers limousins,* thèse de doctorat de médecine, université de Bordeaux, 1963.

Darchen Bernadette, *Fontaines sacrées en Périgord,* P. L. B éditeur, 1988.

Dayen Daniel, « La rage dans la Creuse », *Glanes d'archéologie, d'histoire et de littérature creusoises offertes à Amédée Carriat et à Andrée Louradour,* Guéret, M. S. S. N. A. C., 1987, pp. 126-129.

Deblois J., *Médecine et médecins en Limousin,* thèse de doctorat de médecine, université de Paris, 1955.

Delage F., « Fontaines et sources miraculeuses et guérissantes de la Haute-Vienne », *Nouvelle revue des traditions populaires,* n° 3, mai-juin 1949.

Destriau Y., *La fièvre espagnole en Périgord (1800-1814),* thèse de doctorat de médecine, université de Bordeaux, 1982.

Détré-Virot G., *La tuberculose rurale dans la Creuse,* Toulouse, imprimerie toulousaine, 1941.

Devaux Guy, « Du remède secret à la spécialité, les deux siècles d'histoire de la pommade anti-ophtalmique de la veuve Farnier », *Revue d'histoire de la pharmacie. Bulletin de la Société d'histoire de la pharmacie,* tome XX, juin 1971.

Dunouhaud Cécile, *Les sociétés de secours mutuels dans la Haute-Vienne sous la Troisième République,* mémoire de maîtrise, université de Limoges, 1996.

Durrens J., *Médecines populaires et traditionnelles en Périgord,* P. L. B. éditeur, 1991.

Frioux Stéphane, *La conquête de l'hygiène : Limoges, 1849-1914,* mémoire de maîtrise, université Lyon III, 2002.

Frioux Stéphane, « L'assainissement des villes limousines aux XIXe et XXe siècles. Un essai d'histoire environnementale » dans Philippe Grandcoing (dir), *Paysage et environnement en Limousin de l'Antiquité à nos jours,* Limoges, Pulim, 2010, pp. 295-313.

Fuhrer J., *Contribution à l'étude comparée de la silicose des mineurs et de la silicose des porcelainiers dans le Limousin,* thèse de doctorat de médecine, université de Paris, 1945.

Gaussen Jean, « L'encontre, un mal disparu », *Journal du Périgord,* mars 1994.

Goursaud, *La société rurale traditionnelle en Limousin,* Paris, Maisonneuve et Larose, 1978.

Heyberger Laurent, « Les niveaux de vie de la jeunesse limousine d'après les registres de la conscription, 1782-1940 », *Archives en Limousin,* n° 26, 2005.

Janicaud G., « Fontaines à pèlerinage dans la Creuse », *M. S. S. N. A. C.,* tome XXVII, 1940.

Jardin Catherine, *Une station thermale mal connue : Evaux-les-Bains,* thèse de doctorat de pharmacie, université de Limoges, 1983.

Lacrocq Louis, *Recueil des usages locaux du département de la Creuse,* Guéret, 1939.

Lambin A., *Médecine populaire et traditionnelle en Haut-Limousin,* thèse de doctorat de médecine, université de Limoges, 1974.

Larduinat Jean-Pierre, « Les loups dans la Creuse au XIXe siècle », *M. S. S. N. A. C.,* tome 47, 1999.

Larivière J-M., *A propos d'une enquête intéressant la santé publique en Périgord en 1830,* thèse de doctorat de médecine, université de Bordeaux, 1977.

Legrand P., *Essai de pathologie rurale en Creuse,* thèse de doctorat de médecine, université de Paris, 1952.

Lemay P., *Maine de Biran et la Société médicale de Bergerac,* Paris, Vigot Frères éditeurs.

Lemouzi (revue), numéro spécial consacré à « *Médecine et religions populaires en Limousin* », n° 71, juillet 1979.

Malaval J-P., *La sorcellerie en Limousin,* éditions Résonnances, Tarascon, 1980.

Mandon G., Sadouillet-Perrin A., *Pèlerinages en Périgord,* Périgueux, Pierre Fanlac, 1985.

Marache Corinne, « Les multiples fonctions du registre professionnel d'un médecin de campagne périgourdin à la fin du XIXe siècle », dans *Les écrits du for privé. Objets matériels, objets édités,* Limoges, Pulim, 2007.

Mazet Achille, *Exposé de quelques remèdes employés en Périgord,* thèse de doctorat de médecine, université de Bordeaux, 1931.

Merriman John, *Limoges la ville rouge,* Paris, Belin, 1990.

Moulin Marie-Annie, « Les Creusois et le choléra de 1832 », *Glanes d'archéologie, d'histoire et de littérature creusoises offertes à A. Carriat et A. Louradour,* Guéret, M. S. S. N. A. C., 1987, pp. 122-125.

Muraud, *Dans les pas des anciens,* Limoges, 1933.

Odend'hal Jean-Georges, *Etude sur la sorcellerie médicale en Dordogne,* thèse de doctorat de médecine, université de Bordeaux, 1923.

Passien E., « Observations et réflexions d'un médecin sur la vie à Bort au XIXe siècle », *Lemouzi,* n°s 23 et 24, 1967.

Pérol J. F., « Le sorcier Antoine Prévost dit Tienou 1837 », *Lemouzi,* n° 71, 1979, pp. 322-328.

Plassat A., « Remèdes de nos campagnes », *Bulletin de la société d'ethnographie du Limousin, de la Marche et des régions voisines,* n°s 48-49 1973.

Pougetoux Guy, *Contribution à l'étude de l'histoire de la pharmacie en Corrèze au XIXe siècle,* thèse de doctorat de pharmacie, université de Bordeaux II, 1984.

Robert Maurice, « Coutumes, croyances relatives à la maladie et mentalité limousine », *Lemouzi,* n° 5, décembre 1962.

Robert Maurice, *La société limousine, 1870-1914,* Limoges, 1971.

Robert Maurice, *La maison et le village en Limousin. Habitat rural et communauté paysanne,* Société d'ethnographie du Limousin et de la Marche, 1993.

Rocal G., *Vieilles coutumes dévotieuses et magiques du Périgord,* Toulouse, 1922.

Rocal G., *Le vieux Périgord,* Paris, Coquemard, 1927.

Sadouillet-Perrin Alberte, « Une épidémie oubliée : la suette miliaire », *Mémoire de la Dordogne,* n° 6, juin 1995.

Sage-Pranchère Nathalie, *Mettre au monde. Sages-femmes et accouchées en Corrèze au XIX*e *siècle,* thèse de l'Ecole nationale des chartes, 2006.

Sargueil, *Médecine et malades dans la campagne limousine,* thèse de doctorat de médecine, université de Bordeaux, 1938.

Saumande Pierre, « Léonard Moreau, médecin de campagne en Limousin au début du XIXe siècle », *B. S. H. A. L.,* tome CV, 1978, pp. 155-163.

Saumande Pierre, « Introduction de la vaccination jennerienne en Limousin au début du XIXe siècle », *B. S. H. A. L.,* tome CXIV, 1987, pp. 140-146.

Saumande Pierre, « La sinistre aventure des prisonniers espagnols en Limousin en 1809 », *B. S. H. A. L.,* tome CXV, 1988, pp. 148-164.

Saumande Pierre, « Traitement des maladies infectieuses et contagieuses au début du XIXe siècle en Limousin », *Revue d'histoire de la pharmacie,* n° 284, 1990.

Saumande Pierre, « Evolution de la thérapeutique à Limoges et en Limousin au XIXe siècle », *Lemouzi*, n° 148, 1998.

Saumande Pierre, « La maladie d'un mauvais « caractère » qui s'est manifestée à la suite du passage des prisonniers espagnols. 1809-1812 », *Lemouzi,* n° 149, 1999.

Saumande Pierre, « Feu l'industrie pharmaceutique limousine », *B. S. H.A.L* 1999, pp. 263-271.

Say H., « Un mémoire de soins médicaux (1807-1826) », *M. S. S. N. A. C.*, tome 43, 1989, pp. 627-629.

Segonzac R., *Les fièvres palustres dans la Double du Périgord au XIXe siècle,* thèse de doctorat de médecine, université de Bordeaux, 1980.

Stamm A., « La médecine traditionnelle au plateau de Millevaches », *Lemouzi,* n° 87, juillet 1983, pp. 115-126.

Tran Thi Phuc, *Analyse du livre-journal de Monsieur Antoine Desmon-Fonboisse, docteur en chirurgie, à Quinsac, en 1824,* thèse de doctorat en pharmacie, université de Limoges, 1999.

Université du 3e âge de Brive, *Maternité et naissance à la campagne, en Limousin, autrefois, et particulièrement au 19e et au début du 20e siècle,* Brive, 1983.

Valette Jean, « Les eaux et les boues de Panassou. Leur utilisation aux XVIIIe et XIXe siècles », *B. S. H. A. P.*, tome CI, 1974.

TABLE DES MATIERES

L'HARMATTAN, ITALIA
Via Degli Artisti 15; 10124 Torino

L'HARMATTAN HONGRIE
Könyvesbolt ; Kossuth L. u. 14-16
1053 Budapest

L'HARMATTAN BURKINA FASO
Rue 15.167 Route du Pô Patte d'oie
12 BP 226 Ouagadougou 12
(00226) 76 59 79 86

ESPACE L'HARMATTAN KINSHASA
Faculté des Sciences sociales,
politiques et administratives
BP243, KIN XI
Université de Kinshasa

L'HARMATTAN CONGO
67, av. E. P. Lumumba
Bât. – Congo Pharmacie (Bib. Nat.)
BP2874 Brazzaville
harmattan.congo@yahoo.fr

L'HARMATTAN GUINÉE
Almamya Rue KA 028, en face du restaurant Le Cèdre
OKB agency BP 3470 Conakry
(00224) 60 20 85 08
harmattanguinee@yahoo.fr

L'HARMATTAN CÔTE D'IVOIRE
M. Etien N'dah Ahmon
Résidence Karl / cité des arts
Abidjan-Cocody 03 BP 1588 Abidjan 03
(00225) 05 77 87 31

L'HARMATTAN MAURITANIE
Espace El Kettab du livre francophone
N° 472 avenue du Palais des Congrès
BP 316 Nouakchott
(00222) 63 25 980

L'HARMATTAN CAMEROUN
BP 11486
Face à la SNI, immeuble Don Bosco
Yaoundé
(00237) 99 76 61 66
harmattancam@yahoo.fr

L'HARMATTAN SÉNÉGAL
« Villa Rose », rue de Diourbel X G, Point E
BP 45034 Dakar FANN
(00221) 33 825 98 58 / 77 242 25 08
senharmattan@gmail.com

www.ingramcontent.com/pod-product-compliance
Lightning Source LLC
LaVergne TN
LVHW010020081026
849535LV00016B/1954
* 9 7 8 2 2 9 6 5 5 1 5 0 3 *